"十四五"时期国家重点出版物出版专项规划项目

城市公共卫生安全风险防控丛书

编委会主任：王德学　总主编：钟志华　孙 阳　执行总主编：孙建平　邬惊雷

城市突发公共事件紧急救援与护理风险防控

URBAN PUBLIC EMERGENCIES:
EMERGENCY RESPONSE AND
NURSING RISK MANAGEMENT

主　编　余小萍　张永怡　朱　圆
副主编　荣　岚　黄永艳　吕晓琼

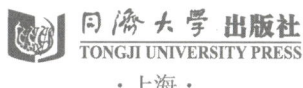

·上海·

图书在版编目(CIP)数据

城市突发公共事件紧急救援与护理风险防控 / 余小萍，张永怡，朱圆主编；荣岚，黄永艳，吕晓琼副主编. 上海：同济大学出版社，2025.3. --（城市公共卫生安全风险防控丛书 / 钟志华，孙阳总主编）. -- ISBN 978-7-5765-1066-9

Ⅰ. R459.7; R47

中国国家版本馆 CIP 数据核字第 2024M4J829 号

国家出版基金项目
"十四五"时期国家重点出版物出版专项规划项目
上海市促进文化创意产业发展财政扶持资金资助项目

城市公共卫生安全风险防控丛书

城市突发公共事件紧急救援与护理风险防控
Urban Public Emergencies: Emergency Response and Nursing Risk Management

主　编　余小萍　张永怡　朱　圆　**副主编**　荣　岚　黄永艳　吕晓琼

丛书策划	高晓辉			
责任编辑	朱涧超		助理编辑	徐艺峰
责任校对	徐逢乔		装帧设计	唐思雯

出版发行	同济大学出版社　www.tongjipress.com.cn	
	（地址：上海市四平路1239号　邮编：200092　电话：021-65985622）	
排版制作	南京文脉图文设计制作有限公司	
印　　刷	上海安枫印务有限公司	
开　　本	787mm×1092mm　1/16	
印　　张	18.5	
字　　数	351 000	
版　　次	2025年3月第1版	
印　　次	2025年3月第1次印刷	
书　　号	ISBN 978-7-5765-1066-9	
定　　价	136.00元	

版权所有　侵权必究　印装问题　负责调换

内容简介

随着全球化与城市化进程的加速，城市作为复杂动态系统，面临突发公共事件的多重风险。医疗救援作为紧急救援的前沿阵地，护理人员在灾害事件中扮演着不可或缺的重要角色。然而，我国在突发公共事件护理风险防控领域起步较晚，亟须科学精准的防控体系支撑。《城市突发公共事件紧急救援与护理风险防控》一书应运而生，旨在为城市护理应急管理和风险防控提供理论指导与实践参考。

本书共4篇20章，系统构建了护理风险防控框架。第1篇从灾害护理学理论出发，剖析城市突发公共事件的救援技能需求；第2篇聚焦化学品中毒、传染病暴发等公共卫生事件，详述护理风险识别与防控策略；第3篇通过案例分析提升护理人员对创伤疾病的评估与诊断能力；第4篇则针对老龄化背景下的老年群体，提出慢性病护理风险防控的多模态指导方案。全书结合理论研究与实践经验，为提升护理实践水平、增强公众健康安全感提供专业支持，助力构建城市公共安全防护体系。

作者简介

余小萍，主任护师，中国医学装备协会老年护理康复专委会副主任委员、上海卒中学会护理专委会副主任委员、中华护理学会老年专委会资深专家、上海市科协老年护理专委会委员，《中华全科杂志》编委、《重庆医科大学杂志》编委。曾任上海护理学会传染病专委会副主任委员、老年专委会副主任委员，上海市交通大学老年信息技术研究所理事会理事。长期从事临床护理、科研、教学一线工作。在上海市科学技术委员会、上海市卫生健康委员会、上海交通大学、上海市干部保健局、世界健康基金会等支持下，主持完成护理安全管理、老年认知、互联网＋慢性病管理中的应用等方面研究10余项，发表学术论文40余篇，出版专著7部。作为项目负责人，主办传染性疾病的临床护理新进展、现代重症护理发展趋势及重症护理临床应用、老年护理安全管理等国家级、市级继续教育10余期。参与的《慢性阻塞性肺病患者生活质量调查分析与护理干预》研究获第十届上海护理科技进步二等奖；作为核心成员参与录制的上海交通大学医学院"护理管理"MOOC课程获教育部线上一流课程；个人获第四届"左英护理奖"。

张永怡，主管护师，上海交通大学医学院附属瑞金医院老年病科护士长。上海现代服务业联合会医疗服务专委会护理分委会委员、上海市护理学会会员。持健康教练（Health Coach）及国际创面治疗师认证，拥有PICC穿刺专业资质。深耕临床一线，长期从事老年护理、老年慢性病管理、烧伤及伤口管理、老年肿瘤、营养护理等专科管理及护理科研工作。主导研发3项实用新型专利，其中1项专利获得第五届全国临床创新与发明大赛三等奖。深耕老年综合征、慢性病的科普传播，主持编剧拍摄的科普小品《快乐生活，"肺"常健康》获上海市第三届慢病患者自我管理及健康教育创新作品比赛二等奖，主持校级课题1项，并发表多篇核心期刊论文，参编多部书籍。

朱圆，副主任护师，上海交通大学医学院附属瑞金医院老年心脏监护室护士长，医院心理会诊中心骨干，国家级营养示范病房营养护理专员。中国生命关怀协会人文护理专业委员会委员，上海市护理学会老年专委会委员，上海市心理学会会员，上海市衰老与退行性疾病学会老与认知障碍分会委员。持国家二级心理咨询师、高级公共营养师、健康教练（Health Coach）及重症监护适任等证书。长期从事老年护理、心理护理、营养护理、护理管理工作，具有丰富的临床经验。承担上海交通大学护理学院"护理伦理学""老年护理学""护理学导论"等课程授课工作，主编和参编《内科疾病健康读本》《老年科护理基本知识与技能1000问》《临床实习》《健忘不可怕》《患者安全从理论到实践》等书籍，参与多项局级、校级课题研究，发表20多篇核心期刊论文。

"城市公共卫生安全风险防控丛书"
编委会

学 术 顾 问　高　福　中国科学院院士

编委会主任　王德学

总　主　编　钟志华　孙　阳

编委会副主任　陈啸宏　徐祖远　周延礼　李逸平　方守恩
　　　　　　　沈　骏　李东序　陈兰华　吴慧娟　王晋中

执行总主编　孙建平　邬惊雷

编委会成员（按姓氏音序排序）

蔡　军（上海市精神卫生中心）

蔡　军	陈秀平	盖博华	高　欣	顾春源
顾振华	胡伟国	蒋　勤	李　健	李永奎
凌建明	刘　坚	刘　军	刘中民	罗　蒙
马万经	彭少杰	沈　洁	施　骞	石　红
谭维勇	涂辉招	王跃全	魏建军	吴国柱
吴立明	武景林	项晓刚	谢　斌	谢　青
徐文停	余小萍	苑　辉	张建忠	张　林
张世翔	张兴根	张永怡	赵海磊	朱　圆

本书编委会

主　　编　余小萍　张永怡　朱　圆
副 主 编　荣　岚　黄永艳　吕晓琼
参编人员（按姓氏拼音排序）
　　　　　　陈　琳　陈秀平　程　娟　储佳妮　冯尤琦
　　　　　　顾雨霏　管依音　何　舫　侯雨萌　计　莹
　　　　　　沈春悦　沈　莹　孙　琼　邬亦凝　徐佳奕
　　　　　　杨丽娜　袁欣霞　张梦雨　张蕴洁　赵晶晶
　　　　　　钟　霖　朱　琳　祖雨飞

总序 PREFACE

在城市日益快速发展的背景下，我们深刻认识到，公共卫生安全风险防控已经成为现代城市安全体系中不可或缺的重要组成部分。面对突发公共卫生事件的广泛性、突发性、关联性和深远性，我们意识到，这些事件不仅危及市民的生命安全，还会对城市运行造成系统性影响，并可能在社会治理、经济发展和人民生活等各个方面引发长期风险。城市高质量发展迫切需要针对这一领域的研究和实践提出系统化、专业化、全面化的成果总结，并进行宣传推介，以满足广大人民群众和城市管理者的需求。基于这一认识，自2020年起，我们开始策划并推进"城市公共卫生安全风险防控丛书"（以下简称"丛书"）的编撰与出版工作。

立足于现实，确保城市公共卫生这一复杂系统能够有效应对各类风险，特别是具有应对城市层面系统风险的能力，是这套丛书试图回答的核心议题。丛书的初衷在于填补城市视角下公共卫生安全风险防控领域系统出版物的空白，也是希望在"十三五"国家重点图书出版物出版专项规划项目、荣获第八届中华优秀出版物奖图书奖的"城市安全风险管理丛书"的基础上，进一步拓展和深化针对城市风险治理的研究。

"城市公共卫生安全风险防控丛书"的创新之处在于其视角的拓展。我们不仅关注突发公共卫生事件的风险防控，还从更广阔的视角审视可能影响城市公共卫生体系稳定运行的风险因素。例如，丛书探讨了极端天气灾害、基础设施老化、城市运行堵点等问题如何与公共卫生安全相互交织、相互影响，这也是本套丛书的一大亮点。通过跨学科的知识融合，丛书试图打造城市层面公共卫生风险防控的知识图谱，将城市安全风险治理的理念与公共卫生安全的具体实践紧密结合，力图在理论和实践之间架起一座桥梁。

这套丛书在内容上深化了对传统公共卫生突发事件防控的理解，汇总了最新的实践经验，并关注城市化进程中涌现的新问题。它涵盖了从传染病、食品安全、灾难医学，到心理韧性、老年护理、中医药等多个领域的风险防控。丛书不仅继承了传统公共卫生危机应对的理论与实践，还创新性地融合了现代城市管理、社区治理、健康传播等新兴领域，为城市应对复杂多变的公共卫生风险提供了更为系统和全面的策略与解决方案。丛书探索了新理念、新技术和新方法的应用，全面拓展了公共卫生管理的视野，力求为城市管理者、公共卫生专家以及相关决策者提供切实可行的参考和指引，力争为未来的城市公共卫生风险治理提供理论支撑和操作框架。

丛书的编撰出版不仅仅是学术成果的汇聚，更是一个为了共同目标，多方协作、共同努力、面向未来的耕耘与探索之旅。从丛书的策划，到构建起包含13个分册的完整体系，每个编写团队的精心打磨，直至出版团队的协同审校，丛书出版的每一个环节都凝聚了许许多多人的辛勤努力和智慧。丛书的编委会成员来自城市运行管理、应急管理和公共卫生管理领域，他们共同决定了丛书的定位与核心理念。各分册的编撰团队有来自公共卫生管理、城市管理等政府部门的专家，也有来自同济大学、上海交通大学、复旦大学、上海中医药大学、华东师范大学以及全国乃至海外多所高校和研究机构的研究人员，还有上海的瑞金医院、上海市东方医院、上海市精神卫生中心等多家医疗机构的一线工作人员，这些多元化背景的团队成员使丛书的内容更加丰富。出版团队则由同济大学出版社的专业编辑组成。可以说，整个团队不仅为科研与实践经验的转化奠定了坚实的基础，也为丛书成为高质量学术出版物提供了有力保障，对丛书的顺利完成起到了重要的支撑作用。

自丛书策划以来，编委会及专家团队便积极贡献智慧、充分交流，提出了许多宝贵的意见和建议，确保了丛书的编写工作更加周密、系统、完善与全面。在此，我要特别感谢所有参与的专家、学者，感谢你们的辛勤付出和对这套丛书所做的贡献。

随着本丛书的逐步完成，我们相信，它不仅仅是对现有公共卫生风险防控理论的补充，更是推动城市公共卫生安全体系建设的重要理论工具。我们期望通过丛书的出版、发行与传播，为城市在公共卫生风险治理方面提供可借鉴的经验、科学的方法和有益的思路，为推动"健康中国"的建设，保障广大人民群众的生命安全与健康，以及城市的高质量发展起到积极作用。

在此，我谨向所有参与本丛书的编委、专家以及工作人员表示衷心的感谢！正是你们的不懈努力和执着追求，使得这一意义深远的出版项目得以顺利推进。我坚信，在大家的共同努力下，这套丛书必将成为推动城市公共卫生安全风险防控理论研究和实践应用的最新重要成果。

中国职业安全健康协会党委书记、理事长
2025年2月

序 PREFACE

"护理是一门艺术，需要专注和奉献的心灵，科学的态度和技术的运用"。在历史上，每当重大灾难或公共卫生事件发生时，总有这样一群人，穿梭在生命最脆弱的角落，用专业的知识和温暖的双手，为生命托举希望。

随着城市规模的不断扩大和社会系统的日益复杂，城市突发公共事件的风险也在不断增加。城市的人口密度决定了突发事件可能造成大规模的人员伤亡。在人口密集区域，自然灾害、事故灾难造成的伤员数量非常容易在短时间内呈几何级数增长。这种紧急状态下，时间就是生命，要求护理团队具备快速反应和大规模紧急救援的能力。在每一次传染病等重大公共卫生事件中，护理人员面临的挑战更为直接，他们不仅要承担大量的临床护理工作，还要面对突发事件带来的心理压力和感染风险。长期以来，在各种紧急而复杂的状态下，我们的护士群体应该怎样行动，怎样应对，在极端情况下，应该抓住什么关键点，我们缺乏经验，这正是应该系统研究和思考的。

正是考虑到城市突发公共事件中护理工作的难度和面临的高度复杂挑战，在策划"城市公共卫生安全风险防控丛书"的过程中，我们认为十分有必要编写一本《城市突发公共事件紧急救援与护理风险防控》，旨在为城市突发公共事件的护理应急管理和风险防控提供理论指导和实践参考。

本书内容力求做到科学性、实用性和创新性的有机结合，不仅参考了大量的国内外文献和案例，还结合了最新的研究成果和实践经验；内容全面、系统、实用，语言通俗易懂，图文并茂，书中系统地介绍了城市突发公共事件的分类，分析了自然灾害、事故灾难、公共卫生事件下的护理工作面临的风险和防控策略，还特别关注了老年人群及慢性病患者这一特殊群体。老年人在面对突发事件时，会更加脆弱，而老龄化问题也是一个不可回避的问题，老年慢性病急症已经成为严重威胁老年人群健康、影响经济社会发展的公共卫生问题，突发情况下，他们的护理需求和风险防控措施与其他人群有着显著的不同，这在以往的灾害护理学书籍中往往没有得到足够的重视。这也是本书的创新之处，实用之处。

本书编写团队由来自上海交通大学医学院附属瑞金医院临床一线的资深护理专家

组成，他们拥有丰富的救援经验和理论知识。难能可贵的是，本书在编写的过程中，充分考虑到护理工作的复杂性，通过诸多应用场景，直接、高效地分析护理人员在突发情况下可能面临的挑战。本书字里行间，流露的是对生命的敬畏和对护理职业的热爱，正是怀着这样的责任感和使命感，编者倾力编著了这样一本兼顾实用手册和理论探讨的教科书、工具书。希望通过这本书，能够为城市突发公共事件的紧急救援和护理风险防控工作提供有力的支持，为提高我国应急管理水平和护理质量做出贡献。

最后，我们衷心希望这本书能够成为广大护理工作者、应急管理人员和公共卫生工作者的良师益友，让他们在面对城市突发公共事件时，得到指导和帮助。相信，通过大家的共同努力，一定能够提高城市应对突发事件的能力，保护人们的生命安全，维护社会的和谐稳定。让我们一起携手，为构建更加安全、健康的城市环境而努力。

孙建平

2024 年 12 月

前言 FOREWORD

随着全球化和城市化进程的不断加速，城市作为复杂、动态、重叠和嵌套的巨大系统，具有风险事件的突发性、复合性和不确定性特征，这将给城市公共安全带来巨大的风险和挑战。突发公共事件的发生往往伴随着大规模的群体伤亡，医疗救援则是突发公共事件紧急救援的第一线，是患者救治的主战场，医疗救援人员作为救援主体，发挥着"头雁效应"，其在突发公共事件中的应急救援能力直接关系着公共事件的进展和走向。护理人员冲锋在灾害事件紧急救援的一线，扮演着不可缺少的重要角色。尤其是在2003年的严重急性呼吸综合征（severe acute respiratory syndrome，SARS，又称非典）、2019年新冠疫情等公共卫生事件中。

在我国，突发公共事件的护理风险防控发展相对起步晚，需要更为科学和精准的护理风险防控体系的支撑，以提高医疗救援护理实践的水平，提升人民群众健康获得感和安全感。在这样的背景下，《城市突发公共事件紧急救援与护理风险防控》一书应运而生，旨在为城市突发公共事件的护理应急管理和风险防控提供理论指导和实践参考。本书共分4篇20章。第1篇结合了灾害护理学的学科理论、研究进展及发展趋势，深入探讨了城市突发公共事件的总论，从灾害护理的视角出发，分析了城市突发公共事件风险防控的护理紧急救援需要具备的专业技能和技术。在第2篇城市公共卫生事件护理风险防控中，详细讨论了如何在城市突发化学品中毒、传染病暴发、重大食物中毒或职业中毒、核（辐射）这些公共卫生事件中进行护理风险识别和评估，以及如何制订有效的防控措施。第3篇通过案例分析介绍了城市公共卫生事件中常见创伤疾病的护理评估、诊断和风险防控策略，旨在提高护理人员的专业能力。此外，随着人口老龄化的加剧，城市中老年人口所占比例日益增加。老年人群体在城市突发公共事件中所面临的风险日益凸显，他们往往因为生理功能退化和慢性病的困扰，而在突发事件中显得更加脆弱。因此，第4篇从老年人的护理风险评估入手，详细讨论了老年人常见症状的风险管理以及慢性病护理风险防控的策略，为护理人员提供了多模态的指导应用场景。

为编好本书，全体编写人员查阅了大量国内外相关文献，并进行了深入的调研，对书稿进行了反复修改，付出了很多的心血。希望本书的出版能够为在校学生和对此领域感兴趣的读者提供参考，为救援人员提供实用的操作指南和理论依据，提高城市应对突发公共事件的能力。但愿本书能起到抛砖引玉之效，不当之处敬请广大读者给予批评指正。

  本书的编写和出版，得到了同济大学城市风险管理研究院及同济大学出版社工作人员的大力支持和帮助，研究院孙院长在百忙之中抽出宝贵的时间为本书作序，在此一并致以最诚挚的感谢。

编者

2024 年 12 月

目录 CONTENTS

总序

序

前言

第1篇　城市突发公共事件总论

003　**第1章　基于灾害护理视角的城市突发公共事件风险防控**

003　　1.1　城市突发公共事件的相关理论

003　　　1.1.1　突发公共事件的概念

004　　　1.1.2　突发公共事件的分类

005　　　1.1.3　突发公共事件的分级

006　　　1.1.4　超大城市突发公共事件的特点

007　　1.2　基于灾害护理视角的城市突发公共事件风险防控

007　　　1.2.1　灾害护理学概念

008　　　1.2.2　城市突发公共事件中护理风险防控的主要任务

009　　　1.2.3　城市突发公共事件中护理风险防控的重要意义

010　　　1.2.4　借鉴灾害护理研究的内容提升公共事件护理风险的防控

013　**第2章　护理紧急救援实用急救技术**

013　　2.1　紧急救援护理人员素质要求及救护原则

014　　2.2　护理紧急救援的实用技术

014　　　2.2.1　现场护理体检及评估技术

016　　　2.2.2　伤员去污处理

017　　　2.2.3　现场抢救

018　　　2.2.4　现场检伤分类

023	**第 3 章　护理紧急救援实用急救技能**	
023	3.1　现场心肺脑复苏	
023		3.1.1　心肺脑复苏概念的建立与发展
025		3.1.2　现场心肺脑复苏程序
028	3.2　清创、止血护理急救技能	
028		3.2.1　清创
030		3.2.2　止血
033	3.3　包扎、固定护理急救技能	
033		3.3.1　包扎
036		3.3.2　固定
038	3.4　搬运、后送护理急救技能	
038		3.4.1　搬运
040		3.4.2　后送

第 2 篇　城市公共卫生事件护理风险防控

045	**第 4 章　城市突发化学品中毒护理风险防控**	
045	4.1　概述	
045		4.1.1　突发化学品中毒的相关概念
045		4.1.2　毒物的存在形式
046	4.2　突发化学品中毒护理风险识别与评估	
046		4.2.1　突发化学品中毒护理风险评估
046		4.2.2　突发化学品中毒的风险识别
049	4.3　突发化学品中毒的护理风险防控及救援	
049		4.3.1　现场救援个人风险防护

目录 CONTENTS

049		4.3.2 院前紧急救援的处理原则
050		4.3.3 医护团结与分工协作，建立急救护理组岗位职责
051		4.3.4 护理紧急救援原则及措施

056	**第 5 章**	**传染病暴发事件护理风险防控**
056	5.1	概述
056		5.1.1 传染病相关概念
057		5.1.2 列入《中华人民共和国传染病防治法》的传染病
058		5.1.3 传染病暴发事件相关概念
059	5.2	传染病暴发的护理风险识别与评估
059		5.2.1 传染病暴发的护理风险识别
059		5.2.2 传染病暴发的护理风险评估
060	5.3	传染病暴发事件的护理风险防控
060		5.3.1 传染病护理风险预警
061		5.3.2 传染病护理风险防控的基本原则
061		5.3.3 传染病护理风险防控管理
063		5.3.4 患者和病房的护理管理预案与流程
066	5.4	医疗废物管理
066		5.4.1 医疗弃物管理的步骤
066		5.4.2 医疗弃物管理的原则
068		5.4.3 飞沫传播、空气传播隔离病区污染器械复用回收物品流程
069		5.4.4 飞沫传播、空气传播隔离病区污染器械清洗消毒流程

070	**第 6 章　重大食物中毒或职业中毒护理风险防控**	
070	6.1　概述	
070		6.1.1　食物中毒的相关概念
071		6.1.2　食物中毒事件的分级
071	6.2　食物中毒护理风险识别与评估	
071		6.2.1　食物中毒护理风险识别
073		6.2.2　食物中毒护理风险评估
074	6.3　食物中毒护理风险防控	
074		6.3.1　食物中毒应急处理原则
075		6.3.2　食物中毒护理风险防控管理
077	**第 7 章　核（辐射）突发事件护理风险防控**	
077	7.1　概述	
078	7.2　核（辐射）突发事件护理风险识别与评估	
078		7.2.1　核（辐射）突发事件的识别
078		7.2.2　核（辐射）突发事件护理风险评估
080	7.3　核（辐射）突发事件护理风险防控	
080		7.3.1　紧急医学救护的主要任务
083		7.3.2　核与辐射救治基地环境布局
084		7.3.3　核与辐射救治物资的准备
084		7.3.4　洗消病房的护理防控
085		7.3.5　急性放射性疾病的护理防控

目录 CONTENTS

第 3 篇　城市公共卫生事件常见创伤疾病护理风险防控

091　**第 8 章　颅脑损伤护理及风险防控**
091　　8.1　概述
092　　8.2　颅脑损伤护理评估与诊断
092　　8.3　颅脑损伤护理及风险防控
092　　　　8.3.1　现场紧急救治
092　　　　8.3.2　密切观察病情变化
094　　　　8.3.3　颅脑损伤的专科护理管理
095　　　　8.3.4　护理风险管理

098　**第 9 章　脊柱骨折和脊髓损伤护理及风险防控**
098　　9.1　概述
099　　9.2　脊柱骨折和脊髓损伤护理评估与诊断
099　　9.3　脊柱骨折和脊髓损伤护理及风险防控
099　　　　9.3.1　紧急救援
100　　　　9.3.2　密切观察病情变化
100　　　　9.3.3　脊柱骨折和脊髓损伤专科护理管理
102　　　　9.3.4　护理风险管理

104　**第 10 章　胸部创伤护理及风险防控**
104　　10.1　概述
105　　10.2　胸部创伤护理评估与诊断
106　　10.3　胸部创伤护理及风险防控

	10.3.1	紧急救援
106	10.3.2	胸部创伤患者的病情监测与护理
106		
107	10.3.3	胸部创伤专科护理管理
109	10.3.4	护理风险管理

111　第 11 章　腹部创伤护理及风险防控

111	11.1	概述
112	11.2	腹部创伤护理评估与诊断
112	11.3	腹部创伤护理及风险防控
112		11.3.1　紧急救援
113		11.3.2　密切观察病情变化
113		11.3.3　腹部创伤的专科护理管理
115		11.3.4　护理风险管理

117　第 12 章　泌尿系统损伤护理及风险防控

117	12.1	概述
118	12.2	泌尿系统损伤护理评估与诊断
118	12.3	泌尿系统损伤护理及风险防控
118		12.3.1　紧急救援
119		12.3.2　密切观察病情变化
120		12.3.3　泌尿系统损伤专科护理管理
121		12.3.4　护理风险管理

124　第 13 章　骨盆、四肢骨折护理及风险防控

| 124 | 13.1 | 概述 |

125	13.2	骨盆、四肢骨折护理评估与诊断
126	13.3	骨盆、四肢骨折护理及风险防控
126		13.3.1 紧急救援
126		13.3.2 密切观察病情变化
127		13.3.3 骨盆、四肢骨折专科护理管理
129		13.3.4 护理风险管理

132	**第 14 章**	**肢（指）离断伤护理及风险防控**
132	14.1	概述
132	14.2	肢（指）离断伤护理评估与诊断
133	14.3	护理措施及风险防控
133		14.3.1 紧急救援
134		14.3.2 病情监测与早期识别并发症
134		14.3.3 肢（指）离断伤专科护理管理
136		14.3.4 护理风险管理

138	**第 15 章**	**挤压伤和挤压综合征护理及风险防控**
138	15.1	概述
139	15.2	挤压伤和挤压综合征护理评估与诊断
139	15.3	挤压伤和挤压综合征护理及风险防控
139		15.3.1 紧急救援
139		15.3.2 密切观察病情变化
141		15.3.3 挤压伤的专科护理管理
142		15.3.4 护理风险管理

	第 16 章　多发伤护理及风险防控
144	
144	16.1　概述
146	16.2　多发伤护理评估与诊断
146	16.3　多发伤护理及风险防控
146	16.3.1　紧急救援
147	16.3.2　密切观察病情变化
149	16.3.3　护理风险管理

	第 17 章　复合伤护理及风险防控
151	
151	17.1　概述
152	17.2　复合伤护理评估与诊断
152	17.3　复合伤护理及风险防控
152	17.3.1　紧急救援
154	17.3.2　密切观察病情变化
154	17.3.3　复合伤专科护理管理
156	17.3.4　护理风险管理

第 4 篇　老年人护理风险防控

	第 18 章　老年人护理风险评估
161	
161	18.1　概述
162	18.2　老年人护理评估与诊断
163	18.3　老年人护理及风险防控
163	18.3.1　并发症护理风险防控
163	18.3.2　慢性病急变病情观察

165	18.3.3	慢性病专科护理管理
166	18.3.4	安全护理管理
167	18.3.5	营养、睡眠、情绪功能维护

170	**第 19 章**	**老年人常见症状风险管理**
170	19.1	日常生活能力的丧失
170		19.1.1　概述
170		19.1.2　护理评估
171		19.1.3　护理诊断
171		19.1.4　护理管理方案
171		19.1.5　护理评价
173	19.2	攻击行为
173		19.2.1　概述
173		19.2.2　护理评估
174		19.2.3　护理诊断
174		19.2.4　护理管理方案
174		19.2.5　护理评价
176	19.3	意识混乱
176		19.3.1　概述
177		19.3.2　护理评估
177		19.3.3　护理诊断
178		19.3.4　护理管理方案
178		19.3.5　护理评价
178	19.4	睡眠障碍
179		19.4.1　概述

179		19.4.2 护理评估
180		19.4.3 护理诊断
180		19.4.4 护理管理方案
180		19.4.5 护理评价
181	**19.5**	**疼痛**
182		19.5.1 概述
182		19.5.2 护理评估
182		19.5.3 护理诊断
183		19.5.4 护理管理方案
183		19.5.5 护理评价
183	**19.6**	**尿失禁**
184		19.6.1 概述
184		19.6.2 护理评估
184		19.6.3 护理诊断
184		19.6.4 护理管理方案
185		19.6.5 护理评价
187	**第 20 章**	**老年慢性病护理风险防控**
187	20.1	老年冠心病患者护理及风险防控
187		20.1.1 概述
188		20.1.2 治疗原则
188		20.1.3 常见的护理诊断/问题
188		20.1.4 护理及风险防控
195	20.2	老年慢性心力衰竭患者护理及风险防控
195		20.2.1 概述

目录 CONTENTS

196		20.2.2　常见的护理诊断/问题
196		20.2.3　护理措施及风险防控
202	**20.3**	**老年慢性阻塞性肺疾病患者护理及风险防控**
203		20.3.1　概述
203		20.3.2　常见的护理诊断/问题
204		20.3.3　护理措施及风险防控
210	**20.4**	**老年慢性呼吸衰竭患者护理及风险防控**
210		20.4.1　概述
211		20.4.2　常见的护理诊断/问题
211		20.4.3　护理措施及风险防控
215	**20.5**	**老年糖尿病患者护理及风险防控**
216		20.5.1　概述
216		20.5.2　常见的护理诊断/问题
217		20.5.3　护理及风险防控
223	**20.6**	**老年慢性肾衰竭患者护理及风险防控**
223		20.6.1　概述
224		20.6.2　常见的护理诊断/问题
224		20.6.3　护理措施及风险防控
229	**20.7**	**老年脑卒中患者护理及风险防控**
230		20.7.1　概述
230		20.7.2　脑卒中护理评估与诊断
231		20.7.3　脑卒中护理及风险防控
240	**20.8**	**老年帕金森病患者护理及风险防控**
240		20.8.1　概述
240		20.8.2　常见的护理诊断/问题

241		20.8.3　护理及风险防控
248	**20.9**	**老年痴呆患者护理及风险防控**
248		20.9.1　概述
249		20.9.2　常见的护理诊断/问题
250		20.9.3　护理及风险防控
257	**20.10**	**老年肿瘤患者护理及风险防控**
258		20.10.1　概述
258		20.10.2　常见的护理诊断/问题
259		20.10.3　护理及风险防控

第 1 篇
Chapter One

城市突发公共事件总论

随着我国经济的蓬勃发展和城镇化工作的不断完善，城市人口不断增加，城市规模也在持续扩大，使得整个社会系统变得更加错综复杂。不同地区、不同职业、不同人种的城镇居民，以及自然和人为因素的多元化作用，将给城市带来更多的变化。这些变化导致城市风险因素的不确定性增加，从而引发各类城市突发公共事件。在人口密度高的公共场所，大规模的人员流动和高频的人流移动，也带来了许多安全隐患。2023 年 3 月 31 日，在北京举行的 2023 赛迪论坛上，工业和信息化部党组成员、副部长辛国斌致辞称，"我国正处于工业大国向工业强国迈进的重要关口期。面对内外部形势变化，如何在新时期深入推进新型工业化，是一个重大的时代命题"。随着大规模工业化的推进，各类危险源逐渐累积，这些潜在的威胁可能会危及城市安全。2011 年，马里首都巴马科（Bamako）的体育场发生了踩踏事故，根据政府公布的数据，该事件导致 36 人死亡、70 余人受伤；2013 年，山东青岛发生了"11·22"中石化东黄输油管道泄漏爆炸特别重大事故；2014 年，上海外滩发生了严重的拥挤踩踏事故，造成 36 人死亡、49 人重伤；2014 年，宁夏西吉县北大寺也发生踩踏事故，导致 14 人死亡、10 人受伤；2015 年，天津港"8·12"瑞海公司危险品仓库发生了特别重大的火灾爆炸事故。这些事故都造成了重大的人员伤亡和财产损失，其教训极为深刻。此类事件对城市公共安全构成了巨大的挑战。

本篇章主要通过深入分析城市突发公共事件的分类和特征，探讨了城市突发公共事件护理风险防控的关键步骤和重点环节。基于灾害护理的理论和临床高级护理实践,详细阐述了灾害护理作为应对突发公共事件的重要手段,探讨了其任务、意义和研究内容。这些探讨有助于提升城市突发公共事件护理风险防控的水平,并建立完善的护理理论机制,这对于增强城市突发公共事件的护理应对能力具有重要意义。在理论阐述的基础上,本篇还介绍了护理紧急救援的实战内容,包括实用急救技术和技能。对于护理人员来说,这些内容是面对突发灾害或意外伤害时至关重要的基本能力,也是实施城市突发公共事件中各类专业急救护理的基础。

第 1 章
基于灾害护理视角的城市突发公共事件风险防控

随着城市化进程的推进，城市灾害中的突发公共事件风险日益凸显，对城市运行产生了重大影响。因此，明确城市突发公共事件的概念、特点和分类对于城市突发公共事件的风险防控具有重要意义。基于灾害护理的理论和临床护理实践，可以有效地推动城市突发公共事件的紧急救援与护理风险防控工作。下文深入探讨了城市突发公共事件的概念、分类、分级和特点，并从灾害护理的视角研究如何提升对公共事件的护理风险防控，分析城市突发公共事件护理风险防控的主要任务及意义。

1.1 城市突发公共事件的相关理论

1.1.1 突发公共事件的概念

根据 2024 年修订的《中华人民共和国突发事件应对法》和 2006 年颁布的《国家突发公共事件总体应急预案》中对于突发公共事件的定义，突发公共事件是指突然发生、可能或已经造成大量人员伤亡、民众及社会财产损失、生态环境遭到破坏和严重危害社会安全的，并且会危及公众安全，影响、威胁到局部受灾地区或者全国稳定的，需要政府及相关部门立即采取紧急措施予以积极对抗的危机事件。

因此，如何督促突发公共事件应急管理工作的开展，提高城市在面对突发公共事件时的处理能力，以及建立一个相对健全的应急管理流程体系，已经成为政府必须认真考虑的重大问题。

1.1.2 突发公共事件的分类

根据突发公共事件的发生过程、性质和机理，突发公共事件主要分为以下四类。

1. 自然灾害

自然灾害是指自然环境中对自然生态环境、人居环境和人类及其生命财产造成破坏和危害的自然变异和极端事件。近年来，由于全球气候变化，自然灾害的发生频率增加，其强度似乎在逐渐增强。实际上，城市在自然灾害面前的脆弱程度往往超出人们的想象。这些灾害造成的破坏不仅限于一个小区域，它可能引发大范围甚至是全球性的连锁反应，对经济和社会稳定的影响可能持续很长时间。2023年第一季度，我国的自然灾害主要包括干旱、风雹、低温冷冻和雪灾，同时也发生了不同程度的洪涝、地震、地质灾害、沙尘暴和森林草原火灾等。这些灾害共造成472.2万人次受灾，因灾死亡39人，直接经济损失达25.5亿元。2023年7月，美国怡安保险公司发布的报告指出，仅2023年上半年，包括地震和严重风暴在内的自然灾害，初步估计对全球造成的经济损失达1940亿美元。根据世界气象组织发布的数据，在过去50年中，仅仅洪水这一自然灾害就导致了全球5.87万人死亡，造成的经济损失高达1 150亿美元。

2. 事故灾难

事故灾难是指在人们生产、生活活动过程中突然发生的、违反人们意志的、迫使活动暂时或永久停止，并且造成大量的人员伤亡、经济损失或环境污染的意外事件。这类事故主要包括工矿、商贸等企业的各类安全事故，交通运输事故，公共设施和设备事故，环境污染和生态破坏事件等。城市的社会和经济活动非常密集，随着生产规模的不断扩大，各种潜在的危险源充斥其中。同时，城市安全还必须面对复杂且多样化的致灾因素。

3. 公共卫生事件

公共卫生事件是指突然发生，造成或者可能造成社会公众健康严重损害的重大传染病疫情、群体性不明原因疾病、重大食物和职业中毒，以及其他严重影响公众健康的事件。公共卫生事件通常涉及多种因素，例如地区特性、生物因素、管理制度及公众的遵从性等。在城市中，由于人口密集，传染病的传播速度往往更快，且一旦暴发，控制起来比在人口稀少地区更为困难。根据《突发公共卫生事件应急条例》，突发公共卫生事件分为四类。

（1）重大传染病疫情：是指某种在短时间内发生，波及范围广泛，出现大量患者或死亡病例的传染病，其发病率远超往年平均水平；罕见或已消失的传染病、新传染病的疑似病例等。

（2）群体性不明原因疾病：是指在一段时间内，于某个相对集中的区域里同时或连续出现3例及以上相同临床症状的、经县级及以上医院组织专家会诊后不能解释病因、有重症病例和死亡病例发生的疾病。

（3）重大食物和职业中毒：是指由于食品污染和职业危害而造成的人数众多或者伤亡较重的中毒事件。

（4）其他严重影响公众健康的事件，见图1.1。

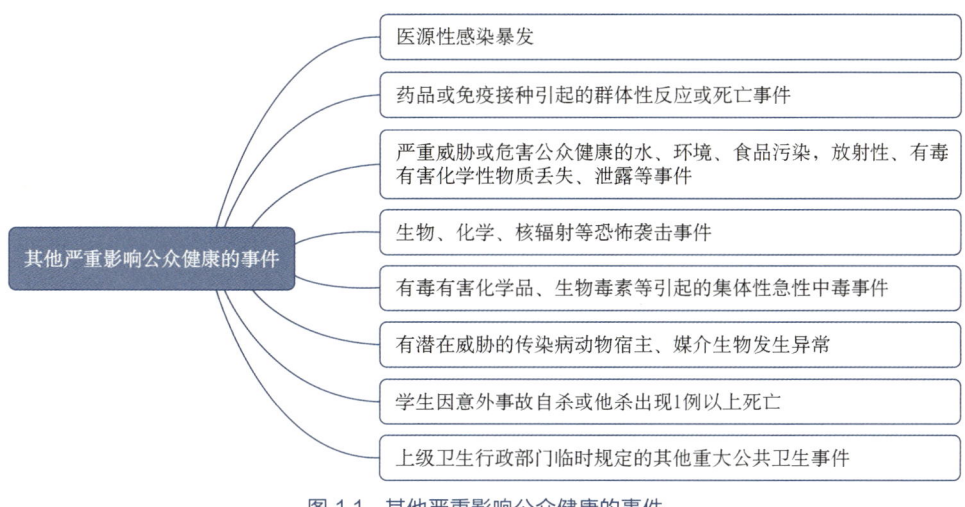

图1.1 其他严重影响公众健康的事件

4. 社会安全事件

社会安全事件指突然发生，造成或者可能造成重大人员伤亡、重大财产损失和对我国或部分地区的经济社会稳定、政治安定构成重大威胁或损害，有重大社会影响的涉及社会安全的紧急事件。主要包括恐怖袭击事件、经济安全事件和涉外突发事件。

1.1.3 突发公共事件的分级

《国家突发公共事件医疗卫生救援应急预案》根据突发公共事件导致人员伤亡和健康危害情况，将医疗卫生救援事件分为特别重大（Ⅰ级）、重大（Ⅱ级）、较大（Ⅲ级）和一般（Ⅳ级）四级。

1. 特别重大事件（Ⅰ级）（图1.2）

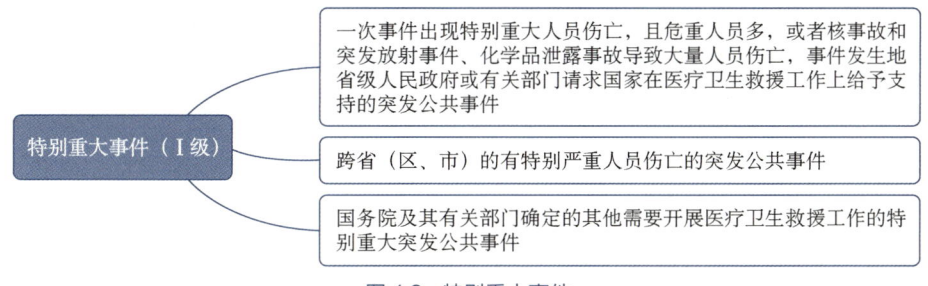

图1.2 特别重大事件

2. 重大事件（Ⅱ级）（图1.3）

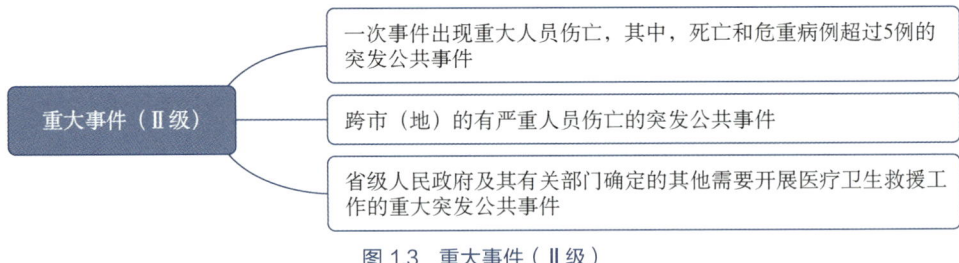

图1.3　重大事件（Ⅱ级）

3. 较大事件（Ⅲ级）（图1.4）

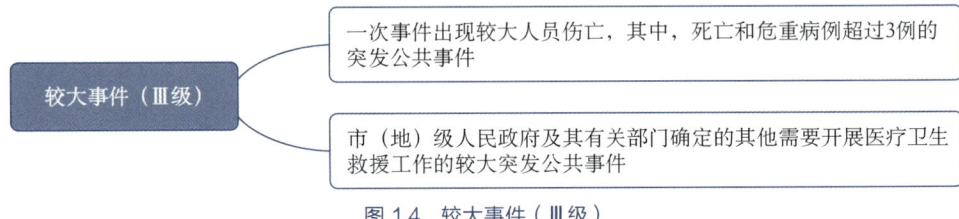

图1.4　较大事件（Ⅲ级）

4. 一般事件（Ⅳ级）（图1.5）

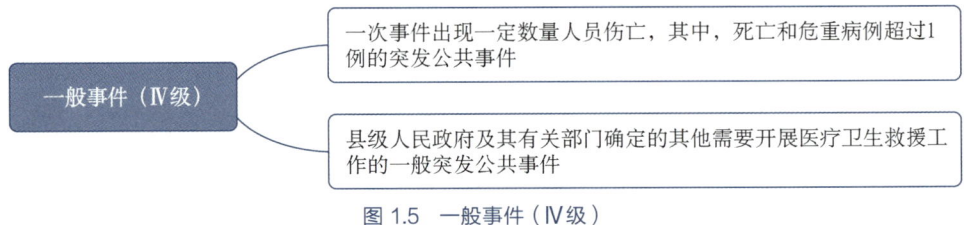

图1.5　一般事件（Ⅳ级）

1.1.4　超大城市突发公共事件的特点

对于像北京、上海、天津等超大城市，除了前文所提到的特点以外，还有以下几点更加突出的特征。

1. 高度密集性

超大城市不仅聚集了大量人口和资源，而且在有限的空间内形成了一个既完整又复杂的密集网络，由此带来了更多的风险隐患和更大的风险压力。在快速发展的经济和社会背景下，城市密度不断增大，生活节奏逐步加快。不断涌现的建筑群、密集的居民区、错综复杂的道路系统以及接连不断的社会活动等，都成为城市公共安全隐患的潜在因素。

2. 快速传导性

当前，随着交通运输和通信科技的快速发展，地区间的互联互通性不断增强。公共安全风险不再局限于特定空间,而是能够在不同地区之间快速传播。城市突发事件所带来的危害呈现出传播范围广、蔓延速度快的特点,即使是局部风险也可能会对整个地区产生巨大影响。

3. 高速累积性

超大城市通常处于经济高度发达的阶段,人口高度密集导致活动频繁。这导致众多风险点不断聚集。一旦聚集的风险能量超过城市系统的自我修复力,就可能以不可估量的破坏力打破现有平衡,其后果往往非常严重。

4. 相互叠加性

超大城市是一个复杂而精密的系统,其内在的潜在风险可能引发强烈的链式反应。近年来,国际上的超大城市面临的一些突发公共安全问题,大多属于相互交错的系统性风险。这些风险的链式反应可能在城市的社会人员、基础建设和自然环境等多个层面产生严重影响,从而危及整个城市的安全局势。

5. 明显区域性

超大城市并非独立存在,而是依赖周边基础设施的支撑,是与周围地区相互联系和作用的结果。它们需要的是一个功能完善、分工明确的城市区域体系。在这样的体系中,任何一个区域的变化都可能对整体产生影响。因此,在面对危机时,需要借助城市间的合作来共同应对。

1.2 基于灾害护理视角的城市突发公共事件风险防控

1.2.1 灾害护理学概念

灾害是指对人类生存和发展造成损害的自然或人为事件,它们威胁生命安全,破坏生存资源和生产活动,对人类社会生活和文明产生不利影响。灾害是城市突发公共事件的一种重要分类。

灾害护理学(disaster nursing)是一门研究在各种自然灾害及人为事故所造成的灾害性损伤条件下实施紧急护理学救援、疾病防护和卫生保障的科学。它旨在为受灾者提供预防、救治护理、康复等卫生服务,是灾害学、临床医学与护理学的交叉学科。灾害护理学贯穿多学科知识和方法,以临床护理学为基础,应用于紧急现场灾难救援。灾害护理学不仅涉及灾难现场的急救工作,也包括帮助人们恢复正常生活与身心健康的重要内容。灾害护理学已成为现场救援中不可或缺的一部分,并受到世界各国组织的高度重视。日本在这方面走在了全球前列。1995年阪神大地震发生后,日本一些大学护理学院开始将灾害护理学纳入必修课程,强调了灾害护理教育的重要性。

作为灾害护理学科带头人的日本兵库县立大学护理学教授山本，在护理学院的继续教育教学必修课程中加入了灾害护理的内容，并在第一届亚洲灾害护理研讨会上分享了研究成果和教学经验。2001年"9·11"事件之后，美国成立了"大规模灾害教育的国际护理联盟（International Nursing Care Coalition of Mass Casualty Education, INCMCE）"，并编写了以灾害护理为中心的教科书。世界卫生组织（WHO）和国际护士协会（International Council of Nurses, ICN）也分别建立了灾害护理协作网。2008年，世界灾害护理学会（World Society of Disaster Nursing, WSDN）成立，并在2010年于日本神户举办了首届灾害护理学学术交流研讨会，2012年在英国举办了第二届交流研讨会，这些都见证了灾害护理学的蓬勃发展。

1.2.2　城市突发公共事件中护理风险防控的主要任务

1. 研究各类公共事件的致伤规律

在事故现场，最常见的伤害包括各种开放性损伤和密闭性损伤。通过研究和归类总结，可以识别出各类事故可能引起的大概率伤害类型。因此，提前做好用物准备和制订针对发生率较大的个体继发性伤害或群体性衍生伤害的应急预案至关重要。同时，也不能忽视突发状况，必须做好全面的准备。

2. 制订各类城市突发事件护理应急预案

平时通过长期的紧急联合大规模演习，归拢、收集和总结经验，以制订完善、精细且条理清晰的突发事件护理应急预案。深入理解并掌握国内外先进的急救护理技术，提升专业人员在野外急救中的救护能力。预案中所用到的医疗资源及医疗器械必须随时保持备用状态，并且要定期由专人检查设备是否能够正常运作及各项功能是否处于良好状态，确保在突发情况下能够迅速投入使用。

3. 研究城市突发公共事件现场抢救指挥技巧

我国护理救援学的学科带头人应该学习、研究国外的先进急救指挥知识和理念，并将其转换为适应我国国情的实践，应用于我国城市突发公共事件现场指挥中。我们需要依据各个城市独特的地理环境和卫生资源配置，深入分析不同类型和规模灾害导致的伤害原因及其规律。在此基础上，合理调配和使用卫生资源，确保现场急救指挥的高效性。同时，有序指导现场人员疏散，并与交通、公安、武警、消防等部门协作，构建局域网络，打造一个高效的应急救援快速响应网络系统。

4. 赴灾区进行现场抢救

在地震、火灾等突发自然灾害发生后的几分钟内，受灾人员往往会经历暂时性的大脑空白。在这种情况下，现场人员的快速反应能够挽救许多生命或降低重病率。

通过执行一些基础的救助操作（例如，从倒塌的房屋中将伤者搬运出来、移开伤者身上的重物、压迫创面止血、进行心肺复苏等），就可以有效降低死亡率。这凸显了推广急救知识、鼓励公众参与应急演练的重要性。灾害发生后的几分钟至一天内，当地卫生部门应启动应急预案，派遣幸存的医护人员、相关部门（如消防、武警等）及官方卫生志愿者组织进入灾区，搜寻幸存者并对救出的伤员进行初级创伤生命支持。随后，大量外来的医学救援人员和医疗及生活救灾物资进入灾区，在安全的空地上建立临时安置点，用于及时处理重伤员并为救灾人员提供休息场所。经过临时处理的重伤员应迅速转运至附近定点医院接受治疗。在面对大量伤员涌入的情况下，我们的救治工作应集中在大规模的人员救治上，尽量避免过度消耗有限的医疗资源在单个患者身上。

1.2.3　城市突发公共事件中护理风险防控的重要意义

1. 护理人员在城市突发公共事件救援中的重要作用

护理人员是城市突发公共事件现场救援的中坚力量。他们在事件发生后能够迅速到达现场，提供紧急医疗护理和救治。例如，在 1995 年日本阪神大地震和 2008 年中国汶川大地震中，无论是自发组织还是官方派遣，护理人员都为受灾地区提供了宝贵的医疗支持和护理服务。在新冠疫情期间，护理人员在医疗队中所占比例很大，这展示了他们在公共卫生事件中的重要作用。因此，培养具备扎实理论基础、熟练实践技能、敏捷反应能力和良好心理素质的高素质护理救援人员显得至关重要。

2. 城市突发公共事件救援对护理技术支持的需求

随着全球人口的增长、工业的快速发展和生态环境的恶化，灾害的威胁日益增加，使得救援工作变得更加复杂和充满挑战。救援护士需要具备独立思考和解决救援问题的能力，以及在物资短缺条件下工作的技能。同时，灾害护理学的发展也有助于提升城市突发公共事件救援护理人员的专业技能，使他们能够更有效地应对各类突发事件，确保医学救援的顺利进行。

3. 突发公共事件中专科护理发展需求

应急救援中护理知识的体系化和专业化发展变得日益迫切。目前，针对城市突发公共事件的护理知识体系和专家资源仍然十分缺乏。国际上的一些努力，例如日本和美国在灾害护理教育和教材编写方面的进展，显示了建立灾害护理学科的重要性。这要求加强灾害护理学的教育和研究，以提升护理人员的专业能力，并努力发展和完善突发公共事件的护理体系，进而推动全球范围内公共事件中护理知识的充实与完善。

1.2.4 借鉴灾害护理研究的内容提升公共事件护理风险的防控

1. 灾后创伤后应激障碍(post-traumatic stress disorder,PTSD)及心理干预的护理研究

面对突如其来的严重灾害,人们往往难以迅速适应强烈的刺激。据观察,约半数受灾民众会出现不同程度的恐慌综合征。部分人可能会表现出异常行为,内心充满恐惧,易于相信不实信息;而心理承受能力较弱者可能会出现严重的精神和神经系统症状,如心悸、恐慌、颤抖、缄默、僵硬或过度激动等。研究指出,即使是小型灾害的视觉和听觉影响,也会对受灾者的身心健康造成显著且持久的影响。重大灾害更可能导致精神障碍高发,仅12%~15%的人能够保持冷静,超过75%的人可能会因视觉、听觉、嗅觉等感官刺激而出现精神障碍,表现为焦虑、恐慌等短暂的精神病反应。心脏病、高血压等慢性病的患者在灾后可能病情加重,死亡率上升。突发灾害对普通民众的心理冲击极为严重,众多市民会产生疑虑心理。若政府的救灾防护措施不力或现场应急反应不足,都可能激发民众的敏感心理。面对强烈刺激,身体本能的应激反应可能导致民众不适,进而引发医院就医的高潮,因此,事先做好充分的预防措施至关重要。相关部门需预估公众心理创伤的程度,并采取适当的应对措施。加强对这一领域的研究显得尤为迫切。

2. 灾害护理的急救知识理论、组织架构、完善的装备、人才培养等方面的研究

医疗卫生系统需要在灾害来临前做好周密的准备,以便对突发性重大灾害实现迅速反应,及时派遣救援队伍,确保卫生勤务保障任务的顺利完成。①理论准备工作:紧急状况下的卫生救援工作需要有先进而全面的救护理论作为行动指导。应结合国内当前政策走向和军事发展的未来需求,研究和掌握适应新形势的护理救援理论,为我国灾害救援工作提供科学指导。②组织筹备:各区域应完善人员配置,构建覆盖广泛、小型化、多功能、高机动性的灾害救援队伍。队员需具备快速反应、医疗支援和现场作业的能力,以有效应对紧急救援需求。③人才培养:培育高素质人才是提升灾害救援能力的关键。在各级医疗单位具备一定能力的前提下,应激励医务人员提升专业技能。同时,对普通民众进行基础生存技能培训,确保全民参与,因为民众是灾害现场和前线的急救主力。普及急救知识将大大降低伤亡率。④确保装备完善:高质量的救护装备是物资保障的基础。应引入更多高科技、新颖、尖端的救护技术,不断提升救援保障能力。

3. 灾害现场护理紧急救援最佳实践的研究

（1）探索研究灾害现场可能发生的人体内外损伤，制订并完善应急保障方案，确保必要的抢救物品供应。通过动员各部门参与大规模、高仿真度的灾害现场模拟卫生救护演练，发现并修补应急预案中的人员配备漏洞和技术不足，不断完善应急响应机制。

（2）研究、发展和引进国外的先进医疗器具及先进技术，以预防恶性灾害、减少重症患者数量、提高伤员送医速度和提高急诊专业护理能力等。在应急灾后处理中，时间就是生命，因此，摒弃过时的急救观念，借鉴国外的现代救护理念和技能显得尤为重要。例如，创建流动便携式 ICU（intensive care unit，重症监护病房）是医疗救援领域的创新。这种流动 ICU 使得在草原、沙漠、医疗车辆、医学救护直升机内等特殊环境下部署可移动的高质量 ICU 病房成为可能，这种高效的现场急救新模式对于减少特殊地形下的伤亡率有着重要的现实意义。

4. 关注及研究如何善加利用伤员的黄金抢救时间

在严重灾害现场，每一分钟都至关重要。如何快速、准确、高效地救治伤员并减少重伤率成为重要的研究方向。在灾害现场，第一时间组织慌乱中的受灾群众逃离事故场地，能有效减少次生灾害导致的伤员数量，并确保最紧缺的医疗资源能够优先用于救治重病患者。现场急救人员应遵循"全方位救援、迅速响应"的治疗原则。他们需要熟练掌握现代科技工具，并有效结合多创伤急救的基础知识和临床经验，以提升紧急救援的成功率。通过这种方式，可以确保伤员在黄金抢救时间内得到最有效的救治。

5. 大批量灾害伤伤员分类系统的研究

建立一支专业且高效的生命救援团队是至关重要的。培养一批既能相互救援又能自保的关键人员，确保现场能够进行快速处置，加速伤员的转送流程，尽力缩短受伤到接受手术的时间间隔。强调提升基础急救技能是提高大规模灾害伤亡救护效率的关键。在伤员众多的情况下，实现轻中度伤员的快速分流和重伤患者的高效救治是具有挑战性的。有序安抚及疏导轻中度伤员，实现快速分流，可以通过建立一个有效的伤员分类来达成（图 1.6）。

6. 灾后中长期护理的重要性

安抚经历过灾难现场的人员以及疏导在灾区目睹灾情的普通居民，是护理人员的主要工作。这些工作有助于防止受灾群众因身体及心灵创伤而持续沉浸在灾难的画面中，这对他们的身心健康及后续的恢复和发展至关重要。对于直接或间接目睹灾情发生、发展和变化的群众，应提供线上宣传教育和线下情感安抚及心理疏导服务。通过这些综合措施，可以有效地支持受灾群众的长期恢复和心理健康。

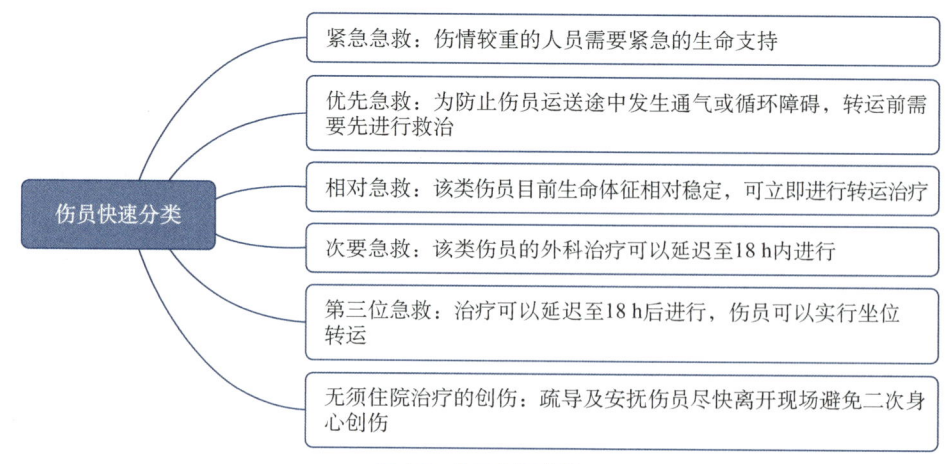

图 1.6 伤员快速分类

7. 加强国内国际灾害护理的协作网络

新冠疫情的应对工作凸显了医护人员之间互相支援和协调的重要性。为了支持全球救援行动并确保我国公民的安全,构建、联合并扩展一个国际性的紧急救援灾害护理合作网络,已经成为全球性的发展战略。特别是在灾害频发、受灾严重的亚洲和非洲地区,加强国与国之间的合作,深化相互支持,显得尤为迫切和重要。通过这样的协作网络,可以更有效地共享资源、知识和经验,提高应对灾害的能力,从而在全球范围内减少灾害带来的损失。

参考文献

[1] 黄国伟,姜凡晓.突发公共卫生事件应对与处置[M].北京:北京大学医学出版社,2016.
[2] 金福安,闫淑敏,伍爱群,等.城市风险管理人才培养[M].上海:同济大学出版社,2021.
[3] 鲍荣清,王成宝,翁小丹,等.城市非传统风险管理[M].上海:同济大学出版社,2021.
[4] 孙建平等.城市风险管理学——城市运行安全的中国实践[M].上海:同济大学出版社,2021.
[5] 沈洪,刘中民,周荣斌,等.急诊与灾难医学[M].3版.北京:人民卫生出版社,2018.
[6] 吕鹏,李蒙迪,陈典涵.人群踩踏动力学ABM仿真:以"外滩"事件为蓝本[J].科学·经济·社会,2023,41(2):1-26.
[7] 周倩倩.城市生命线工程防灾韧性度评价[D].唐山:华北理工大学,2020.
[8] 杨晓媛.灾害护理学[M].北京:军事医学科学出版社,2009.
[9] 冯子健.突发公共卫生事件快速风险评估[M].北京:人民卫生出版社,2015.
[10] 胡秀英,成翼娟.灾害护理学[M].成都:四川大学出版社,2013.
[11] 袁媛,许思瑶,薛超莉,等.基于新冠肺炎护理救援探讨灾害护理学的发展[J].卫生职业教育,2021,39(22):5-8.

第 2 章
护理紧急救援实用急救技术

在灾害事件的应急救援中，护理人员总是站在救援一线，扮演着不可或缺的重要角色。参与救援的护理人员应具备以下素质：救死扶伤的人道主义精神，高尚的护理道德修养及献身精神，过硬的业务水平，应急响应、快速处置的应对能力。此外，建立一套完整、完善、科学、规范的应急救援护理管理体系，对于确保救援任务圆满完成也是至关重要的。

护理紧急救援实用急救技术主要包括以下四个方面：现场护理体检及评估技术、去污技术、现场救治技术、检伤分类技术（图 2.1）。这些技术是参与城市公共安全事件紧急救援的护理人员必须掌握的。

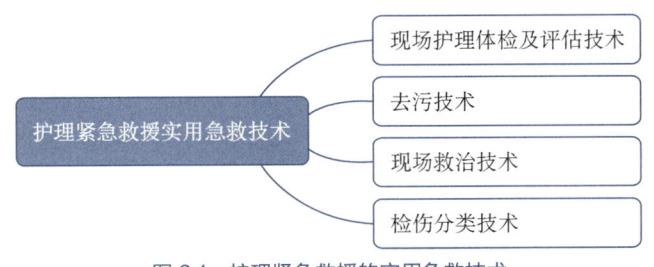

图 2.1 护理紧急救援的实用急救技术

2.1 紧急救援护理人员素质要求及救护原则

1. 素质要求

（1）良好的政治素质：救援护士应具有救死扶伤的人道主义精神，具备同情心和责任心，且坚持不懈，不放弃任何一位患者，不错过任何一次救援机会。

（2）良好的心理素质：救援护士需要以平稳的心态有序开展抢救工作，在恶劣环境下，应能克服重重困难，确保遇险伤员在最短时间内得到积极有效的救治。

（3）熟练的护理操作：救援护士应掌握心肺复苏技术，以及血糖仪、心电监护仪、呼吸机和除颤器等急救仪器设备的使用。通过平时的应急演练和培训，他们可以提升综合急救技能及能力，为患者救治赢得宝贵时间。

（4）敏锐的观察能力：救援护士能够及时发现伤员的症状及现场环境的变化，识别异常现象，以便迅速采取相应措施。

（5）良好的协调与沟通能力：护理应急救助是一项需要团队合作的集体行动，沟通与协调对于维护整体救护工作的秩序和质量至关重要。

（6）丰富的疾病认识能力和知识面：在整个急救过程中，救援护士须随时观察患者病情的变化，及时发现并处理威胁患者生命的潜在危险因素。

2. 救护原则

（1）紧急组建现场救援小组：迅速组建一支统一领导的救护团队，提升前线救治能力。这是确保救援任务成功的核心步骤之一。

（2）尽快呼叫 120 急救车：在呼叫急救车时，应使用简单清晰的语言，便于急救人员快速了解患者的伤情和位置。在条件允许的情况下，应迅速建立一条安全且高效的紧急救援绿色通道。

（3）坚持"先救命后治伤，先重伤后轻伤"的原则：对于大出血合并创伤的患者，立即止血，然后进行伤口消毒和包扎；对于呼吸停止且存在骨折的患者，首先进行心肺复苏，待心跳和呼吸恢复后再进行骨折的固定。

（4）先抢后救，抢中有救：在飞机或汽车失火等紧急情况下，应尽快将患者从事故现场移出，以避免后续爆炸或有害气体中毒造成患者进一步伤害。

（5）先分类再后送：历史经验教训表明，如果不进行伤员分类或在未进行必要的医疗急救处理的情况下直接转送伤员，可能会导致不必要的伤亡。

（6）医疗人员负责救治工作，非医疗人员专注救援：不同职责的人员应各司其职，协同作业，以充分利用宝贵的救援时间。通常情况下，最先抵达现场的医疗人员应承担起现场救援的组织和指挥任务，并根据现场的具体需求及时调配医疗资源。

2.2 护理紧急救援的实用技术

2.2.1 现场护理体检及评估技术

为提高现场急救的速度和质量，将现场护理体检工作程序化至关重要。护理体检与评估可按Freelend倡导的CRASHPLAN程序进行(图2.2)。

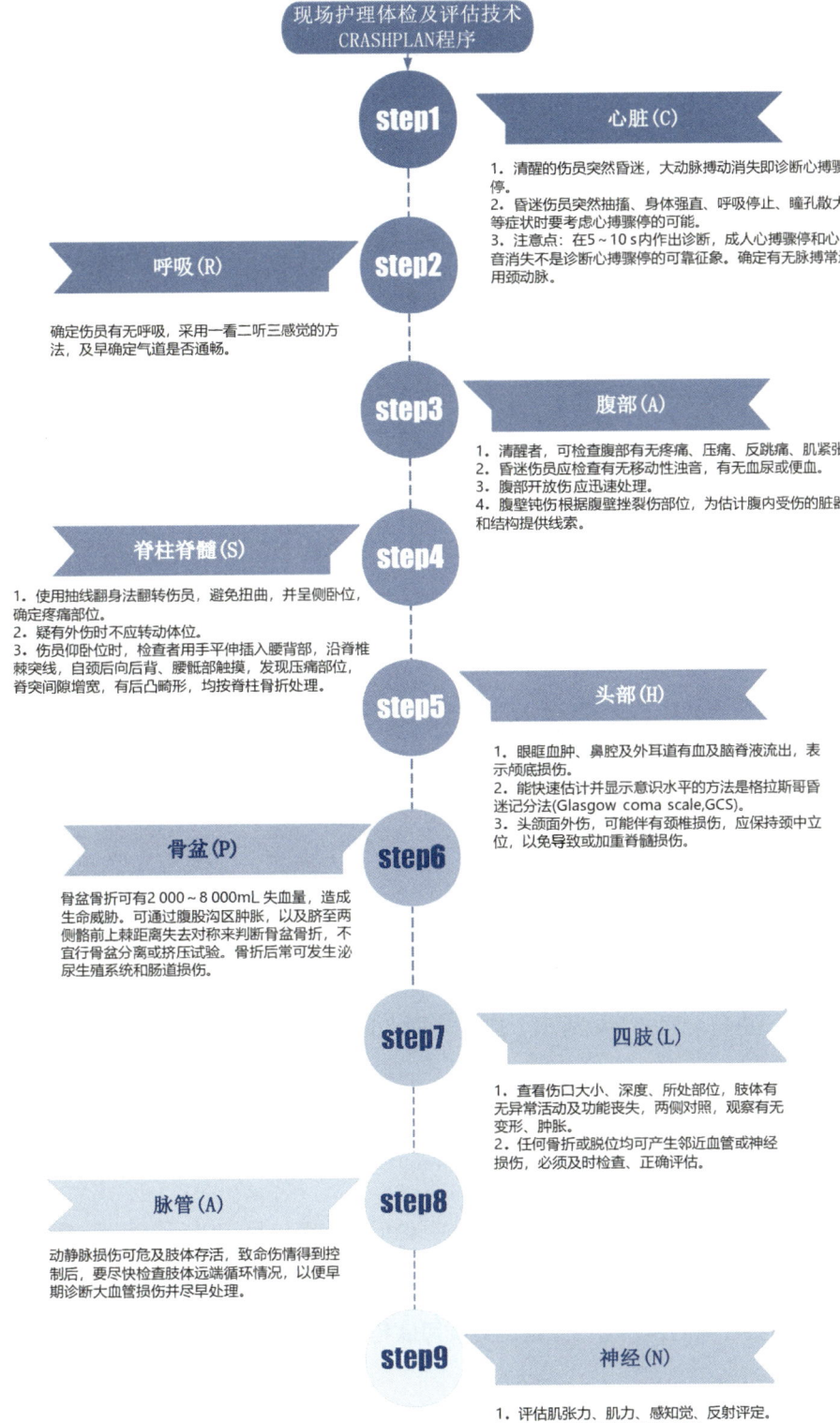

图 2.2 CRASHPLAN 程序

知识拓展

在现场急救工作中,首先要保障患者生命体征平稳。在患者状况稳定的基础上,再进行系统的、全面的查体和会诊。美国学者 Freelend 提出了"CRASHPLAN"方法,以帮助记忆抢救的顺序。该方法中,每一个字母代表一个脏器或解剖部位:C 代表心脏(cardiac)、R 代表呼吸(respiratory)、A 代表腹部(abdomen)、S 代表脊柱(spine)、H 代表头部(head)、P 代表骨盆(pelvis)、L 代表四肢(limb)、A 代表血管(artery)、N 代表神经(nerve)。现场救援工作的顺序依次为心脏(C)、呼吸(R)、腹部(A)、脊柱脊髓(S)、头部(H)、骨盆(P)、四肢(L)、血管(A)、神经(N)。在评估伤员时,如果其状况突发性地变坏,应首先关注可能存在的未发现的持续出血问题及呼吸系统并发症,并立即进行紧急救治。

2.2.2 伤员去污处理

去污处理是指从受伤者身上安全移除颗粒、气体和液体等有害物质,防止对其他受害者、救援者或周围环境的二次污染。该过程旨在确保设施及人员不受污染,从而避免进一步的伤害,并迅速对受污染的伤员进行医疗处理和分类。从事伤员分类的工作人员需要掌握现场状况,包括伤害的发展过程、可用的医疗资源、伤亡统计,以及医疗撤离的可行性。

1. 去污处理步骤

去污处理的步骤如图 2.3 所示。

2. 去污处理与伤员分类

组织伤员进行全面去污处理时,应考虑两个因素,即现场伤员医学分类的原则和污染的严重程度。

(1) 必须考虑可获取的医疗资源,以及化学伤害和创伤伤害对生命的潜在威胁及其预后。

(2) 对于急需解毒治疗的伤员,应根据他们对治疗的反应进行重新评估和分类。

(3) 去污处理后的伤员应根据其伤情进行分类。

(4) 需要注意的是,去污处理的分类可能与标准的医疗分类有所不同。

3. 去污技术

在温区内(安全区与污染区之间的缓冲区),用肥皂水或 0.5% 次氯酸盐溶液轻柔洗刷,用清水冲洗去污,表 2.1 为去污技术及其风险防控注意点。

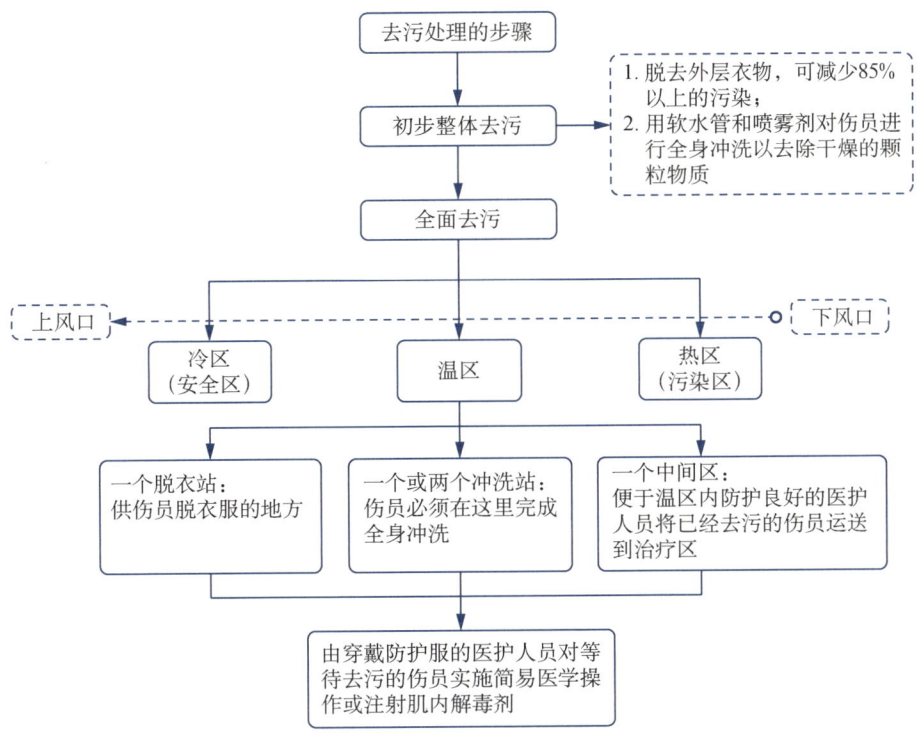

图 2.3 去污处理步骤

表 2.1 去污技术及风险防控注意点

分类	去污方法	去污技术风险防控注意点
普通去污	使用淡水或湖水清洗开放性伤口，以去除污染物，并且应该从伤口的中央向四周进行冲洗	1. 通知接收机构，避免被污染物体刺伤的伤员去污不完全； 2. 有效去污用时至少 20 min； 3. 对等待全面去污的伤员先进行初步整体去污； 4. 考虑采用多条去污线； 5. 根据去污伤员的情况选择合适的去污医学处理和去污环境
化学、生物和核污染去污	需要用肥皂和水彻底淋浴，然后更换衣服	1. 生物污染的处理要考虑到患者在被污染之前已存在的不同症状； 2. 清洗时避免口、眼睛、耳朵或开放性伤口接触污染区的液体； 3. 救助者站的位置要尽量远离伤员，并需要多人交换作业； 4. 充足的手套、护目镜、防护服、呼吸罩或防毒面具； 5. 及时治疗主要创伤； 6. 排除污染必须始终在上风口和上坡处进行，以减少潜在污染的发生

2.2.3 现场抢救

为了便于大批伤员的现场救治，可以在现场划分特定的区域。救治的原则是：救命、稳定病情及迅速转运。救治措施应按 VIPCIT 救治程序进行系统化处理。

> 知识拓展

VIPCIT救治程序（图2.4）也称院前救治程序，是规范的现场救治程序，其目的是抢救生命，迅速消除严重伤害带来的生存危机，确保并保持伤员的生命特征平稳，高效且安全地转移伤员，以减少受伤后的死亡和残疾发生率。"VIPCIT"是救治程序的英文单词的首字母。

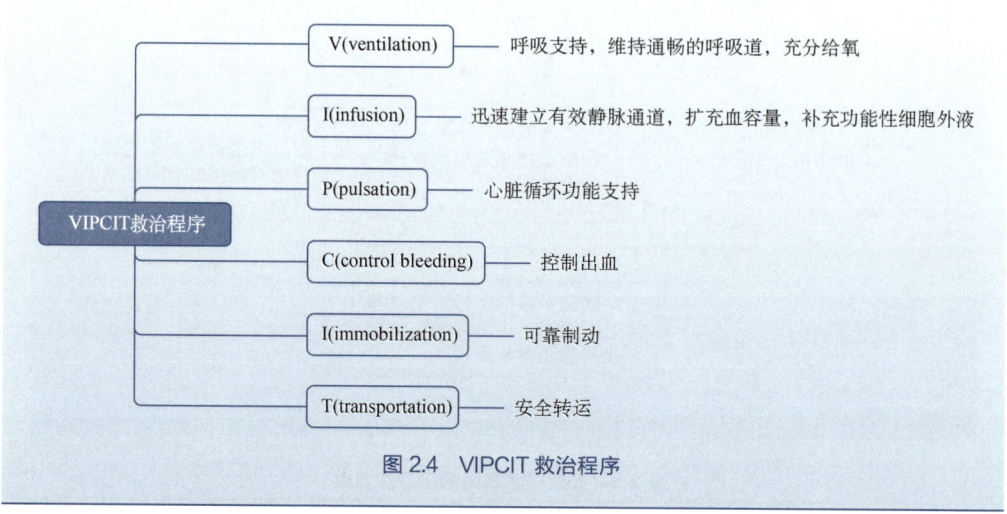

图2.4　VIPCIT救治程序

2.2.4　现场检伤分类

现场检伤分类是突发事件中急救护理的核心环节，其核心目的是在资源有限、时间紧迫的现场环境下，通过快速、系统的评估，根据伤员的伤情严重程度和生存可能性进行优先级划分，确保危重伤员优先获得救治，同时优化医疗资源的分配效率，最大限度降低死亡率和伤残率。下文主要介绍检伤分类的原则、检伤分类的基本要求、检伤分类的标准及标志，以及事故现场常用的检伤分类方法。

2.2.4.1　检伤分类的原则

在进行现场急救时，应优先救治危重伤员和重伤员，然后再处理轻伤员。提高现场急救成功率的关键在于伤员分类，其目的是区分伤员救治的紧急程度，确保那些情况危重但有生还希望的伤员得到优先处理。伤员分类的具体原则见图2.5。

2.2.4.2　检伤分类的基本要求

检伤分类的基本要求如下。

（1）人员要求：负责检伤分类的人员应具备丰富的专业技术经验，能够配合医护工作，同时能够安慰伤员并稳定他们的伤情。

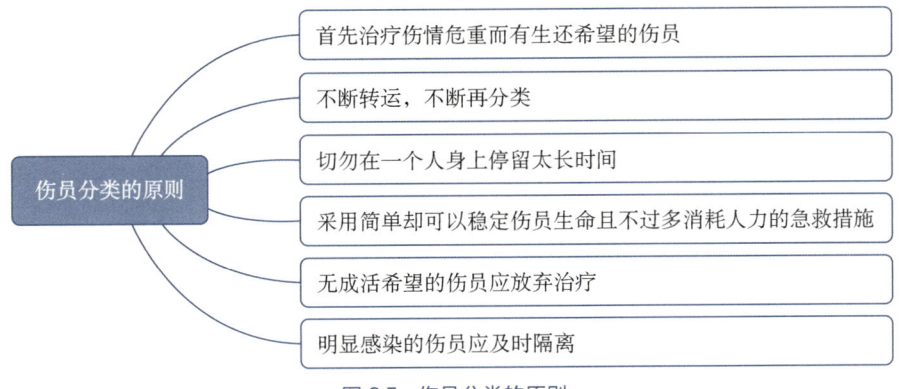

图 2.5 伤员分类的原则

（2）场所布置指南：应将伤员分类区域设置在接近事发地点的位置；选择一个安全、无危险和污染的上风向区域，确保该区域不受恶劣天气的影响，并且伤员能够被轻易发现；同时，该区域应具备便捷的陆路和空中疏散通道。

（3）分类速度快：要求在 2 min 内对伤情作出判断。

（4）确保分类的精确性：必须依照统一的准则和使用一致的标识来进行分类。这样做可以提高分类的精确度，确保轻伤和重伤伤员都能得到及时的救治。

（5）掌握先重后轻的顺序：在分类过程中，应优先处理重伤伤员，再处理轻伤伤员。分类结果要进行登记，并填写伤票。

2.2.4.3 检伤分类的标准及标志

现场检伤分类工作包括现场分类、医学分类和伤员疏散三个层次。

1. 现场分类（第一层次）

在现场将伤员分为急性和非急性两类，"急性"用红色标记，"非急性"用绿色标记。

2. 医学分类（第二层次）

根据现场优先救治和危及生命的程度将伤员分为极危险、危险、轻伤和已死亡四类。以标志醒目的卡片表示伤员的分类，使用不同颜色对伤员的危重程度进行标记，通常采用红、黄、蓝（绿）、黑四色系统：红色代表极危险（第一优先），黄色代表危险（第二优先），蓝（绿）色代表轻伤（第三优先），黑色代表已死亡，具体可参见图 2.6。

3. 伤员疏散（第三层次）

1）首要任务

伤员疏散的首要任务是将伤员按照伤势严重程度运用现有设备合理及时地运送到有医学设备的地方。

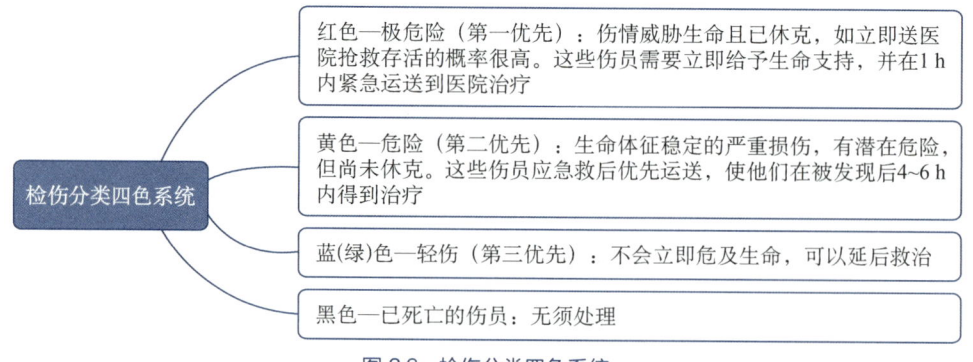

图 2.6　检伤分类四色系统

2）伤员疏散的指征

（1）优化灾害现场的医疗资源分配：快速撤离重伤伤员，以便为更多的轻伤伤员腾出资源，确保他们能够及时得到救治。

（2）优化重症伤员的治疗环境：将危重伤员送往医疗资源更丰富的地区，这样可以减少供给病情不稳定伤员的资源，同时为他们提供更专业的治疗。

（3）特殊伤员的专科护理需求：对于出现烧伤、挤压伤等的特殊伤员，需要进行相应的专科护理。因此，应及时将这些伤员疏散到能够提供专业护理的医疗机构。

3）需要延迟伤员疏散的情况

需要延迟伤员疏散的情况具体参见图2.7。

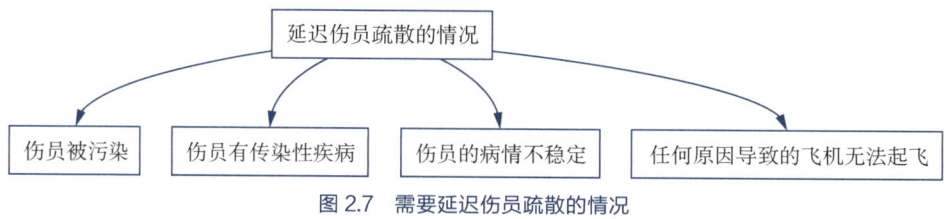

图 2.7　需要延迟伤员疏散的情况

2.2.4.4　事故现场常用的检伤分类方法

检伤分类是一种基于伤员的紧急医疗需求和潜在的医疗效益，对伤情进行评估和排序的程序。这个过程旨在快速识别伤员的医疗需求，以便立即提供必要的治疗和安排伤员的转运。常用的检伤分类方法如下。

1. START

START 是 "simple triage and rapid treatment" 的缩写，代表"简单评估和迅速提供治疗"。这个术语由其英文名称的首字母组成，是一种常用的检伤分类方法。START方法于 1983 年由美国加利福尼亚州霍格医院医护人员及纽波特比奇消防局工作人员共同创建，目前已成为国际上广泛采用的一种快速、简单的检伤分类手段。这种方法适用于火灾、车辆连环碰撞等场景，即在一个较小的范围内有大量伤员需要紧急处理的情况。START 分类法主要评估伤员通气状况（ventilation）、循环状况（circulation）及意识状况（mentality）。这种方法对每个伤员进行评估的时间不超过 60 s，以确保快速有效地对伤员进行分类和初步处理。

START 检伤判断的流程如图 2.8 所示，START 分类简要标准如表 2.2 所示。

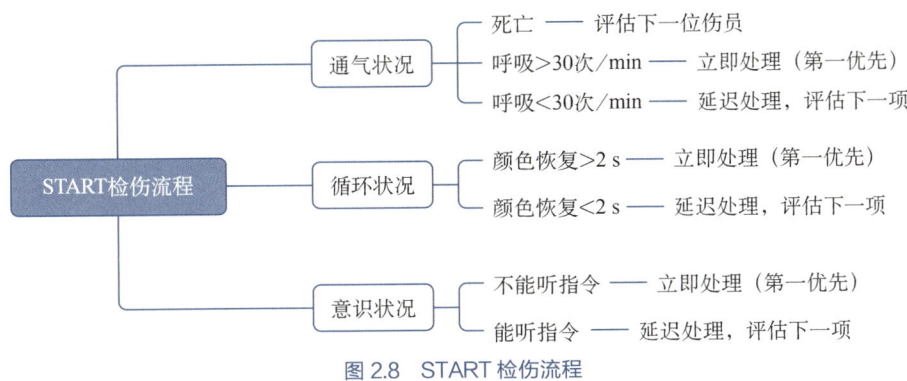

图 2.8　START 检伤流程

表 2.2　START 分类简要标准

项目	蓝（绿）	黄	红	黑
循环状况（心跳）	有	有	无	无
通气状况（呼吸）	< 30 次/min	< 30 次/min	> 30 次/min	无
意识状况（反应）	可走	可听指令	不能听指令	不能听指令

2. SAVE

SAVE 是 "secondary assessment of victim endpoint" 的缩写。这种方法适用于分布范围广、持续时间长、伤员数量众多且医疗资源严重不足的重大灾害情况。在 SAVE 方法中，伤员主要被分为三类（图 2.9）。分类的目的是合理分配有限的医疗资源，确保伤员能够得到最有效的救治。

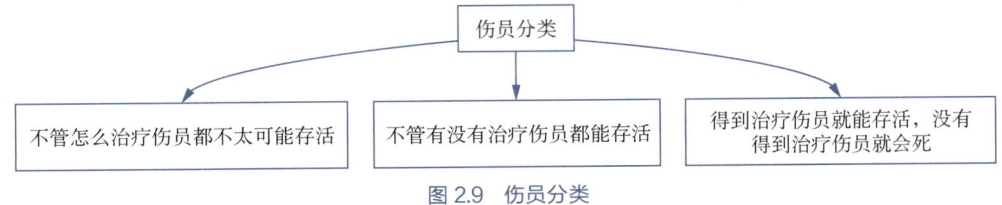

图 2.9　伤员分类

3. CESIRA

CESIRA 法是由意大利灾难医学会制定的检伤流程。这个术语源自意大利语，专为非医疗专业的一线救助人员设计。由于这种方法默认由普通公众使用，因此它不做"死亡"判定，以避免法律纠纷。CESIRA 的英文意义是 consciousness（意识），external profuse bleeding（大量外出血），shock（休克），insufficiency of respiration（通气不足），rupture of bones（骨折），another pathology（其他症状）。通过CESIRA法，非专业人员可以迅速而有效地对伤员进行初步评估，以便在灾难情况下迅速采取行动。

4. 心理问题的伤员分类

心理问题的伤员分类包括正常反应、外伤性抑郁、惊吓、过度反应和转换反应，具体参见图2.10。

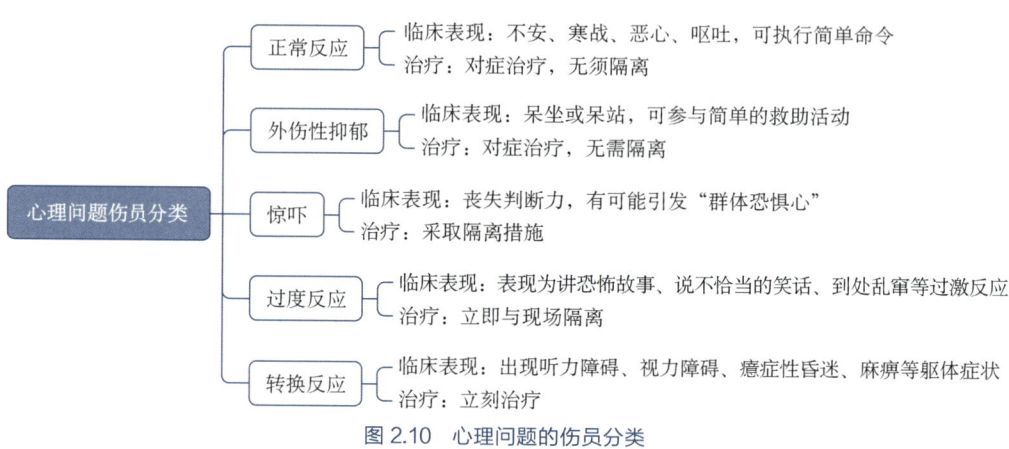

图2.10 心理问题的伤员分类

参考文献

[1] Daya M R, Schmicker R H, Zive D M, et al. Out-of-hospital cardiac arrest survival improving over time: results from the Resuscitation Outcomes Consortium (ROC) [J]. Resuscitation, 2015, 91: 108-115.

[2] Mozaffarian D, Benjamin E J, Go A S, et al. Heart disease and stroke statistics-2016 update: a report from the American Heart Association [J]. Circulation, 2016, 133 (4): 38-60.

[3] Benjamin E J, Blaha M J, Chiuve S E, et al. Heart disease and stroke statistics-2017 update: a report from the American Heart Association [J]. Circulation, 2017, 135 (10): 146-603.

[4] 王杰, 刘晓伟. 新型冠状病毒肺炎疫情期间规培护士应急能力现状调查 [J]. 中华护理杂志, 2020, 55 (S1): 695-697.

[5] 李宗浩. 论护理学在救援医学中的地位和作用 [J]. 中华护理杂志, 2005, 40 (4): 260-262.

[6] Aiko Yamamoto. Mid-term report on the project "Disaster Nursing In A Ubiquitous Society" in the academic years 2003 and 2004 [J]. Japan Journal of Nursing Science, 2006, 3: 65-69.

[7] 陈林, 臧渝梨. 世界灾害护理学会科研学术会议交流内容介绍 [J]. 中华护理杂志, 2010, 45 (4): 380-381.

[8] 郭新彪, 刘君卓. 突发公共卫生事件应急指引 [M]. 3版. 北京: 化学工业出版社, 2022.

[9] 黄国伟, 姜凡晓. 突发公共卫生事件应对与处置 [M]. 北京: 北京大学医学出版社, 2016.

[10] 王伟, 吴菁. 突发公共卫生事件医院管理实践 [M]. 北京: 人民卫生出版社, 2020.

[11] 胡秀英, 成翼娟. 灾害护理学 [M]. 成都: 四川大学出版社, 2013.

[12] 杨晓媛. 灾害护理学 [M]. 北京: 军事医学科学出版社, 2009.

[13] 张敏. 突发公共卫生事件中职业安全与健康（医务人员和应急救援防护指南）[M]. 北京: 科学出版社, 2020.

[14] 倪大新. 金连梅突发公共卫生事件快速风险评估 [M]. 北京: 人民卫生出版社, 2015.

第 3 章
护理紧急救援实用急救技能

城市突发公共事件的护理救援是一项与死神相争、与时间赛跑、创造奇迹的工作。参与救援的护士应在急救现场及转运过程中,熟练掌握心肺脑复苏,清创、止血,包扎、固定,搬运、后送等多方面的综合急救技能(图 3.1),并在救援现场实施以拯救生命为目标的护理急救措施。这些技能具有在急救现场简单易行、广泛适用的特点,旨在达到抢救患者生命、减轻患者痛苦及减少并发症发生的目的。

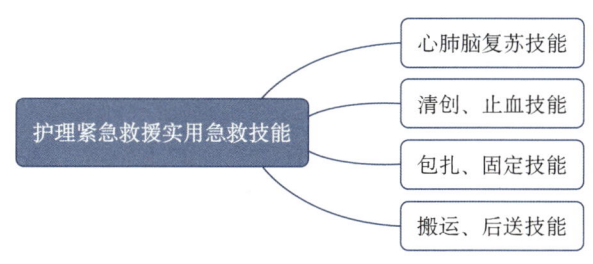

图 3.1 护理紧急救援实用急救技能

3.1 现场心肺脑复苏

3.1.1 心肺脑复苏概念的建立与发展

心肺复苏(cardio pulmonary resuscitation,CPR)是针对心搏骤停(cardiac arrest,CA)患者所采取的抢救措施。它通过胸外按压形成暂时的人工循环,以恢复心脏自主搏动和血液循环,同时用人工通气代替自主呼吸,以恢复自主呼吸,最终达到促进患者苏醒和挽救生命的目的。现代心肺复苏方法是在20世纪50至60年代逐渐发展起来的。1956年，德国医生Zoll首次成功应用体外电除颤技术，挽救了心搏骤停患者的生命；1958年，Balassa和Peter医生先后报道了胸外按压和口对口人工呼吸的方法；1960年，Kouwenhoven医生将胸外按压、口对口人工呼吸和体外电击除颤结合，成功抢救了20例心搏骤停患者，这被视为现代心肺复苏的里程碑。1974年，美国心脏协会（American Heart Association，AHA）制订了国际上第一个心肺复苏指南，对心肺复苏的发展起到了重大的推动作用。然而，随着心肺复苏成功率的提高，人们发现患者在恢复自主循环后，远期预后并不理想，脑功能无法完全恢复，严重影响了患者的各项功能。因此，在20世纪70年代，人们开始关注脑复苏的重要性。1985年，第四届全美复苏会议提出了脑复苏的概念，将心肺复苏扩展到心肺脑复苏（cardiopulmonary cerebral resuscitation，CPCR），即对心搏骤停患者采取紧急医疗救治措施，旨在恢复自主循环和自主呼吸，并尽早加强脑细胞损伤防治，促进脑功能恢复。

此后，如何提高心肺脑复苏的救治质量一直是国际社会十分重视的问题。1992年，国际复苏联络委员会（International Liaison Committee on Resuscitation，ILCOR）正式成立。该委员会旨在汇集全球力量，建立心肺脑复苏的科学依据。2000年，ILCOR和AHA发表了第一个《心肺复苏与心血管急救指南》[*Guidelines for Cardiopulmanary Rrauscitarion*（CPR）*and Emergeney Cardiovarcular Care*（ECC），简称《CPR与ECC指南》]。该指南被世界各国认可并积极推荐。之后，每隔5年，基于新的循证医学证据，对指南进行修订完善。2016年，中国研究型医院学会心肺复苏学专业委员会根据国外指南及我国实际情况制订了《2016年中国心肺复苏专家共识》。

 知识拓展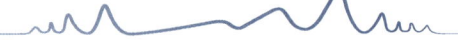

《心肺复苏与心血管急救指南》

《心肺复苏与心血管急救指南》是由多名国际复苏专家和美国心脏协会心血管急救委员会及其专业分会经过深入探讨和讨论后编写的，该指南按照惯例每5年修订一次。目前应用的版本为《2020 AHA心肺复苏与心血管急救指南更新》。本指南基于国际证据评估流程，由来自十余个国家的数百位证据审查专家共同参与完成。在2020版指南的更新中，国际复苏联络委员会（ILCOR）的成员优先选择了那些具备充分科学依据或存在争议的主题进行审查，并应用了一个高度结构化且可重复的证据审查系统。

3.1.2 现场心肺脑复苏程序

心搏骤停是指各种原因引起的心脏突然停止搏动，未能预料且突然发生，导致有效的心脏泵血功能和血液循环突然中断。这种情况会引起全身组织细胞严重缺血、缺氧和代谢障碍，若不及时抢救，患者可能立即失去生命。心搏骤停一旦发生，如在 4~6 min 内得不到及时抢救复苏，将对大脑和其他重要器官组织造成不可逆的损害。因此，心搏骤停后的 CPR 必须立即在现场进行，以争取最宝贵的时间，为进一步的抢救和挽回患者生命创造条件，据美国心脏协会（AHA）估计，美国每年大约有356 500 例院外心搏骤停（out-of-hospital cardiac arrest, OHCA）患者，209 000 例院内心搏骤停（in-hospital cardiac arrest, IHCA）患者。

近年来，随着心搏骤停医疗救护系统工作效能的不断提升和优化，CPR 后的存活率有所提高，心搏骤停抢救成功的关键因素是速度，一旦确诊，应立即进行心肺脑复苏。心肺脑复苏的过程大致可分为三个阶段和九个步骤：第一阶段是基本生命支持（basic life support, BLS），包括 ABC 三步；第二阶段是高级生命支持（advanced life support, ALS），包括 DEF 三步；第三阶段是持续生命支持（prolonged life support, PLS），包括 GHI 三步。

知识拓展

三阶段九步骤法是起源最早且广为人知的心肺脑复苏程序。这一程序是根据1985 年全美复苏会议和 1986 年日本急救医学会确定的心肺复苏实施方法制定的。该程序将心肺脑复苏分为三个阶段，每个阶段包含三个步骤（表 3.1）。

表 3.1 心脑肺复苏的三阶段九步骤

三阶段	九步骤		
基本生命支持 BLS	A	airway	开放气道
	B	breathing	呼吸支持
	C	circulation	循环支持
高级生命支持 ALS	D	drug	给药
	E	electrocardiogram	心电图
	F	fibrillation treatment	除颤
持续生命支持 PLS	G	gauging	推测病因
	H	human mentation	维持智能活动
	I	intensive care	强化监护

1. 基本生命支持（basic life support，BLS）

基本生命支持，又称初步急救或现场急救，其目的是在心搏骤停发生后，立即通过徒手方法进行复苏抢救，以便为心搏骤停患者提供心、脑及全身重要器官所需的最低限度的紧急供氧（通常按照正规训练的手法，可以提供正常血流量的 25%～30%）。BLS 有一套统一的标准，无论是急救专业人员还是参与救援的普通大众都必须遵循。BLS 包括 ABC 三步，每个步骤由一系列的连续评估和操作构成（图 3.2）。

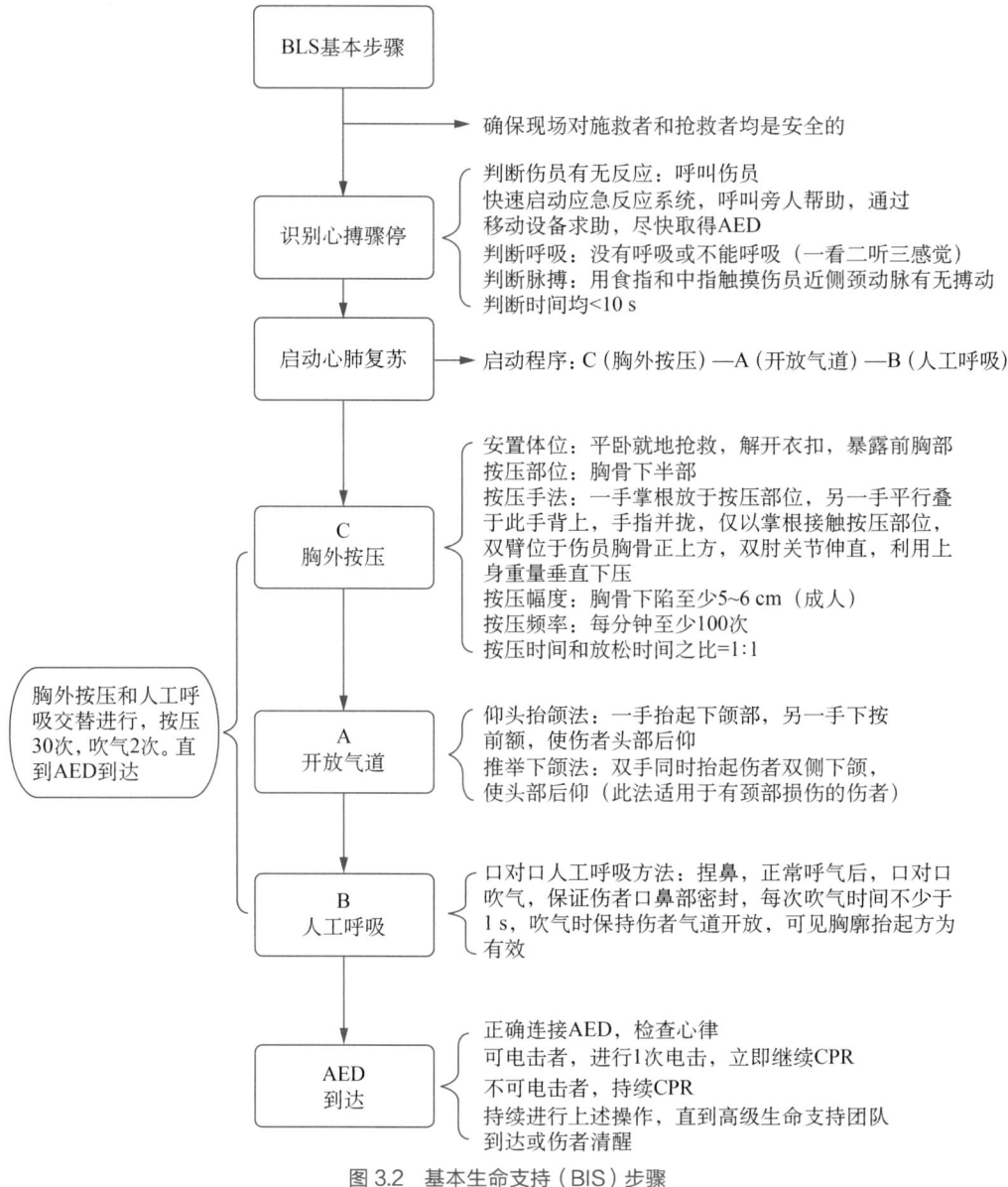

图 3.2　基本生命支持（BIS）步骤

2. 高级生命支持（advanced life support，ALS）

高级生命支持是在 BLS 的基础上，通过应用辅助设备和特殊技术来建立和维持有效的通气和血液循环。其目的是识别及治疗心律失常，建立有效的静脉通路，改善心肺功能，并治疗原发病。高级生命支持包括 DEF 三步，具体阐述如下。

（1）D（drug，药物）：用药目的和给药途径分别参见图3.3和图3.4。常用药物见表3.2。

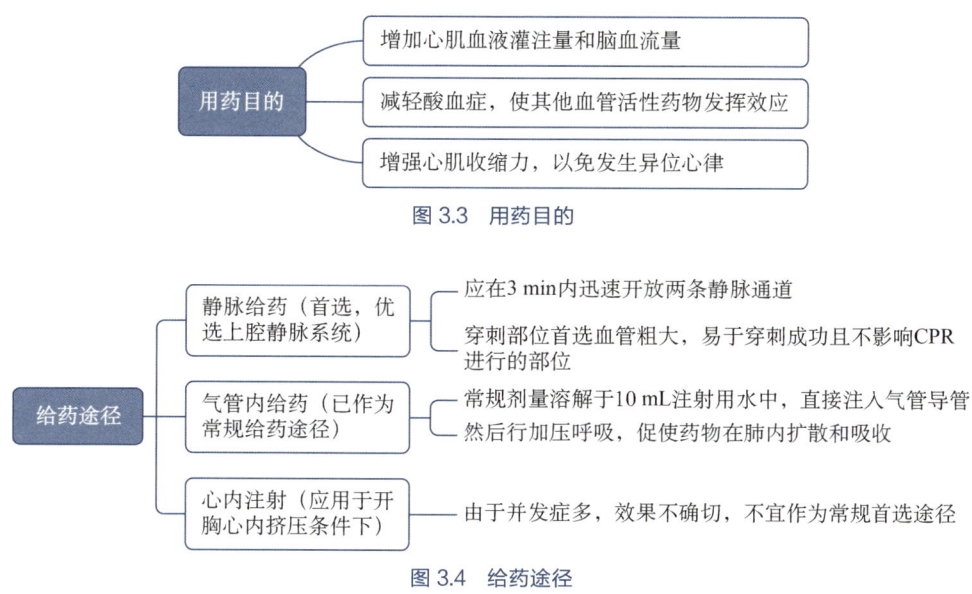

图3.3 用药目的

图3.4 给药途径

表3.2 常用药物

途径	作用机制	护理风险防控注意点
肾上腺素	通过兴奋β受体，使心肌收缩力加强，心率加快，并可调节冠状血流	早期、大剂量、连续使用
		剂量可以增加到静脉输入5~10 mg
碳酸氢钠	用于纠正酸中毒	根据血气分析结果调节，剂量需控制
阿托品	抑制迷走神经，加快窦房结激发冲动的速率和改善房室传导	抢救时1 mg阿托品静推，可每3~5 min重复1次。注意患者精神状态，避免药物不良反应
其他	根据具体情况选择利多卡因、甘露醇、多巴胺等	

（2）E（electrocardiogram，心电图）：尽可能迅速地进行心电监护，可以进一步了解心脏情况，以便采取相应的措施，最大限度地提高复苏的成功率。

（3）F（fibrillatio treatment，除颤）：及时进行除颤对于恢复心脏的正常节律和提高复苏成功率极为关键。目前，电击除颤是非同步方式下治疗室颤的最有效手段。如果连续3次电击未能成功除颤，可以根据医生的指示，通过静脉注射利多卡因进行治疗，然后再尝试电击除颤。

3. 持续生命支持（prolonged life support，PLS）

持续生命支持是在心肺复苏评估的基础上，积极进行脑复苏治疗，并严密监测各系统和器官的功能，以维持复苏成果并尽可能提高复苏成功率。持续生命支持包括GHI三步，具体阐述如下。

（1）G（gauging，推测病因）：复苏成功与否的关键在于复苏的迅速性、心脏原本的功能状况、心脏停搏的持续时间及抢救过程中坚定不移的意志。如果出现呼吸和心跳停止超过 10~15 min，患者陷入深度昏迷，缺乏自主呼吸，脑干反射消失，且瞳孔放大并固定超过 15~30 min。这些迹象通常预示着预后非常不良。

（2）H（humanmentation，维持智能活动）：即维持脑功能。仅有心跳和呼吸但缺乏脑功能的人在医学上被定义为"植物状态"，实际上已失去了生活的质量。在评估复苏成效时，脑功能的恢复状况是关键。在急救和复苏过程中，脑功能的复苏正逐渐成为关注的焦点。脑复苏的措施详见图 3.5。

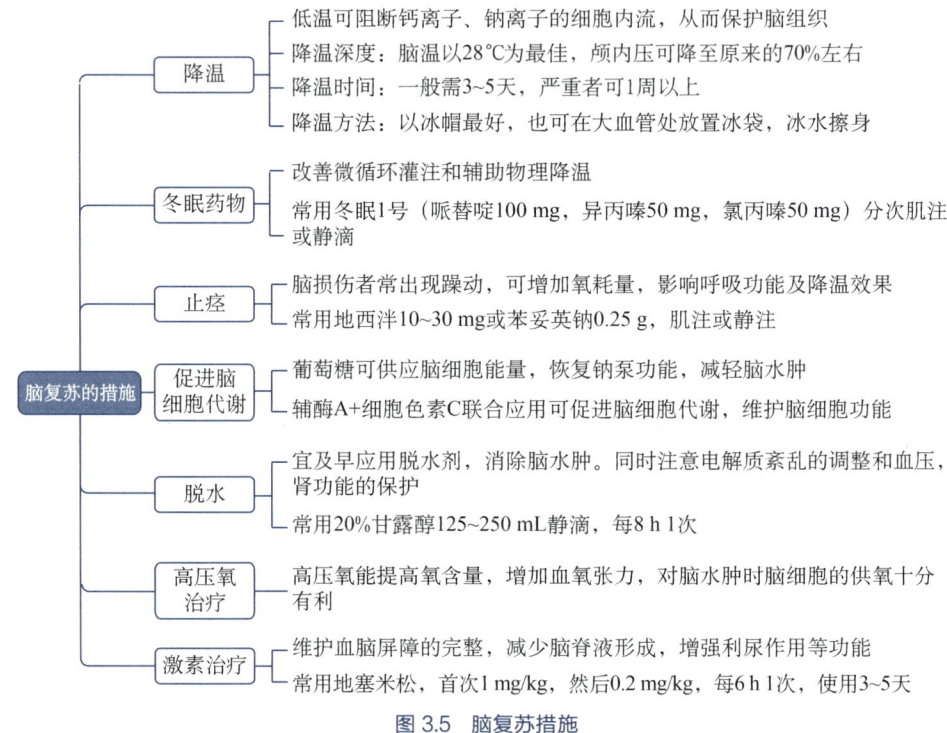

图 3.5　脑复苏措施

（3）I（intensive care，加强监护）：在复苏成功后，如果患者病情尚未稳定，需要对关键脏器进行严密监测和细致管理（图 3.6）。任何微小的疏漏都可能导致患者心跳和呼吸再次停止，从而面临生命危险。

3.2　清创、止血护理急救技能

3.2.1　清创

处理开放性伤口时，最关键的是确保创面彻底清洁。应使用生理盐水或清水充分冲洗伤口，以减少伤员急性和慢性感染的风险。在清创过程中，应特别关注如图 3.7 所示的清创注意事项。

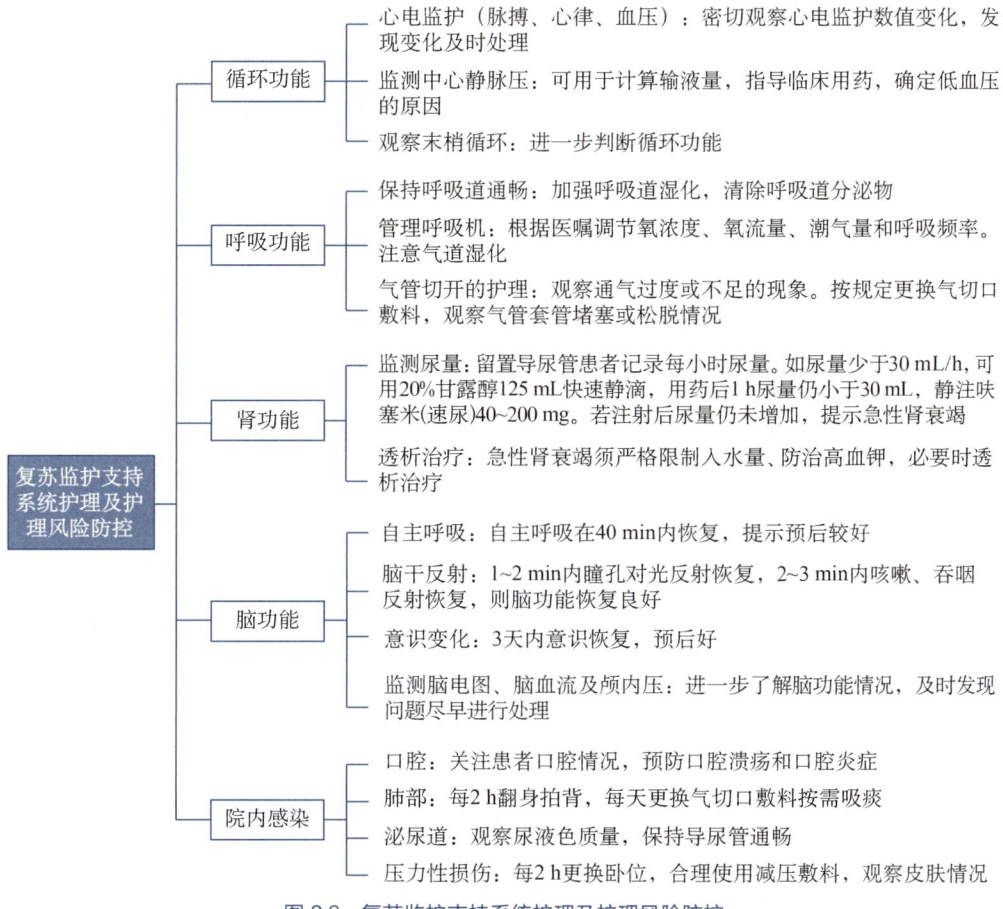

图 3.6 复苏监护支持系统护理及护理风险防控

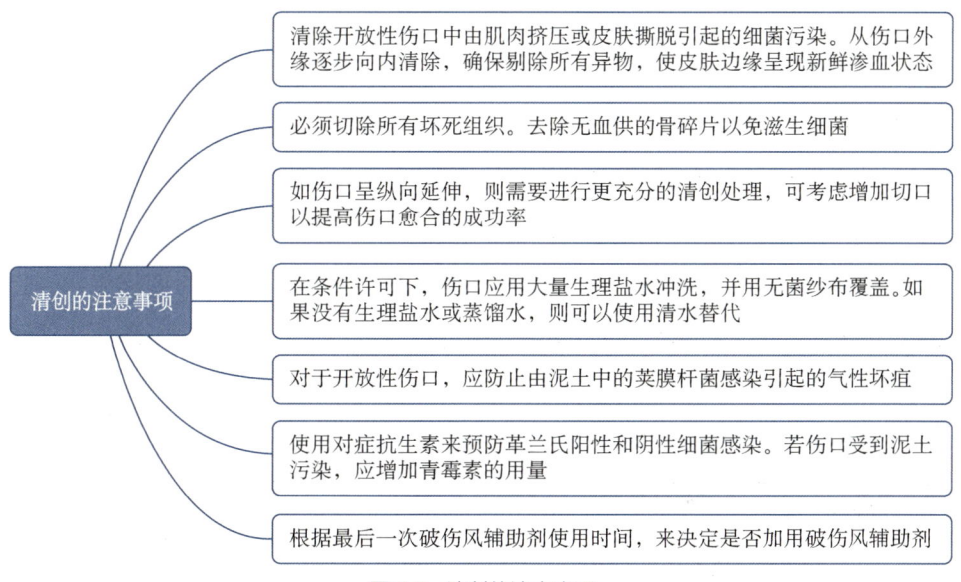

图 3.7 清创的注意事项

3.2.2 止血

正常成人的全身血量占体重的 7%~8%。不同的失血量会出现不同的临床症状。当失血量达到或超过全身血量的 30% 时,可能会引起严重的失血性休克。如果不立即进行急救,患者可能在短时间内面临生命危险或者出现严重的并发症。

创伤后的出血可以分为外出血和内出血两种。外出血是血液流向体外,肉眼可见;而内出血是血液流向体腔或组织间隙,肉眼无法发觉。现场紧急止血主要针对的是周围血管出血的紧急止血。对于灾难现场的伤员,需要迅速判断是否存在出血、出血的具体部位及出血血管的位置,以便及时采取正确有效的止血措施,防止失血性休克的发生。

1. 出血部位及性质的判断

出血部位及性质的判断见表 3.3。

表 3.3 出血部位及性质的判断

判断类型	判断内容	处置及判断
出血部位	颈部大出血	指压法、加压填塞法
	四肢大出血	加压包扎法,慎用止血带止血
	臀部、会阴、双下肢、骨盆	抗休克裤,有止血、制动、固定作用,对防止休克的发生发展也有较好作用
出血性质	动脉出血	血色鲜红,出血速度快,危险性大
	静脉出血	血色暗红,血流较缓慢,呈持续性
	毛细血管出血	血色鲜红,常可自动凝固而止血。若伴有较大的伤口或创面时,不及时处理,也可造成大出血,引起失血性休克
	无法判断时	根据脉搏的强弱、快慢,呼吸是否浅而快,意识是否清醒,皮肤温度及衣服被血液浸湿的情况来判断伤员出血的程度

2. 止血方法的选择

根据出血的部位、性质及出血的危险性,所采用的止血方法也有所不同。在紧急情况下,应根据出血的具体位置和事故现场的实际情况选择合适的止血方法。现场任何清洁且合适的物品都可以用于止血包扎,例如手帕、毛巾、布条等。

常用的止血方法有指压法、加压包扎法、填塞止血法、屈曲肢体加垫止血法和止血带止血法等,各种方法的适用范围和护理风险防控注意点见表 3.4。指压止血法中常见出血部位的指压位置见图 3.8。止血带止血法的常见方法见图 3.9。

表 3.4 常用止血方法

止血方法	适用范围	护理风险防控注意点
指压法	中等或较大动脉的出血,以及较大范围的静脉和毛细血管出血	用手指、手掌或拳头压迫伤口近心端动脉经过骨骼表面的部位,阻断血液流通,达到临时止血的目的
		属应急措施,因动脉有侧支循环,故效果有限
		指压法止血应正确掌握四肢等处的血管行径和体表标志

续表

止血方法	适用范围	护理风险防控注意点
加压包扎法	适用于体表及四肢的小动脉和小静脉出血	敷料压迫创口加压包扎即可止血，是最常用的止血方法之一
		包扎时敷料要垫厚、压力要适当、包扎范围要稍大
		加压包扎法结合肢体抬高，不仅可以起到暂时止血的目的，还可以避免因静脉回流受阻而增加出血
填塞止血法	应用范围较局限，仅在腋窝、肩部、大腿根部出血用指压法或加压包扎法难以止血时使用	将无菌敷料填入伤口内压紧，外加敷料加压包扎
		清创取出填塞物时有再次大出血的可能，应尽快行手术彻底止血
屈曲肢体加垫止血法	肘或膝关节以下的出血，在无骨关节损伤时可使用	在肘窝或腘窝部放置一绷带卷，然后强屈关节，并用绷带、三角巾扎紧
		此法伤员较痛苦，有可能压迫到神经、血管，且不便于搬运伤员，不宜首选
		对怀疑有骨折或关节损伤的伤员，不可使用
止血带止血法	四肢较大动脉的出血，用加压包扎或其他方法不能有效止血而有生命危险时，可采用此方法	止血带使用护理风险防控注意点详见图 3.10

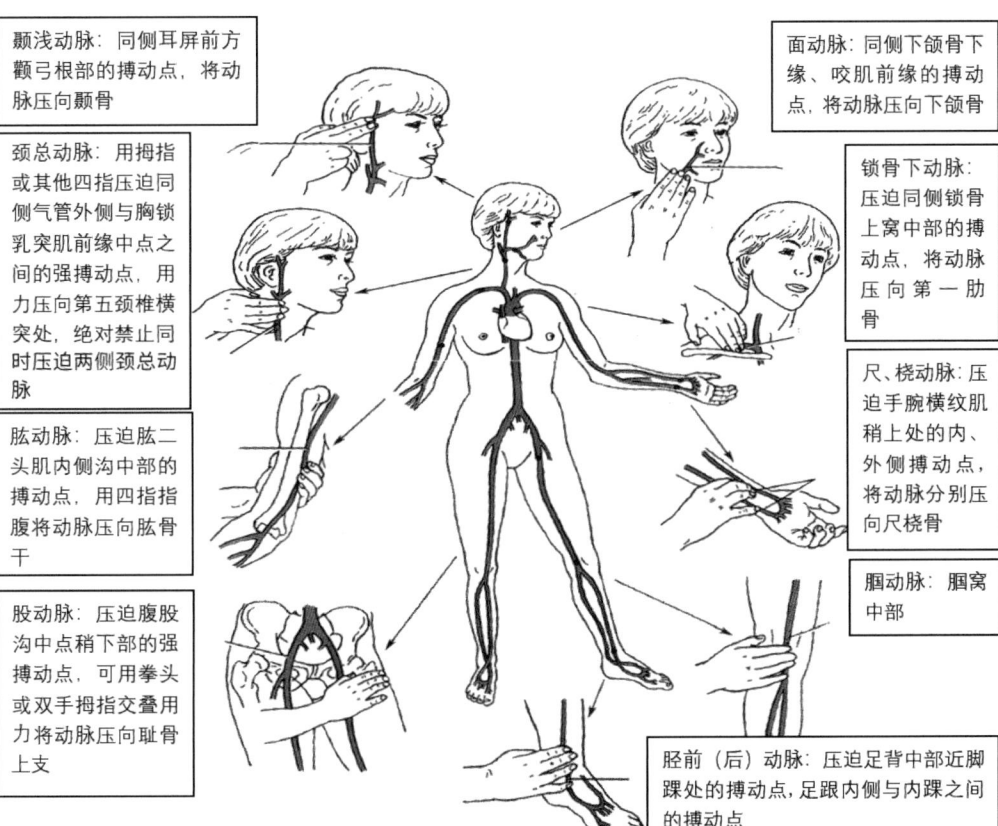

颞浅动脉：同侧耳屏前方颧弓根部的搏动点，将动脉压向颧骨

颈总动脉：用拇指或其他四指压迫同侧气管外侧与胸锁乳突肌前缘中点之间的强搏动点，用力方向第五颈椎横突处，绝对禁止同时压迫两侧颈总动脉

肱动脉：压迫肱二头肌内侧沟中部的搏动点，用四指指腹将动脉压向肱骨干

股动脉：压迫腹股沟中点稍下部的强搏动点，可用拳头或双手拇指交叠用力将动脉压向耻骨上支

面动脉：同侧下颌骨下缘、咬肌前缘的搏动点，将动脉压向下颌骨

锁骨下动脉：压迫同侧锁骨上窝中部的搏动点，将动脉压向第一肋骨

尺、桡动脉：压迫手腕横纹肌稍上处的内、外侧搏动点，将动脉分别压向尺桡骨

腘动脉：腘窝中部

胫前（后）动脉：压迫足背中部近脚踝处的搏动点，足跟内侧与内踝之间的搏动点

图 3.8　常见出血部位的指压位置

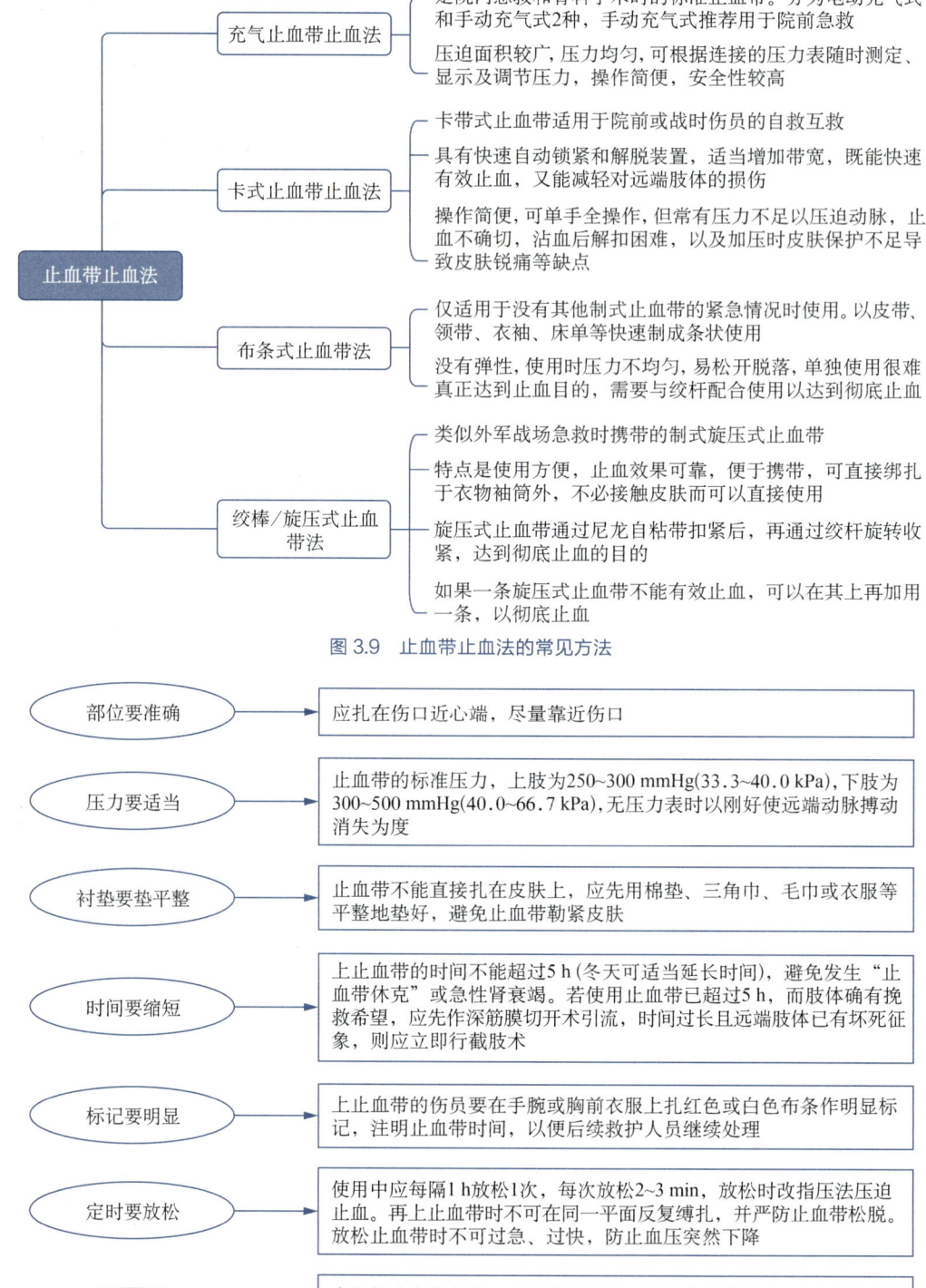

图 3.9　止血带止血法的常见方法

| 部位要准确 | 应扎在伤口近心端，尽量靠近伤口 |

| 压力要适当 | 止血带的标准压力，上肢为250~300 mmHg(33.3~40.0 kPa)，下肢为300~500 mmHg(40.0~66.7 kPa)，无压力表时以刚好使远端动脉搏动消失为度 |

| 衬垫要垫平整 | 止血带不能直接扎在皮肤上，应先用棉垫、三角巾、毛巾或衣服等平整地垫好，避免止血带勒紧皮肤 |

| 时间要缩短 | 上止血带的时间不能超过5 h（冬天可适当延长时间），避免发生"止血带休克"或急性肾衰竭。若使用止血带已超过5 h，而肢体确有挽救希望，应先作深筋膜切开术引流，时间过长且远端肢体已有坏死征象，则应立即行截肢术 |

| 标记要明显 | 上止血带的伤员要在手腕或胸前衣服上扎红色或白色布条作明显标记，注明止血带时间，以便后续救护人员继续处理 |

| 定时要放松 | 使用中应每隔1 h放松1次，每次放松2~3 min，放松时改指压法压迫止血。再上止血带时不可在同一平面反复缚扎，并严防止血带松脱。放松止血带时不可过急、过快，防止血压突然下降 |

| 容量补足再松解 | 在松解止血带之前，要先输血输液，补充有效血容量，打开伤口前，先准备好止血器材，再松开止血带。若仍有出血，可改用钳夹血管结扎止血 |

| 替代产品要适宜 | 在没有制式止血带的情况下，可选用较宽而有弹性的替代品，止血带越窄，越容易造成神经和软组织的损伤。严禁将绳索、电线或铁丝作为止血带使用 |

图 3.10　止血带使用护理风险防控注意事项

3.3 包扎、固定护理急救技能

3.3.1 包扎

包扎的目的在于保护伤口，防止其再次受到污染。此外，包扎还可以固定敷料、药物和骨折部位，通过压迫来止血以及减轻疼痛。

包扎应遵循以下原则：在包扎前要先覆盖创面，松紧要适度，确保肢体处于功能位，打结时要注意避开伤口。

1. 包扎材料的选择

常用的包扎材料包括消毒纱布、绷带卷、三角巾等。在事故现场，如果这些材料不够用或缺失，可以利用伤员或急救者身边的毛巾、围巾、手巾、衣物等清洁的布制品作为替代。

2. 包扎的方法

常用的包扎方法有三角巾包扎法、四头带包扎法和绷带包扎法。

1）三角巾包扎

三角巾包扎法使用方便，操作简便，适合包扎大面积伤口，且用途多样。三角巾可以折叠成带状，用作悬吊带，适用于肢体创伤，及头部、眼部、膝部、肘部、手部较小伤口的包扎。展开或折成燕尾巾，可用于躯干或四肢大面积创伤的包扎。两块三角巾可以连接成双燕尾式或蝴蝶结形状进行包扎。

（1）头面部的包扎（图 3.11）：包括顶部包扎法、风帽式包扎法、面具式包扎法、额部包扎法和下颌部包扎法五种方法。

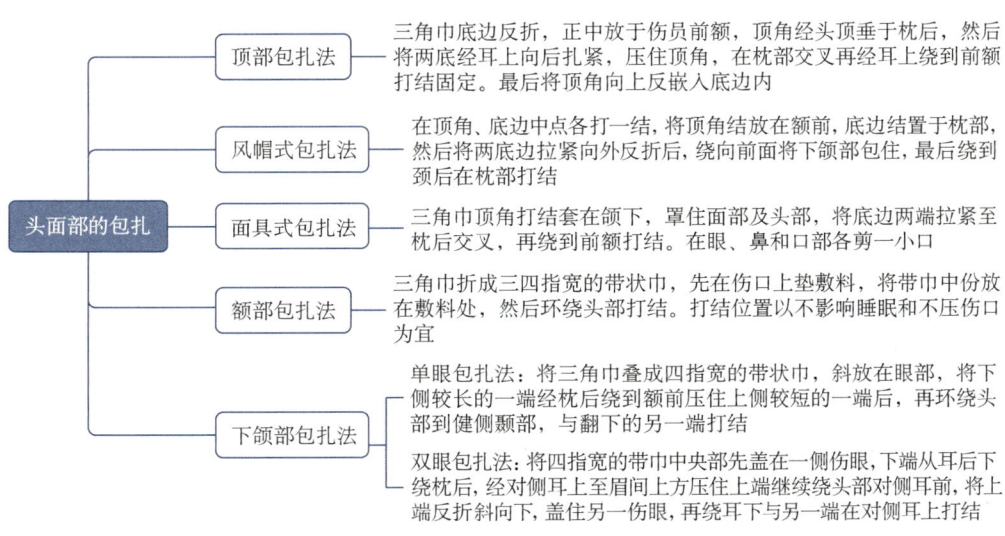

图 3.11 头面部包扎法

（2）胸（背）部伤的包扎（图3.12）：包括展开式三角巾包扎法、燕尾巾包扎法两种。包扎背部的方法与胸部相同，只是位置相反，结打于胸前。

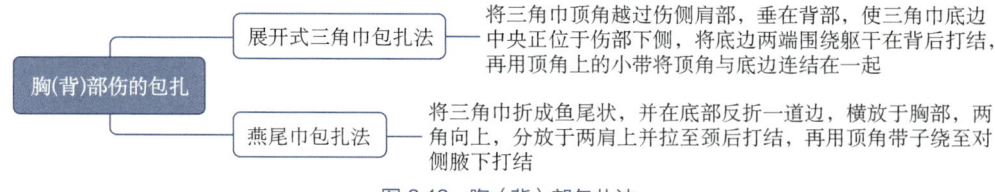

图3.12 胸（背）部包扎法

（3）腹部及臀部伤的包扎（图3.13）：包括一般包扎法、双侧臀部包扎法两种。

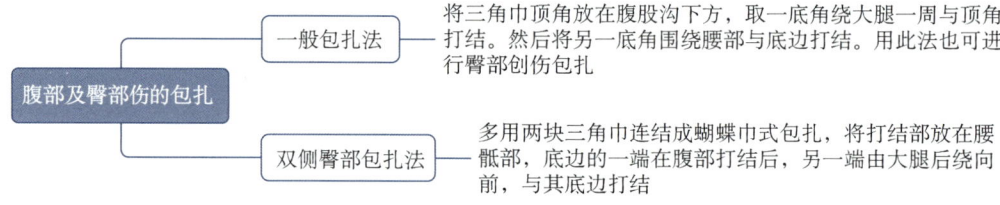

图3.13 腹部及臀部包扎法

（4）四肢伤的包扎（图3.14）：主要有上肢悬吊包扎法、上肢三角巾包扎法、燕尾巾单肩包扎法和燕尾巾双肩包扎法四种。

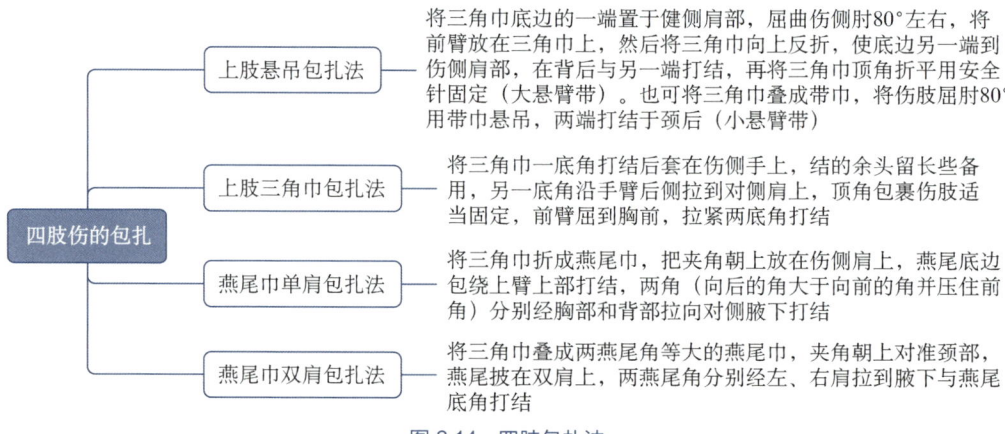

图3.14 四肢包扎法

（5）其他部位的包扎方法（图3.15）：三角巾还能用于肩部、腋部、手（足）、膝部、小腿等部位受伤时的包扎。

2）四头带包扎

这是将4根长约160 cm的条带，缝在一块约20 cm宽的纱布垫上，这些带子预先经过压缩、消毒处理，并采用防水包装以便备用。四头带主要用于四肢和胸部受伤后的包扎。

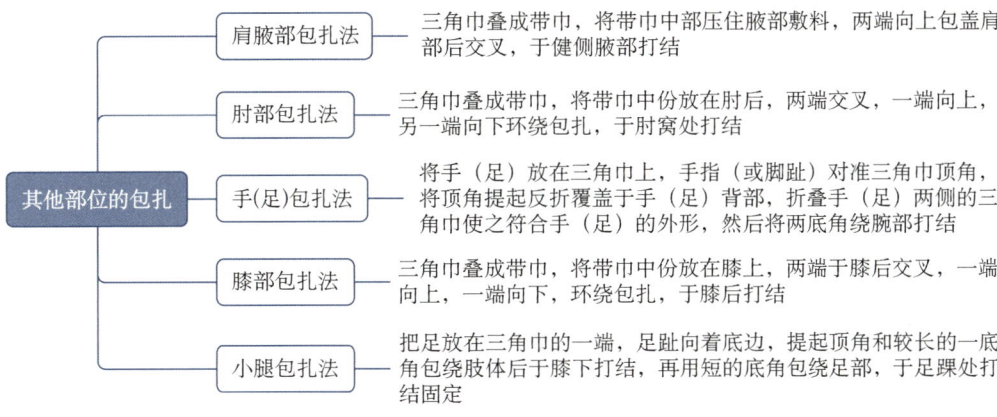

图 3.15 其他部位的包扎

3）绷带包扎

绷带包扎是一种传统的基础包扎技术，应用范围非常广泛。根据不同的肢体部位，可以变换包扎的方式，以达到不同的目的。它可以用来制动、固定敷料和夹板、加压止血、促进组织液的吸收或防止组织液的流失、支撑下肢以促进静脉回流。绷带包扎的具体方法见图 3.16。

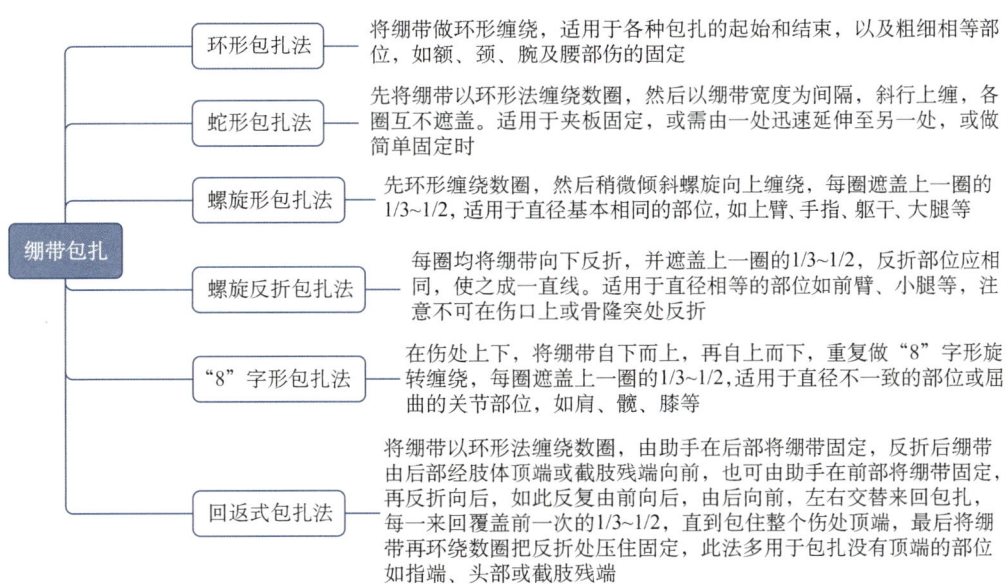

图 3.16 绷带包扎的具体方法

3. 包扎的护理风险防控

包扎的护理风险防控要点参见图 3.17。

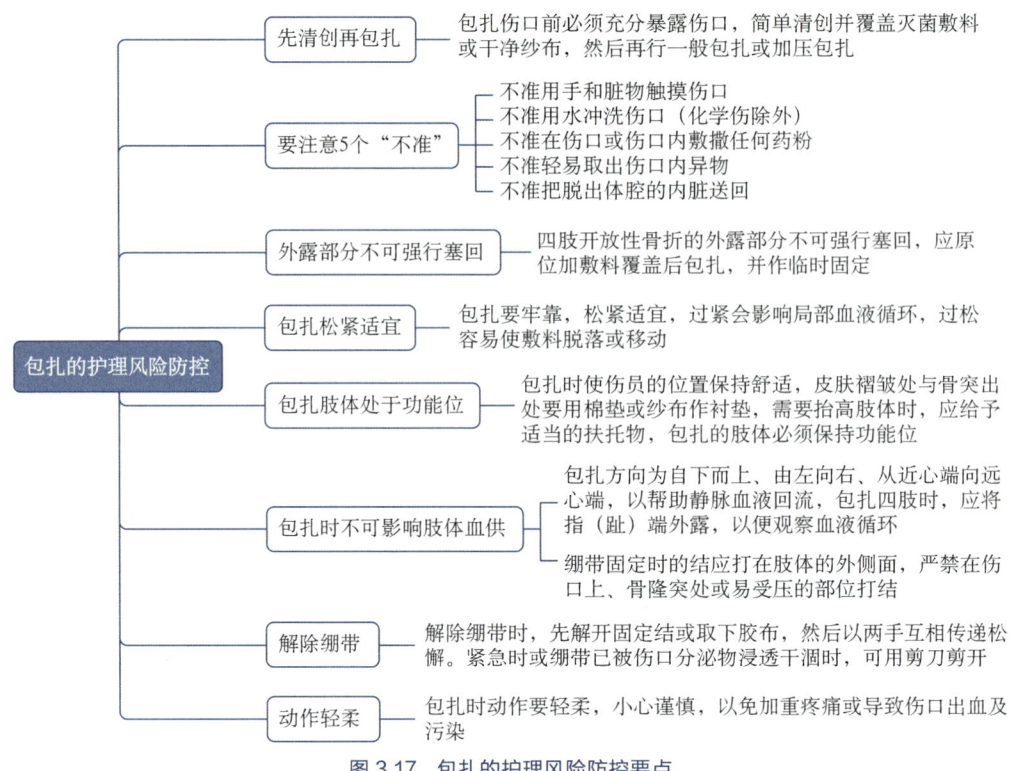

图 3.17 包扎的护理风险防控要点

3.3.2 固定

固定的目的在于减少伤部的活动,从而减轻疼痛,防止进一步损伤,并便于伤员的搬运。固定的原则包括:在脊柱损伤、骨盆骨折、四肢骨折等情况,尤其是当伴有创面和广泛的软组织感染损伤时,急救过程中应在固定包扎后进行相对固定。在灾害条件下,最理想的固定材料是夹板。在紧急情况下,如果缺乏适当的固定材料,可以使用伤员的健侧肢体或躯干作为临时固定手段。

1. 常见四肢骨折的临时固定方法

常见四肢骨折的临时固定方法见图 3.18。

2. 其他部位骨折的临时固定方法

其他部位骨折的临时固定方法见图 3.19。

3. 骨折临时固定的护理原则

搬运骨关节损伤的伤员进行临时固定时,应遵循的原则具体见图 3.20。

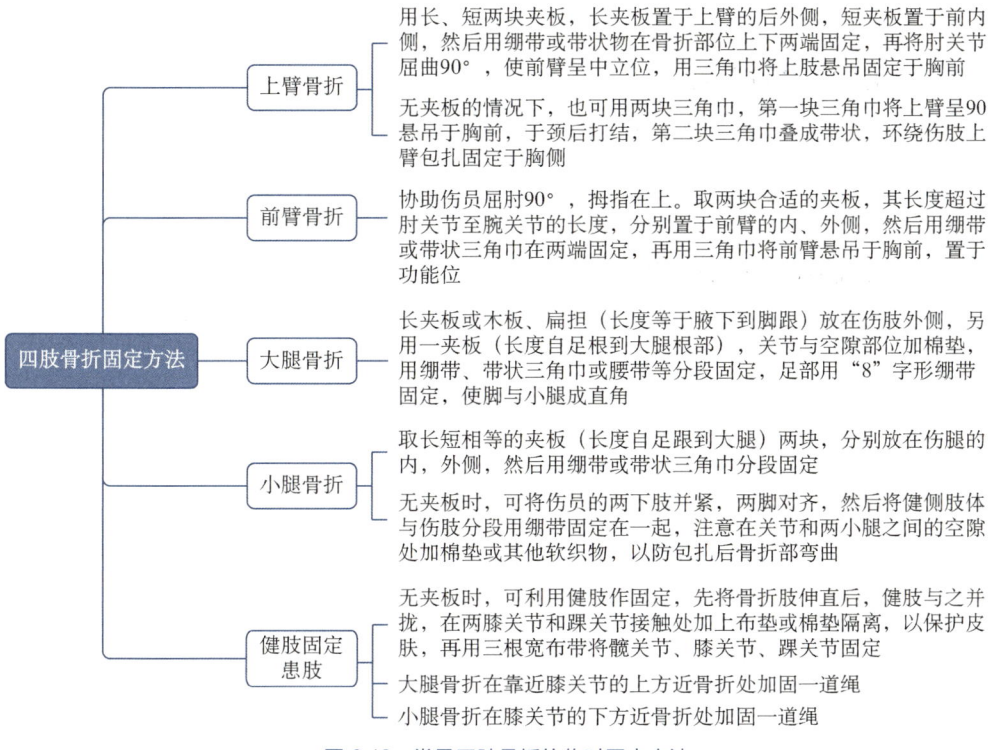

图 3.18 常见四肢骨折的临时固定方法

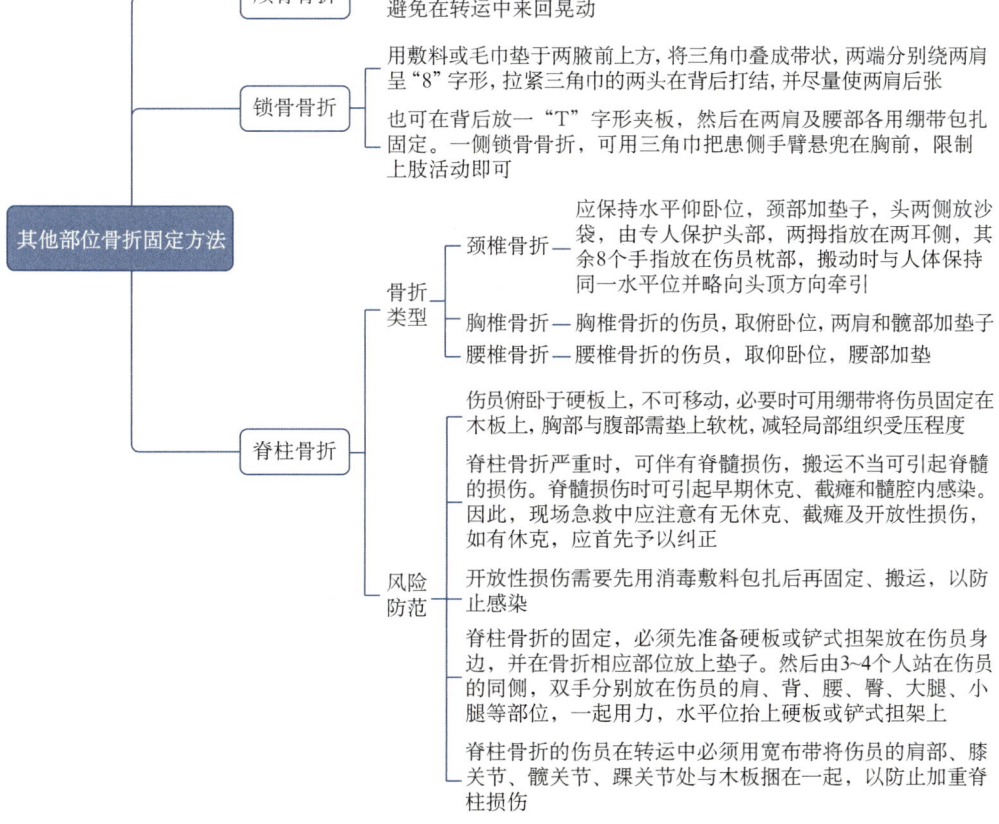

图 3.19 其他部位骨折的临时固定方法

生命为先的原则

骨折合并心跳呼吸骤停，先心肺复苏，再骨折固定。
骨折合并伤口出血，先止血和包扎，再骨折固定。
骨折合并休克，先抗休克，再骨折固定。

开放性骨折处理原则

先包扎伤口。包扎时骨折断端不用回纳组织内，避免损伤神经、血管和肌肉，同时增加污染伤口的概率。

夹板固定的原则

夹板宽度应适宜，长度必须超过骨折的上下关节。
夹板必须用棉花或布类作垫子，特别关注骨突、关节与夹板接触的部位，以防压力性损伤。
固定时松紧要适当，过松达不到固定的目的，过紧影响血液循环，甚至导致肢体坏死。
固定时手指、脚趾要暴露在外面，便于观察末梢循环，如出现苍白、发绀、冰冷或摸不到血管搏动，则说明固定太紧，须重新固定。
四肢骨折固定时，先固定骨折断端的上端，再固定其下端，以防断端错位。
固定后避免不必要的搬动，不可强制伤员进行各种活动。

图 3.20　骨折临时固定的护理原则

3.4　搬运、后送护理急救技能

在灾害紧急救援中，搬运和后送是至关重要的环节。搬运是指将受灾的伤员转移至安全地点，以便进行有效救治，并防止他们受到进一步的伤害。后送是根据伤员的伤情严重程度，将他们转送到医学机构进一步救治。

3.4.1　搬运

1. 常见的担架种类和搬运方法

常见的担架种类和搬运方法见图 3.21、图 3.22。

2. 特殊伤员的搬运方法

特殊伤员的搬运方法见图 3.23。

图 3.21　担架种类

- **担架种类**
  - 帆布担架：由帆布×1、木棒×2、横贴或横木×2、负带×2、扣带×2所组成，多为已制作好的备用担架
  - 绳索担架：用木棒或竹竿×2、横木×2，捆成长方形的担架状，再用坚实的绳索环绕而成，多为临时制成
  - 被服担架：取衣服或长衫大衣×2，将衣袖翻向内侧成两管，插入两根木棒，最后将纽扣仔细扣牢
  - 板式担架：由木板、塑料板或铝合金板制成，四周有可供搬运的拉手空隙。此种担架硬度较大，适用于CPR患者及骨折伤员
  - 铲式担架：由铝合金制成的组合担架，沿担架纵轴左右两部分均为铲形，使用时可将担架从伤员身体下插入，使伤员在不移动身体的情况下置于担架上。主要用于脊柱、骨盆骨折的伤员
  - 四轮担架：由带四个轮子的轻质铝合金组成的担架，可将伤员平稳地从现场推到救护车上

图 3.22　常见的搬运方法

- **徒手搬运法**
  - 抱法：适用于神志清楚，不能行走，如胸、腹部受伤的伤员。搬运者站于伤员一侧，双手分别托其背部及大腿，将伤员抱起
  - 扶法：适用于神志清楚，能行走，如头部轻伤或上肢伤的伤员。搬运者站在伤员一侧并揽着自己的头颈，然后搬运者牵着伤员的手腕，另一手扶持伤员的腰，扶着行走
  - 背法：适用于不能行走但一般情况良好，如背部、足部受伤的伤员。搬运者站在伤员的前面将伤员背起

- **双人搬运法**
  - 坐椅式搬运法：一人以左膝、另一人以右膝跪地，各用一手伸入伤员的大腿下面并互相紧握，另一手彼此交替支持伤员的背部
  - 拉车式搬运法：一名搬运者站在伤员的头部，以两手插到其腋前，将伤员抱在怀里，另一人抬起伤员的腿部，跨在伤员两腿之间，两人同方向同步调一致抬起伤员前行
  - 平抬或平抱搬运法：两人或三人并排将伤员抱起，或者一前一后、一左一右将伤员平抬起，注意此方法不适用于脊柱损伤者

- **三人搬运或多人搬运**
  - 三人可并排将伤员抱起，步调一致向前。六人可面对面对立，将伤员平抱进行搬运

- **腹部内脏脱出的伤员**
  - 将伤员双腿屈曲，腹部放松，防止内脏继续脱出
  - 已脱出的内脏严禁回纳入腹腔，以免加重污染
  - 包扎后取仰卧位，屈曲下肢，并注意腹部保温，防止肠管过度胀气

- **脊柱、脊髓损伤的伤员**
  - 严防颈部与躯干前屈或扭转，应使脊柱保持伸直
  - 颈椎伤的伤员要由3~4人一起搬运，保持头部与躯干成一直线，同时起立，将伤员放在硬质担架上，然后在伤员的头部两侧用沙袋固定住
  - 胸、腰椎伤的伤员，搬运的三人要同在伤员的右侧，同时起立将伤员放在硬质担架上，并在腰部垫一软垫，以保持脊椎的生理弯曲

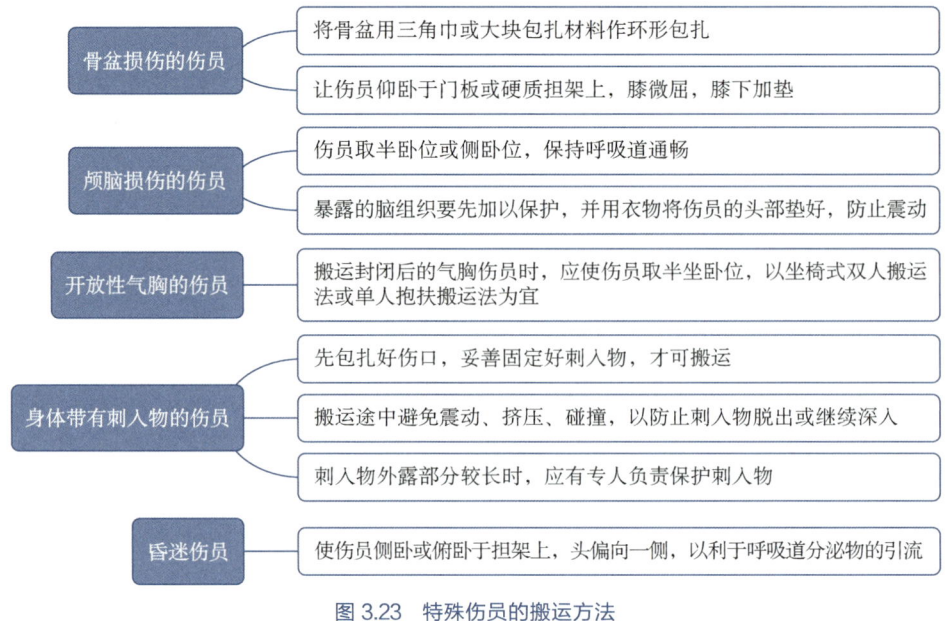

图 3.23 特殊伤员的搬运方法

3. 搬运时的护理风险防控点

搬运时的护理风险防控点见图 3.24。

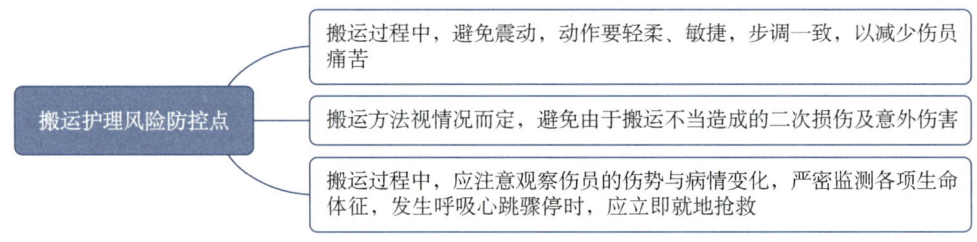

图 3.24 搬运护理风险防控点

3.4.2 后送

医疗后送是指将伤员从事故灾害现场运送到后方医疗机构，进行分级救治的过程。这一过程不仅涉及在救治中后送，还包括在后送过程中完善治疗。快速、高效的伤员后送是提高救治成功率和生存率的关键环节。

1. 后送工具

伤员转运的方式包括陆运、空运和水运三种。救护车和救护直升机是较常用的后送工具。

（1）救护车：适用于短途运送，前提是有能够通行的公路。

（2）水运：使用各种船只或漂浮工具。

（3）直升机：适用于紧急情况下的危重伤员，因其速度快、及时性高，可以减少伤残，挽救生命，是现代救援工作中最佳的转运工具。

2. 后送禁忌证

后送禁忌证是指为确保伤员在后送途中的生命安全或防止急性传染病的扩散而规定的伤员暂时不宜进行后送的指征。不适宜后送的情况包括：符合本级留治者、大出血未制止者、窒息情况未解除者、昏迷未清醒者、骨折未固定者、休克未纠正者、急性传染病患者、危重伤员伤病情未稳定者、广泛软组织伤未得到妥善包扎者。

3. 后送要求

迅速而安全地将伤员转送至更高级别的医疗单位是后送工作的核心任务。只有快速完成转送，伤员才能及时获得更高级别的治疗。任何延误都可能导致治疗效果变差，甚至产生不利结果。此外，必须确保伤员在后送过程中的安全，避免其病情在后送途中恶化或发生途中死亡的情况。

（1）争取时间，迅速后送（图3.25）

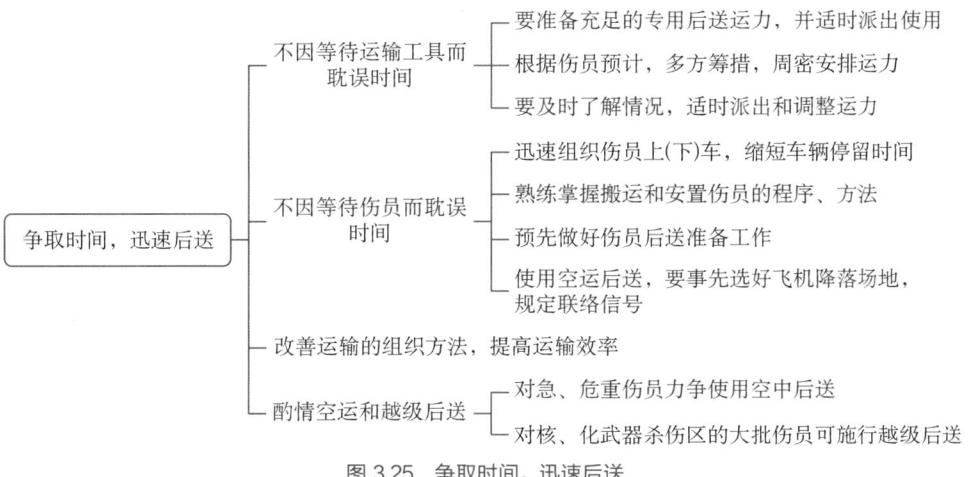

图 3.25　争取时间，迅速后送

（2）确保伤员后送安全（图3.26）

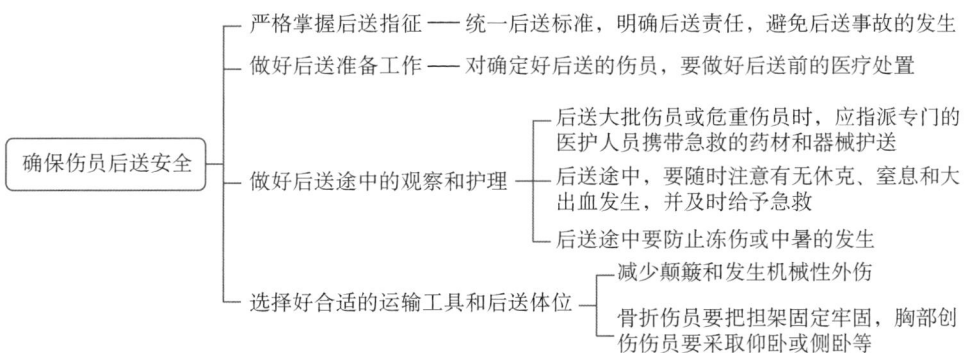

图 3.26　确保伤员后送安全

4. 后送的交接

当大批伤员从灾害现场被转运至后方医院时,负责转运的护士应立即向后方医院负责二次检伤分类的护士或院内救援指挥进行简明扼要的汇报。汇报内容包括本次转运的情况,并完成交接及登记工作。同时,还需介绍灾害现场的情况及其最新动态。

参考文献

[1] Daya M R, Schmicker R H, Zive D M, et al. Out-of-hospital cardiac arrest survival improving over time: results from the Resuscitation Outcomes Consortium (ROC) [J]. Resuscitation, 2015, 91: 108-115.

[2] Mozaffarian D, Enjamin E J, Go A S, et al. Heart disease and stroke statistics-2016 update: a report from the American Heart Association [J]. Circulation, 2016, 133 (4): 38-360.

[3] Benjamin E J, Blaha M J, Chiuve S E, et al. Heart disease and stroke statistics-2017 update: a report from the American Heart Association [J]. Circulation, 2017, 135 (10): 146-603.

[4] 王杰,刘晓伟.新型冠状病毒肺炎疫情期间规培护士应急能力现状调查[J].中华护理杂志,2020, 55 (S1): 695-697.

[5] 李宗浩.论护理学在救援医学中的地位和作用[J].中华护理杂志,2005, 40 (4): 260-262.

[6] Aiko Yamamoto. Mid-term report on the project "Disaster Nursing in a Ubiquitous Society" in the academic years 2003 and 2004 [J]. Japan Journal of Nursing Science, 2006, 3: 65-69.

[7] 陈林,臧渝梨.世界灾害护理学会科研学术会议交流内容介绍[J].中华护理杂志,2010, 45 (4): 380-381.

[8] 郭新彪,刘君卓.突发公共卫生事件应急指引[M].3版.北京:化学工业出版社,2022.

[9] 黄国伟,姜凡晓.突发公共卫生事件应对与处置[M].北京:北京大学医学出版社,2016.

[10] 王伟,吴菁.突发公共卫生事件医院管理实践[M].北京:人民卫生出版社,2020.

[11] 胡秀英,成翼娟.灾害护理学[M].成都:四川大学出版社,2013.

[12] 杨晓媛.灾害护理学[M].北京:军事医学科学出版社,2009.

[13] 张敏.突发公共卫生事件中职业安全与健康(医务人员和应急救援防护指南)[M].北京:科学出版社,2020.

[14] 倪大新,金连梅.突发公共卫生事件快速风险评估[M].北京:人民卫生出版社,2015.

[15] 白雪,陈梦飞,唐玉娇,等.心搏骤停流行病学调查及其危险因素研究现状[J].中华危重病急救医学,2024, 36 (4): 445-448.

[16] 冒山林,曹隽,马可,等.止带的急诊应用专家共识[J].临床急诊杂志,2020,21(6):430-437.

第 2 篇
Chapter Two

城市公共卫生事件护理风险防控

近年来,全球灾害大规模、长期化、密集化趋势愈加明显,各种灾害频发,对人们的生命安全构成威胁。随着我国城镇化进程不断加快,进入21世纪以来,我国城市中突发公共卫生事件的发生频率逐年上升,这对城市突发公共卫生事件的应急管理工作提出了新的挑战。2003年SARS疫情的暴发引起了政府对公共卫生突发性事件的高度重视,同年5月,国务院迅速出台了《突发公共卫生事件应急条例》,该条例中对突发公共卫生事件进行了明确界定。公共卫生事件是指突然发生,造成或者可能造成社会公众健康严重损害的事件,包括重大传染病疫情、重大食物中毒事件、重大职业中毒事件、群体性不明原因疾病,还包括重大环境污染事件、自然灾害诱发的疾病流行、核事故、放射事故、生化事件等,涵盖范围非常广泛,几乎涉及人类生活、生产、工作和学习等所有相关环境中的公共卫生问题。2003年SARS危机、2014年埃博拉病毒大流行、2019年新冠疫情等,这些疫情不仅对人类健康和财产构成威胁,也对现代医学和公共卫生体系提出了巨大挑战。党中央、国务院审时度势,吸取经验教训,进一步加强和完善了应对突发公共卫生事件的管理机制,也将我国的应急救援体系推向了一个重要的转折点。

护理人员作为医疗救援队伍的重要组成部分,在各类灾害事件的应急救援中始终冲在一线,发挥着不可缺少的重要作用。因此,建立一套完整、完善、科学、规范的公共卫生护理风险防控体系,对于确保救援任务的圆满完成至关重要。这样的体系不仅可以提高救援人员的工作效率,还能避免护理风险事件的发生,保障患者的安全。在城市突发公共卫生事件的护理风险防控管理中,这一点具有重要的临床意义。

  本篇主要介绍常见的城市突发公共卫生事件的概述及特点,并阐述护理风险识别与评估、护理防控与救援等方面的相关内容,旨在为护理人员参与突发公共卫生事件的护理救援提供参考和建议。

第 4 章
城市突发化学品中毒护理风险防控

4.1 概述

4.1.1 突发化学品中毒的相关概念

突发化学品中毒事件是指在生产、使用、储存、运输有毒化学品过程中,由于意外事件或故意破坏等原因,导致大量有害化学物质在短时间内泄漏或释放到环境中,进而引起人群在短时间内接触大剂量有毒化学物,造成严重的中毒病变、化学损伤、残疾甚至死亡的突发事件。这类事件通常具有突发性、群体性和破坏性等特点,往往给国家和人民造成重大的经济损失和不良的社会影响。

突发化学品中毒的症状和表现各异,取决于中毒物质的性质和严重程度。常见的症状可能包括呼吸系统问题(如咳嗽、呼吸困难、胸痛)、眼睛刺激、皮肤灼伤、神经系统症状(如头痛、头晕、意识丧失)、消化系统问题(如恶心、呕吐、腹泻),以及心脏和肾脏等器官的损害。

4.1.2 毒物的存在形式

一般条件下,毒物常以一定的物理形态(固体、液体或气体)存在。但在生产环境中,随着反应或加工过程的不同,毒物可有表 4.1 所示的 5 种存在形式。

表 4.1　毒物的存在形式

存在形态	定义
气体	指常温、常压下呈气态的物质。如氯气、一氧化碳、硫化氢、氮氧化物等
蒸气	指液态物质蒸发或挥发、固态物质升华时形成的气态物质，前者如苯蒸气，后者如熔磷时产生的磷蒸气。凡是沸点低、蒸气压大的液体都易成为蒸气
雾	为悬浮于空气中的液体微滴，多由蒸气冷凝或液体喷洒而形成。如铬酸雾、硫酸雾及喷漆时的漆雾等
烟	为悬浮在空气中直径小于 0.1 μm 的固体微粒，又称烟雾或烟气。金属熔融时所产生的蒸气在空气中迅速冷凝、氧化可形成烟，如熔炼铅、铜时产生的铅烟和铜烟；有机物质加热或燃烧时，也可形成烟，如塑料热压和农药熏蒸剂燃烧时可产生烟
粉尘	为悬浮在空气中的固体微粒，其粒子直径多在 0.1～10 μm。固体物质经机械粉碎、碾磨、搅拌、过筛或运输时均可产生粉尘

注：飘浮在空气中的粉尘、烟和雾，统称为气溶胶。

4.2　突发化学品中毒护理风险识别与评估

4.2.1　突发化学品中毒护理风险评估

1. 护理风险评估步骤

风险评估是对可能发生的中毒风险进行全面的评估和分析。风险评估的一般步骤见图 4.1。

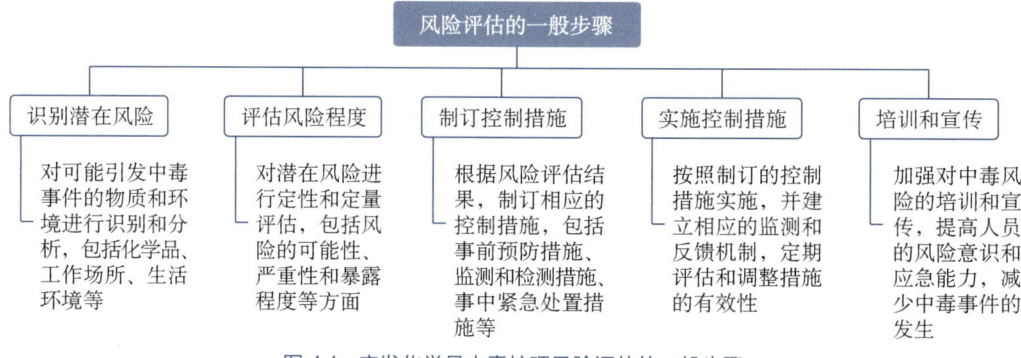

图 4.1　突发化学品中毒护理风险评估的一般步骤

2. 现场评估和流行病学调查

现场评估和流行病学调查见图 4.2。

4.2.2　突发化学品中毒的风险识别

1. 常见化学品中毒的分类及特点

常见化学品中毒的分类及特点可以从多个角度进行阐述，表 4.2 是从化学品中毒

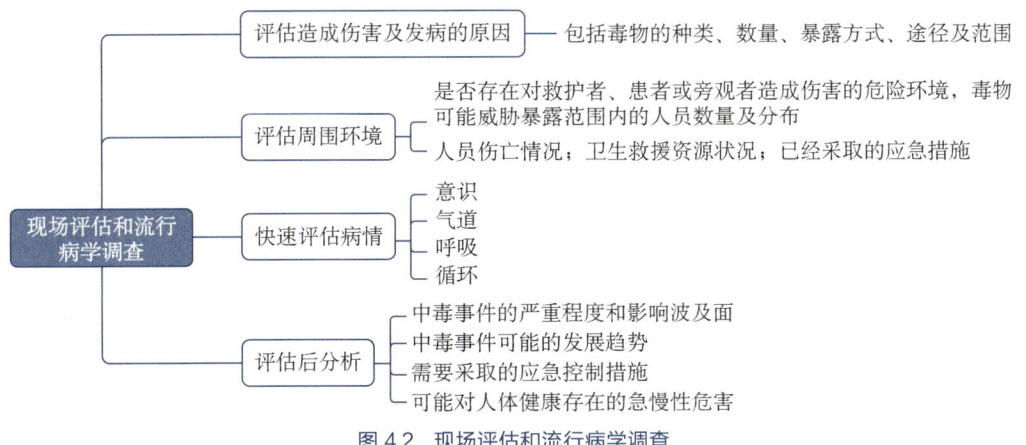

图 4.2　现场评估和流行病学调查

发生的急缓及毒物的生物作用性质两个方面进行分类和说明。

表 4.2　常见化学品中毒的分类及特点

分类方法		特点	常见毒物
按急缓	急性中毒	指毒物一次或短时间内（几分钟至数小时）大量吸收进入人体而引起的中毒	急性苯中毒、氯气中毒等
	慢性中毒	指毒物少量长期吸收进入人体而引起的中毒	慢性铅中毒、锰中毒等
	亚急性中毒	发病情况介于急、慢性之间	亚急性铅中毒
按性质	刺激性气体中毒	对眼睛和呼吸道黏膜有刺激作用的有害气体引发的中毒；此类气体多具有腐蚀性，中毒后常出现流泪、咽痛、咳嗽、胸闷等症状，严重者可导致化学性肺炎、肺水肿等	氯、氨、氮氧化物、光气、氟化氢、二氧化硫和三氧化硫
	窒息性气体中毒	化学性窒息性气体：通过影响血液或组织对氧的利用来发挥作用	一氧化碳、硫化氢、氰化物等
		单纯性窒息性气体：高浓度时通过置换空气中的氧来起作用	氮、氢、甲烷、二氧化碳等
	有机溶剂中毒	有机溶剂多用作工业原料、实验的反应介质、稀释剂、清洗剂、去脂剂、黏胶溶剂、萃取剂、防腐剂、内燃机燃料等，具有种类多用途广挥发性强的特点，有各自的独特气味，大多易燃易爆	苯、甲苯、二甲苯、乙苯；汽油、煤油、正己烷；氯仿、氯乙烷；甲醇、乙醚、丙酮、二硫化碳等
	高分子化合物中毒	高分子化合物本身无毒或毒性很小，但在加工和使用过程中，可释放出游离单体对人体产生危害，某些高分子化合物由于受热、氧化而产生毒性更为强烈的物质，如聚四氟乙烯塑料受高热分解出四氟乙烯、六氟丙烯、八氟异丁烯，吸入后引起化学性肺炎或肺水肿	聚四氟乙烯、氯乙烯；煤焦油、石油裂解气；乙烯、丙烯腈；催化剂、树脂、热裂解气等
	农药中毒	农药主要是指用于消灭和阻止农作物病、虫、鼠、草害的物质或化合物及卫生杀虫剂等的总称。农药中毒是指在接触农药过程中，农药进入机体的量超过了正常人的最大耐受量，使人的正常生理功能受到影响，引起机体生理失调和病理改变，表现出一系列的中毒临床症状	有机氯、有机砷、有机硫、有机磷；杀虫剂、杀鼠剂、除草剂等

2. 突发化学品中毒的临床表现

突发化学品中毒是一种紧急医疗状况，其临床表现复杂多样。根据化学物质的种类、浓度和暴露时间等因素，中毒的危害程度有所不同，可能引发急性或慢性健康损害。尤其是多种毒物同时作用于机体时，情况更为复杂，可能影响全身各个系统，导致多脏器损害，甚至危及生命。充分掌握化学品中毒的临床表现，有助于突发化学品中毒的正确诊断和治疗，防止误诊。突发化学品中毒的临床表现见表 4.3。

表 4.3 突发化学品中毒的临床表现

受累系统与器官	临床表现	常见毒物
皮肤黏膜	灼伤	强酸、强碱、甲醛、苯酚，甲酚皂等腐蚀性毒物
	发绀	亚硝酸盐、苯胺、氰化物、麻醉药、有机溶剂、刺激性气体等
	颜面潮红	阿托品、颠茄、乙醇、硝酸甘油、一氧化碳等
	皮肤湿润	有机磷杀虫药、乙醇、水杨酸、拟胆碱药、吗啡类等
	樱桃红色	一氧化碳、氰化物等
	黄疸	毒蕈、四氯化碳、百草枯等
眼	瞳孔缩小	有机磷杀虫药、阿片类、镇静催眠药、氨基甲酸酯、毒蕈等
	瞳孔扩大	阿托品、莨菪碱、肉毒、甲醇、乙醇、大麻、苯、氰化物等
	视神经炎	甲醇、一氧化碳等
神经系统	昏迷	麻醉药、镇静催眠药、有机磷杀虫药、有机溶剂、一氧化碳、氰化物、硫化氢、有机汞、拟除虫菊酯、乙醇、阿托品等
	谵妄	有机磷杀虫药、有机汞、醇、苯、铅等
	肌纤维颤动	有机磷杀虫药、有机汞、有机氯、汽油、乙醇、硫化氢等
	惊厥	毒鼠强、窒息性毒物、有机磷杀虫药、拟除虫菊酯、异烟肼等
	瘫痪	可溶性钡盐、一氧化碳、三氧化二砷、蛇毒、河豚毒、箭毒等
	精神异常	二氧化碳、一氧化碳、有机溶剂、乙醇、阿托品、蛇毒、抗组胺药等
呼吸系统	呼吸气味	氰化物苦杏仁味，有机磷杀虫药、黄磷、铊等大蒜味
	呼吸加快或深大	二氧化碳、呼吸兴奋剂、甲醇、水杨酸类、抗胆碱药、可卡因、樟脑等
	呼吸减慢	镇静催眠药、吗啡、氰化物等
	肺水肿	刺激性气体、磷化锌、氰化物、有机磷杀虫药、百草枯等
消化系统	胃肠症状	有机磷杀虫药、铅、锑、砷、强酸、强碱、磷化锌等
	肝损害	磷、硝基苯、毒蕈、蛇毒、四氯化碳等
循环系统	心动过速	阿托品、颠茄、氯丙嗪、拟肾上腺素药、可卡因等
	心动过缓	洋地黄、毒蕈、抑胆碱药、钙通道阻滞剂、β 受体阻滞剂等
	心脏毒性	洋地黄、奎尼丁、氨茶碱、依米丁（吐根碱）等
	低钾血症	一氧化碳、硫化氢、氰化物等窒息性毒物
泌尿系统	肾小管坏死	升汞、毒蕈、四氯化碳、蛇毒、斑蝥、氨基糖苷类等
	肾小管堵塞	砷化物、蛇毒、磺胺结晶等

续表

受累系统与器官	临床表现	常见毒物
血液系统	溶血性贫血	砷化氢、苯胺、硝基苯等
	再生障碍性贫血	氯霉素、抗肿瘤药、苯等
	出血	阿司匹林、氯霉素、氢氯噻嗪、抗肿瘤药等
	凝血功能障碍	肝素、双香豆素、水杨酸类、2-二苯基乙酰基-1,3-茚二酮（敌鼠钠盐）、蛇毒等

4.3 突发化学品中毒的护理风险防控及救援

4.3.1 现场救援个人风险防护

在执行现场医学救援前，救治人员必须配备符合安全防护标准的个人防护用品，方可进入事发现场。化学品危害因素可能包括气态物质、颗粒物、液态物质及缺氧环境。个人防护的具体要求需要根据现场的情况来决定（表4.4）。

表 4.4 突发化学品中毒的个人防护措施

防护措施	具体措施
呼吸防护	必须佩戴供氧式防毒面具或氧气呼吸器，以免受有毒气体的侵害，确保装备能够提供足够的防护能力
皮肤防护	必须穿戴完整的防化服或防毒物渗透工作服，以隔离皮肤与外界环境的直接接触。应注意完全覆盖身体，从而最大限度地降低皮肤中毒的风险
眼部防护	必须佩戴防护眼镜或防化面屏，以防止有毒气体、液体或固体颗粒物溅入眼睛。若化学品不慎溅入眼睛，应立即用大量清水或生理盐水冲洗，并尽快就医
手部防护	必须佩戴适合的防护手套进行保护，避免手部皮肤直接接触毒物。在穿戴手套时，应注意检查手套的完整性和密封性，确保能够有效防止化学品渗透
药物预防	有些剧毒化合物毒性强，救援时口服预防药物，结合器材防护可增加安全系数
器材防爆	救援人员所使用的器材和设备必须具备防爆功能。避免使用可能产生火花的工具和设备，以防止引发火灾或爆炸事故
遵守规则	救援人员及车辆须按指定路线行动，以免扩散染毒范围。任何人员无指令不得解除个人防护。勿在毒气易于滞留的角落、背风处等地带停留和休息
及时洗消	一旦怀疑暴露风险，应立即进行全身洗消；接触化学品后，及时更换被污染的工作服，并彻底清洗双手和身体，并对防护设备进行洗消，保持其清洁和防护性能，同时避免接触有毒物品引起间接中毒

4.3.2 院前紧急救援的处理原则

突发化学中毒的抢救必须争分夺秒，进行现场急救，国际医学界称现场急救为"gold time"，即最佳的"黄金时间"，强调救治生命为首位。在突发化学事故的现场急救中,应遵照"一脱、二阻、三分、四救、五转"的原则(图4.3)。

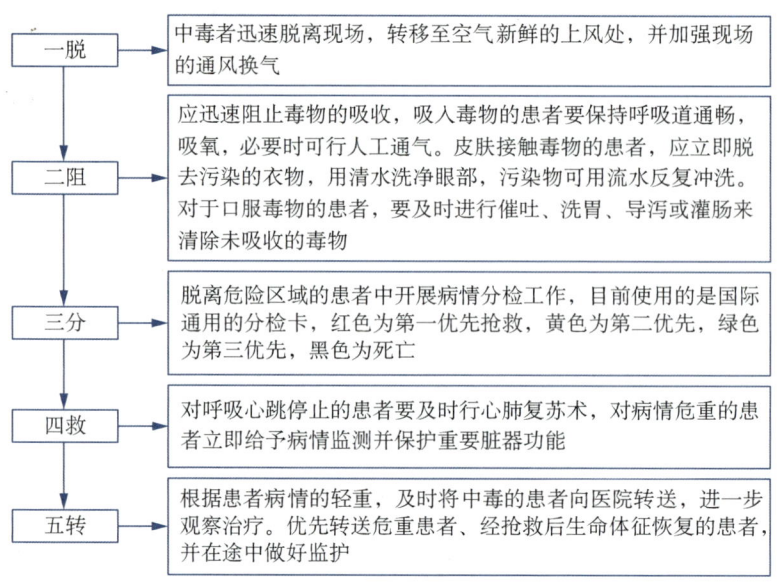

图4.3 突发化学品中毒院前紧急救援的处理原则

4.3.3 医护团结与分工协作,建立急救护理组岗位职责

化学事故的应急救援是一项涉及面广、专业性极强的工作,单靠一个部门难以完成。必须整合各方面力量,在指挥部的统一指挥下,各部门密切配合、协同作战,迅速且有效地组织和实施应急救援,以尽可能避免和减少损失。根据每个环节的不同性质和特点,应制订各自的岗位职责,并根据质量要求编制质量手册、相应的程序文件及作业指导书。在这一过程中,护理救援扮演着重要且不可或缺的角色。

1. 急救护理管理组职责

急救护理管理组职责见图4.4。

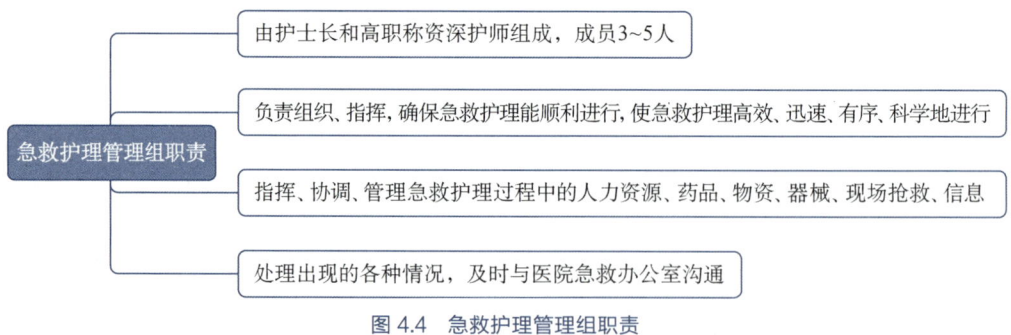

图4.4 急救护理管理组职责

2. 急救护理专业组各司其职

根据急救临床护理的过程,可设立现场救护、排毒、解毒、药物器械、信息处理、

治疗与康复、检验样品采集、机动8个专业组（图4.5）。

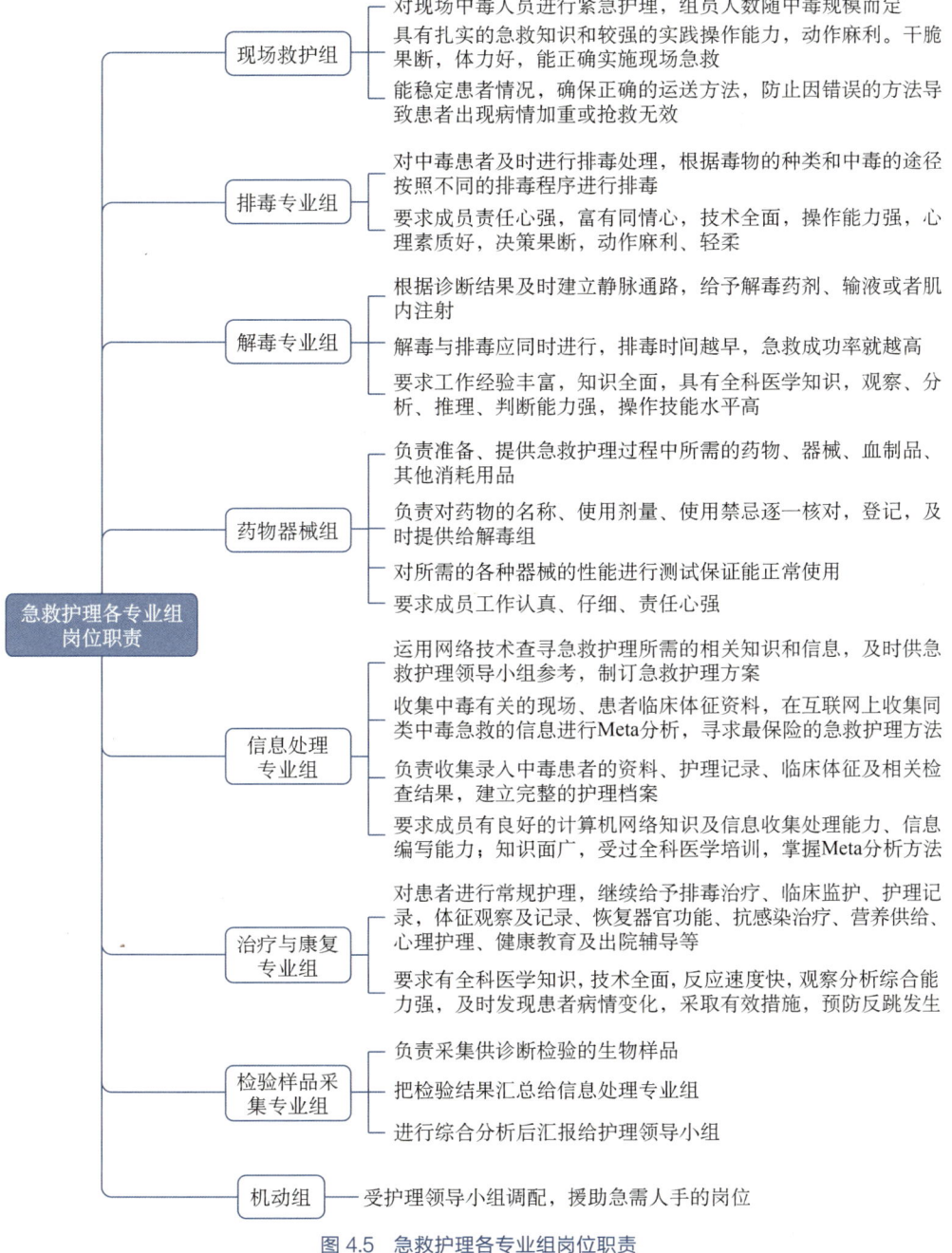

图4.5 急救护理各专业组岗位职责

4.3.4 护理紧急救援原则及措施

急性中毒的特点包括发病急骤、病情来势凶猛、进展迅速和病情多变。因此，紧急救治必须争分夺秒、有效地进行。

1. 立即终止接触毒物

（1）迅速脱离有毒环境：在确保环境安全的情况下，对于吸入性中毒者，应迅速将患者搬离有毒环境，转移到空气清新的安全地点，并解开衣扣；对于接触性中毒者，应立即将患者撤离中毒现场，脱去污染衣物，并用敷料除去肉眼可见的毒物。

（2）维持基本生命体征：若患者出现心搏骤停，应立即进行心肺复苏，迅速建立静脉通路，并尽快采取相应的救治措施。

2. 清除尚未吸收的毒物

（1）吸入性中毒的急救：将患者搬离有毒环境后，移至上风或侧风方向，使其呼吸新鲜空气；保持呼吸道通畅，及时清除呼吸道分泌物，防止舌后坠；及早吸氧，必要时可使用呼吸机或采用高压氧治疗。

（2）接触性中毒的急救：用大量清水（特殊毒物也可选用乙醇、肥皂水、碳酸氢钠、醋酸等）冲洗接触部位的皮肤、毛发、指甲。清洗时切忌用热水或用少量水擦洗，以防止促进局部血液循环，从而加速毒物的吸收。若眼部接触到毒物，不应试图用药物中和，以免发生化学反应造成角膜、结膜的损伤，应选用大量清水或等渗盐水冲洗，直至石蕊试纸显示中性为止。皮肤接触腐蚀性毒物时，冲洗时间应达到 15～30 min，并可选择相应的中和剂或解毒剂冲洗。

（3）食入性中毒的急救：常用催吐、洗胃、导泻、灌肠、使用吸附剂等方法清除胃肠道尚未吸收的毒物。毒物清除越早、越彻底，病情改善越明显，预后越好。

3. 促进已吸收毒物的排出

1）利尿

主要用于以原形由肾脏排泄的毒物，加强利尿可促进毒物排出。

（1）补液：大量快速输入液体，一般以 5% 葡萄糖、生理盐水或 5%～10% 葡萄糖溶液为宜，补液内加适量氯化钾。

（2）利尿剂：静脉注射或滴注呋塞米等强利尿剂或 20% 甘露醇等渗透性利尿剂，后者尤适用于伴有脑水肿或肺水肿的中毒患者。

（3）碱化尿液：碳酸氢钠可碱化尿液，使有些化合物（如巴比妥类、水杨酸类及异烟肼等）等离子化而减少其在肾小管的重吸收。

（4）酸化尿液：碱性毒物（如苯丙胺、士的宁等）中毒时，静脉输注维生素 C 或氯化铵，可使体液酸化，促进毒物排出。

2）氧疗

有缺氧症状时，可给予鼻导管或面罩给氧；发生严重肺水肿或急性呼吸窘迫综合征时，给予呼吸机支持治疗。一氧化碳中毒时，吸氧可促进碳氧血红蛋白解离，加速一氧化碳排出，高压氧治疗是一氧化碳中毒的特效疗法。

4. 血液净化

常用方法包括血液透析、血液灌流和血浆置换。

（1）血液透析（hemodialysis）：用于清除血液中分子量较小、水溶性强、蛋白结合率低的毒物，如水杨酸类、氨茶碱类、醇类、苯巴比妥、锂等。短效巴比妥类、有机磷杀虫药、格鲁米特等具有脂溶性，一般不进行血液透析。氯酸盐、重铬酸盐中毒易引起急性肾功能衰竭，应首选血液透析。血液透析一般应在中毒 12 h 内进行，如中毒时间过长，毒物与血浆蛋白结合后则不易透出。

（2）血液灌流（hemoperfusion）：对水溶性、脂溶性毒物均有吸附作用，能清除血液中的镇静催眠药、解热镇痛药、洋地黄、有机磷杀虫药、巴比妥类、百草枯、四亚甲基二砜四胺（毒鼠强）等，是目前最常用的中毒抢救措施。血液灌流时，血液中的白细胞、血小板、凝血因子、葡萄糖、钙离子等也能被吸附排出，应注意监测和补充。

（3）血浆置换（plasmapheresis）：是将患者的血液引入特制的血浆交换装置，将分离出的血浆弃去并补充新鲜血浆或代用液，借以清除患者血浆中的有害物质，减轻脏器的损害。主要用于清除蛋白结合率高、分布容积小的大分子物质，特别是蛇毒等生物毒及砷化氢等溶血性毒物中毒。

5. 应用特效解毒药物

根据中毒的类型，应在现场适时且尽早给予相应的特效解毒剂。医护人员赶赴化学品中毒现场时，应尽可能携带救治常用的特效解毒剂，尤其是氰化物中毒的特效解毒剂，见表 4.5。

表 4.5　常见毒素及其解毒剂

毒素	解毒剂
有机磷类 氨基甲酸酯类杀虫剂中毒	阿托品、解磷定
苯的氨基及硝基化合物中毒后引起的高铁血红蛋白血症	亚甲蓝
氰化物中毒	羟钴胺素、氰化物解毒包（包括亚硝酸戊酯、亚硝酸钠、硫代硫酸钠）
重金属中毒	螯合剂
有机氟中毒	乙酰胺
对乙酰氨基酚	N-乙酰半胱胺酸
抗胆碱能药物	毒扁豆碱*
肉毒杆菌中毒	肉毒杆菌抗毒素

续表

毒素	解毒剂
β 受体阻断剂	胰高血糖素、静脉用脂肪乳剂
钙通道阻滞剂	钙、高剂量胰岛素加葡萄糖、脂肪乳剂
响尾蛇咬伤（美国）	蝮蛇多价免疫分离抗体（羊）
洋地黄糖苷	地高辛特殊抗原结合片段
达比加群	伊达鲁珠单抗
甲醇、乙二醇	甲吡唑、乙醇
铁	去铁胺
甲氨蝶呤	亚叶酸钙（亚叶酸）、谷卡匹酶（羧肽酶-G2）
阿片类	纳洛酮
蝎毒	刺尾蝎的免疫血清蛋白分离抗体
磺脲类	奥曲肽
铊	普鲁士蓝
三环类抗抑郁药	碳酸氢钠
普通肝素	鱼精蛋白
丙戊酸	L-左旋肉碱†
华法林	维生素 K、新鲜冰冻血浆、凝血酶原复合物（PCC）
肼类化合物	维生素 B

注：表格来源默沙东诊疗手册。 ＊使用具有争议性。 †关于左旋肉碱作为急性丙戊酸过量的一般解毒剂的有效性的证据有限。 然而，左旋肉碱可能是安全的，考虑在意识水平下降的患者中使用是合理的。

使用解毒药也要注意做好风险防控，具体措施如下。

（1）掌握各种中毒的规律：在正确诊断的基础上，要根据各种中毒的临床表现特点和病程发展规律，采取适当的治疗方案。 例如，尽管很多毒物虽都可能引起中毒性肺水肿，但氨、氯中毒时潜伏期很短；而氮氧化物、五氟化硫、硫酸二甲酯、二氟一氯甲烷裂解残液气中毒时潜伏期较长。 后者主要引起间质性肺水肿，并可能继发不同程度的肺间质纤维化。 此外，氨和硫酸二甲酯引起的肺水肿较易并发气管黏膜坏死脱落、感染、自发性气胸等。 这些特点在治疗时都不可忽视。

（2）治疗要早、剂量要够、疗程要足：治疗有机磷农药中毒时，阿托品的用量应达到既能引起阿托品化又不致发生阿托品中毒的水平。 治疗中毒性脑水肿时，脱水剂、皮质激素及低温疗法等，都必须使用相当长的时间，才能防止病情反复。

（3）治中有防：在开始治疗时，就应注意防止病情的进一步进展。 例如，吸入光气后应立即注射乌洛托品并保证绝对休息，以防止发生肺水肿；使用利尿脱水剂时要注意防止电解质紊乱；对于昏迷患者，要注意防止肺部感染；氮氧化物中毒治愈后，要注意防止复发；要注意防止由于诊断、治疗、处理不当而引起医源性神经官能症；还要注意防止重度急性砷中毒、有机磷农药中毒后发生多神经炎。

6. 对症治疗

目前，绝大多数毒物急性中毒无特效解毒剂或拮抗剂治疗，因此尽早对症支持治疗就显得非常重要。其目的是保护重要器官，促进其功能恢复，并维护机体内环境稳定。

在临床治疗中，有些学者还提出"中毒综合征"的概念，主要分为窒息剂综合征（如氰化物）、乙酰胆碱酯酶抑制剂综合征（如有机磷神经性毒剂）、呼吸道刺激剂综合征（如氯气）和糜烂剂综合征（如芥子气），不同的化学品可引起相同的临床中毒综合征，可采用类似的方法进行治疗。

参考文献

[1] 郭新彪，刘君卓.突发公共卫生事件应急指引[M].3版.北京：化学工业出版社，2022.
[2] 黄国伟，姜凡晓.突发公共卫生事件应对与处置[M].北京：北京大学医学出版社，2016.
[3] 王伟，吴菁.突发公共卫生事件医院管理实践[M].北京：人民卫生出版社，2020.
[4] 胡秀英，成翼娟.灾害护理学[M].成都：四川大学出版社，2013.
[5] 杨晓媛.灾害护理学[M].北京：军事医学科学出版社，2009.
[6] 张敏.突发公共卫生事件中职业安全与健康（医务人员和应急救援防护指南）[M].北京：科学出版社，2020.
[7] 倪大新.金连梅突发公共卫生事件快速风险评估[M].北京：人民卫生出版社，2015.
[8] 周谊霞，田永明.急危重症护理学[M].北京：中国医药科技出版社，2016.
[9] 成守珍.急危重症护理学[M].2版.北京：人民卫生出版社，2013.
[10] 张波，桂莉.急危重症护理学[M].3版.北京：人民卫生出版社，2012.
[11] 范伟，程洪海，李倩.化学恐怖袭击的特点及卫勤保障研究初探[J].武警医学院学报，2010，19（4）：332-333.
[12] Borron S W, Bebarta V S. Asphyxiants [J]. Emerg Med Clin North Am, 2015, 33 (1): 89-115.

第 5 章
传染病暴发事件护理风险防控

5.1 概述

2003年，SARS疫情在我国暴发，并迅速蔓延至全球。从我国发现首例病例到确诊，历时两个月；而从疫情暴发到最终控制，大约经历了半年时间。在此期间，共感染5 327人，死亡349人（数据不包括港澳台地区），其中有1 002名医务人员被感染。SARS疫情的暴发促使我国全力推进公共卫生事件应急管理体系的建设，特别是针对突发急性传染病的防范与应对措施。在全球化和城市化的背景下，我们生活在一个快速流动、相互依赖和紧密关联的世界中，城市过度拥挤、交通便捷、人员频繁流动及城市系统的复杂性等因素，为新发或重新出现的传染病提供了暴发和流行的条件。自然和社会的巨大变化也为传染病的暴发制造了温床。因此，不明原因的突发传染病，以及新发传染病和不明原因疾病已成为近年来突出的公共卫生问题。及早发现并识别传染病疫情，对于有效控制传染病的暴发、新发传染病和不明原因疾病的流行至关重要。

5.1.1 传染病相关概念

传染病的流行需要满足三个基本条件：传染源、传播途径和人群易感性。这三个环节必须同时存在，才能导致传染病的流行，缺少其中的任何一个环节，新的传染就不会发生，流行也无从谈起。

1. 传染源

传染源是指体内携带病原体，并能不断向体外排出病原体的人和动物。

（1）患者是重要的传染源。不同病期的患者传染性的强弱不同，在发病期，传染性最强，这包括病后病原携带者和无症状病原携带者。如果病原超过 3 个月，则称为慢性病原携带者。病原携带者不易被发现，但在流行病学上具有重要意义。

（2）传播疾病的受染动物为动物传染源，由动物作为传染源传播的疾病，称为动物性传染病。

2. 传播途径

病原体从传染源排出后，经过一定的传播方式到达并侵入新的易感人群的过程，称为传播途径。传播途径主要分为接触性传播、空气传播、水和食物传播以及虫媒传播四种。不同的传播途径引起的传染病具有不同的流行病学特征。因此，了解病原体的传播方式对于分析和判断传播途径至关重要。

3. 易感人群

易感人群是指那些对特定传染病病原体具有较高易感性或免疫水平较低的人群。

5.1.2 列入《中华人民共和国传染病防治法》的传染病

《中华人民共和国传染病防治法》最初于 1989 年 2 月 21 日由第七届全国人民代表大会常务委员会第六次会议通过后执行；2004 年 8 月 28 日，该法在第十届全国人民代表大会常务委员会第十一次会议上进行第一次修订，并在同一天公布；第二次修订在 2013 年 6 月 29 日，由第十二届全国人民代表大会常务委员会第三次会议通过；目前，该法正在根据当前情况进行第三次修订。现行的 2013 版《中华人民共和国传染病防治法》包含九个章节，分别是：总则、传染病预防、疫情报告、通报和公布、疫情控制、医疗救治、监督管理、保障措施、法律责任和附则。

2024 年 9 月，《中华人民共和国传染病防治法》(修订草案 2024 年全文征求意见稿)提出了对传染性疾病进行分类管理的方案，具体分为三类。

甲类传染病：鼠疫、霍乱。

乙类传染病：新型冠状病毒感染、传染性非典型肺炎、艾滋病、病毒性肝炎、脊髓灰质炎、人感染新亚型流感、麻疹、流行性出血热、狂犬病、流行性乙型脑炎、登革热、炭疽、细菌性和阿米巴性痢疾、肺结核、伤寒和副伤寒、流行性脑脊髓膜炎、百日咳、白喉、新生儿破伤风、猩红热、布鲁氏菌病、淋病、梅毒、钩端螺旋体病、血吸虫病、疟疾。

丙类传染病：流行性感冒、流行性腮腺炎、风疹、急性出血性结膜炎、麻风病、流行性和地方性斑疹伤寒、黑热病、包虫病、丝虫病、手足口病，除霍乱、细菌性和阿米巴性痢疾、伤寒和副伤寒以外的感染性腹泻病。

5.1.3 传染病暴发事件相关概念

散发（sporadic）：是指疾病的发生既不频繁，又无规律可循。

流行（epidemic）：是指在某地区人群中，疾病的数量增加，常常突然超过正常期望水平。

暴发（outbreak）：与流行定义相接近，但是往往用于更局限的地理区域内。

聚集（cluster）：是指某一时间、某一地区内病例数集中出现，超过期望的数量，但我们往往不知道期望水平是多少。

大流行（pandemic）：是指席卷几个国家或各大洲的疾病流行，通常波及大量人群。

基线水平：在社区人群中通常发生的某种特定疾病的数量，可以称为该疾病的基线水平（baseline level）或本地水平（endemic level），该水平不一定必须达到最理想水平，即发病例数为零；而一般应是实际观察值。在不采取干预措施的情况下，假定目前疾病水平不是特别高，人群中还有易感者，新病例就有可能在一定的水平上继续发生。因此，疾病的基线水平通常被视为期望水平。

5.1.3.1 传染病流行的原因

当病原体的数量足够充足且存在易感宿主，且病原体能够有效地从传染源传播至易感宿主时，疾病便有可能流行。疾病流行的可能原因如下。

（1）病原体新近输入某地区，而该地区之前未发现此类病例。

（2）宿主对病原体的易感性发生变化。

（3）传播模式的增强导致更多易感人群暴露于病原体。

（4）环境条件促进了宿主和病原体之间的相互作用。

（5）病原体的数量近期有所增加或其毒力增强。

（6）出现导致宿主暴露水平增加的因素，或出现了新的感染途径。

5.1.3.2 传染病的暴发

传染病的暴发指的是在有限的区域范围和短时间内突然发生的大量同类传染病病例的现象。虽然暴发与流行的定义相似，但"暴发"往往用于更局限的地理区域内。对传染病暴发的调查主要目的在于：了解暴发的具体情况，查明暴发的原因，以及提出和采取干预对策。

根据疾病在人群中的传播方式可将传染病暴发的模式分为表5.1中所列四类。

表 5.1 传染病暴发的模式类型

类型名称	定义	特点	举例
同源型暴发	人群均暴露在相同来源的感染性病原体、毒素之中	1. 发病群体暴露时间可能长短不一 2. 对连续性同源型暴发，暴露和发病日期将长时间持续 3. 间歇性同源型暴发的暴露和病例数，都呈间歇性出现	2007年1月，北京一家酒楼发生了一起广州管圆线虫病的集体暴发事件，涉及的病例均与食用生的福寿螺有关，表现为典型的同源型暴发
扩散型暴发	扩散型暴发源于人与人之间的传播	1. 病例通常在超过一个潜伏期之后才出现 2. 经过若干代病例的传播后，疾病的流行往往会逐渐消退	如共用针头可传播乙型肝炎和艾滋病。此外，疾病也可能通过媒介节肢动物传播，如蚊子传播疟疾和黄热病
混合型暴发	同源型暴发伴随人与人续发传播的现象	兼具同源型暴发和扩散型暴发的特点	2009年在中国11个省份甲型H1N1流感（猪流感）疫情的暴发
其他	既非同源型又非人传人的扩散型	暴发人畜共患病或通过媒介节肢动物传播的疾病	20世纪80年代后期在美国东北部几个州发生的莱姆病流行，1999年夏秋季在纽约及附近地区发生的西尼罗脑炎流行

5.2 传染病暴发的护理风险识别与评估

5.2.1 传染病暴发的护理风险识别

在传染病暴发事件中，风险识别是一个预测过程，其不确定性意味着无法一次性识别出所有风险。因此，风险识别需要有规律地贯穿于整个公共卫生保障的实施过程中。

在识别阶段，首先应考虑传染病暴发的背景以及传播、流行风险等，通常在选择确定传染病影响因素时，会优先考虑那些重要的、相对稳定的，且易于评价的影响因素。

5.2.2 传染病暴发的护理风险评估

在进行风险识别时，既要考虑疾病的自然规律，又要关注疾病的控制干预措施及效果情况，这一过程不仅要收集、整理和分析相关历史资料，还要评估现有的干预措施及其效果，并结合地区的特点进行预测和识别。常用的风险识别方法包括经验判断法、头脑风暴法和德尔菲（Delphi）专家咨询法等。传染病监测是通过连续、系统地收集传染病及其相关因素的信息，动态分析其在时间、空间上的变化，以了解传染病的流行现状和变化趋势。这一过程为制订和调整预防控制措施提供了依据。传染病监测在各种疾病监测中应用最早，也最为普遍。它不仅用于描述传染病的流行水平和特征，预测流行趋势，预警传染病暴发流行事件，发现新的传染病，而且监测结果直接用于指导传染病控制计划的制订、实施和评估，帮助决策者合理规划疾病防控资源，并应用于大众健康教育等领域。

5.3 传染病暴发事件的护理风险防控

5.3.1 传染病护理风险预警

1. 护理风险预警分类

护理风险预警分类见图5.1。

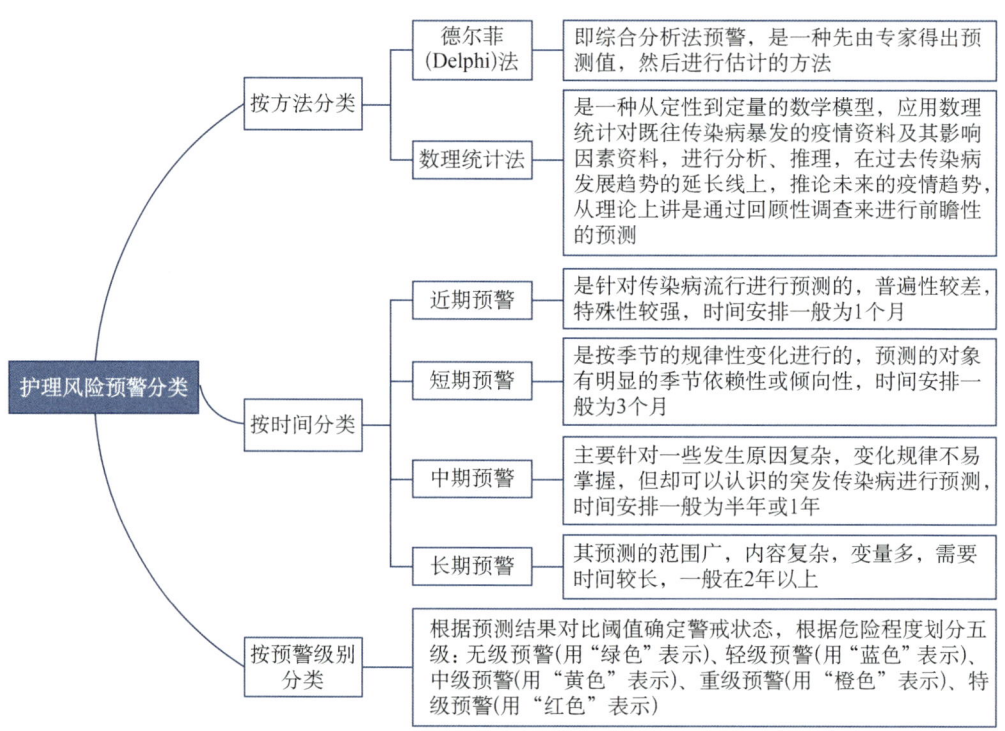

图 5.1 护理风险预警分类

2. 传染病护理风险预警系统

传染病预警系统是基于电子数据处理系统发展起来的。它通过收集、传递、存储和处理传染病管理信息，利用预警模型或策略进行计算。当满足特定阈值和条件后，系统会自动发出预警信号。这一系统为多类用户共享信息，并直接服务于各级机构和管理部门。作为现代公共卫生管理中不可缺少的重要组成部分，它对于提高传染病预防控制工作的质量和效率发挥着重要的支撑作用。

5.3.2 传染病护理风险防控的基本原则

在公共卫生事件中，护士需要了解疾病的传播途径和相应的防控措施，以及疾病的临床表现和治疗方法，以便在疫情发生时能够及时采取有效的应对措施。此外，护士还需要了解个人防护措施和消毒程序等相关知识，以确保自身和患者的安全。图 5.2 为传染病护理风险防控的基本原则。

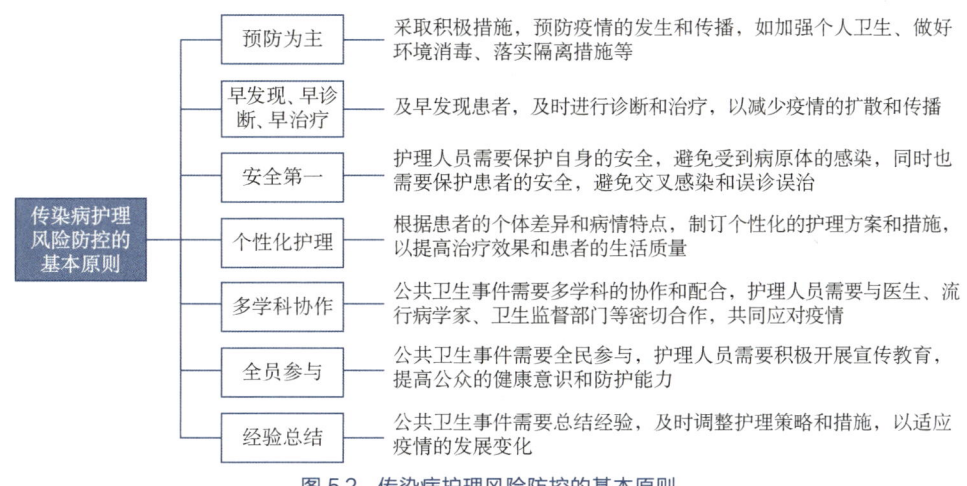

图 5.2　传染病护理风险防控的基本原则

5.3.3 传染病护理风险防控管理

5.3.3.1 手卫生的 5 个时刻

"手卫生的 5 个时刻"是世界卫生组织（World Health Organization，WHO）制定的明确医护工作者应该进行手卫生的几个关键时刻的方法。临床护理中需要进行手卫生的情况见图 5.3。

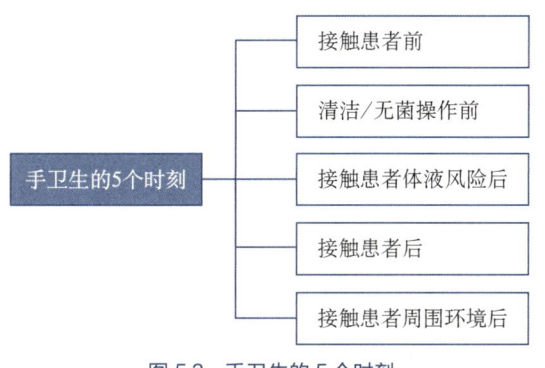

图 5.3　手卫生的 5 个时刻

5.3.3.2 个人防护用品

个人防护用品（personal protective equipment，PPE）的使用与消除有害因素、工程控制、管理控制和操作控制措施同等重要，它是控制措施优先秩序的第五层。正确使用和妥善处置 PPE 对于减少职业接触至关重要。政策和程序文件应该详细说明每种医疗操作的 PPE 选择、存放位置，并提供穿戴培训，包括穿戴、去污和移除个人防护用品的步骤等。此外，培训应强调使用伙伴系统或伙伴合作来帮助和检查穿戴、使用和移除个人防护用品，这有助于确保 PPE 的正确使用。

在选择防护用品时，需要考虑的要素包括供应情况、尺寸、适合性、保护水平、舒适性、设计和使用经验。例如,手套的选择应根据职业接触的类型来决定。非乳胶手套用于保护接触感染性疾病者,而防化手套用于保护接触化学物质者。其他正确使用PPE需考虑的关键要素包括提供不同尺寸的PPE,以及确保产品的适合性和舒适性。

1)手套

手套的使用必须遵循标准防范和接触防范指南。无论是否有戴手套的指征,必要时都应进行手卫生。

(1)无菌手套的使用指征:在进行侵入性操作可能接触到患者的黏膜或血液时,如外科手术、阴道分娩、放射介入手术、侵入性心血管手术、全肠外营养和化学治疗剂。

(2)检查手套的使用指征:在有可能接触患者的血液、体液、分泌物、排泄物和明显被体液污染的物品时。

(3)直接接触人体的风险情况:包括直接接触患者的血液、黏膜和破损皮肤,以及可能存在高度传染性和危险的生物体;传染病或应急情况;静脉注射和取出;抽血;断开静脉输血管;骨盆和阴道检查;非封闭系统气管插管的抽吸。

(4)间接接触患者的风险情况:包括倾倒呕吐盆、清洗器具、处置废物和清洗体液渗出物。

(5)不使用手套的情况:除直接接触防范措施外,在不可能接触血液、体液或受污染环境的情况下,不得使用手套。包括:测量血压、体温和脉搏;进行皮下和肌内注射;为患者洗澡和穿衣;搬运患者;护理眼睛和耳朵(无分泌物);任何无血液渗出的血管操作;使用电话;在患者病历上书写;给予口服药物;分发或收集患者的膳食托盘;更换患者的床上用品;放置无创通气设备和氧套管;搬运患者的家具。

2)面部保护(眼睛、鼻子和口)

为避免操作过程中被血液、体液、分泌物和排泄物溅到或喷射到面部和身体,应戴上外科手术口罩和护眼装置(架式眼镜、护目镜)或面罩,以保护眼睛、鼻腔和口腔黏膜。还可穿上鞋(靴套)、兜帽和围裙。

3)隔离衣和防护服

在有可能发生血液、体液、分泌物或排泄物飞溅或喷溅的操作时,应穿隔离衣和防护服保护皮肤和防止衣服被污染。一旦隔离衣和防护服被污染,应尽快脱去并进行手卫生。

4)呼吸器

呼吸器保护劳动者免受空气有害因素传播的危险。呼吸器分为空气净化和空气供应两类,也可分为密合型和开放型。在有吸入危险时,应使用N95或防护系数较高的呼吸器。密合型呼吸器覆盖在使用者面部和(或)颈部,两者之间是密封的。如果呼吸器的密封泄漏，受污染的空气就会被吸入面罩。因此，任何影响呼吸器密封性能的东西（如面部胡须、耳环、头巾、假发和面部穿孔）都是不被容许的。开放型呼吸器不依赖于与面部的紧密密封提供保护，因此它们不需要进行适合性检验。

（1）使用者必须经过医学筛查，并对所使用呼吸器的具体型号、款式和尺寸进行适合性检验。适合性检验是为了确保呼吸器的面罩与脸部相符。呼吸器在首次使用前必须经过适合性检验，此后至少每 12 个月进行一次复检以确保呼吸器的适合性。如果使用者的面部特征因手术或体重增加而发生变化，就需要重新进行适合性检验。

（2）每次佩戴呼吸器时，使用者都要进行佩戴气密性检查，以确定呼吸器是否正确佩戴在面部或是否需要重新调整。口罩或外科口罩不是呼吸器，不能保护使用者免受经空气传播病原体的危害。

5.3.4 患者和病房的护理管理预案与流程

1. 传染病救治应急预案与流程

传染病救治应急预案与流程见图 5.4。

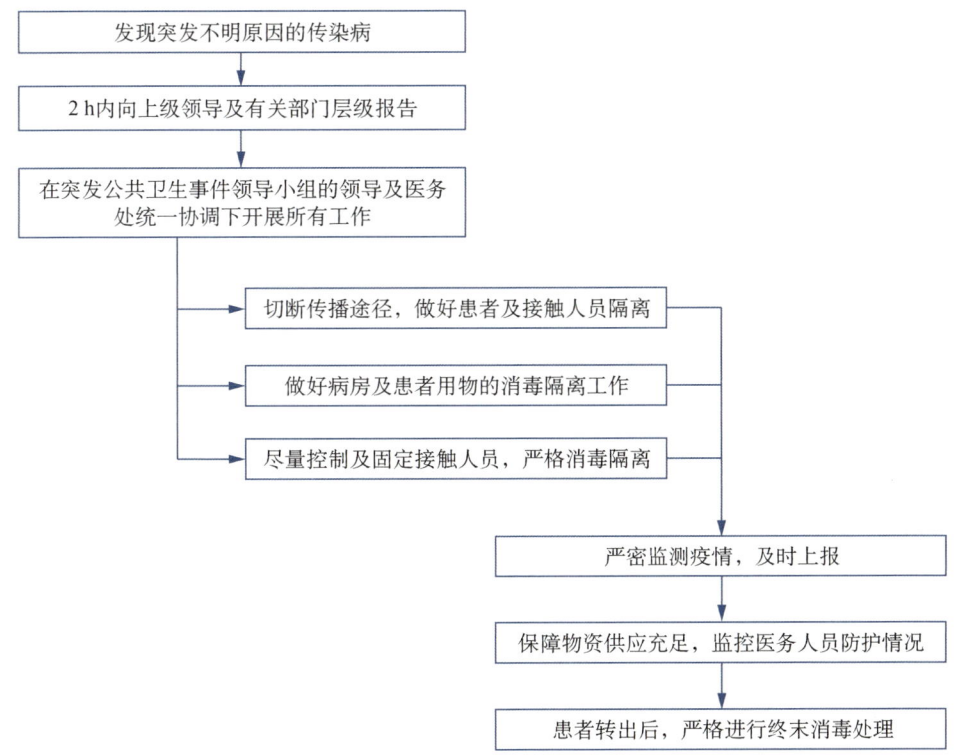

图 5.4　传染病救治应急预案与流程

图片来源：王伟，吴菁.突发公共卫生事件医院管理实践［M］.北京：人民卫生出版社，2020.

2. 隔离病区患者转科/转院护理流程

隔离病区患者转科/转院护理流程见图5.5。

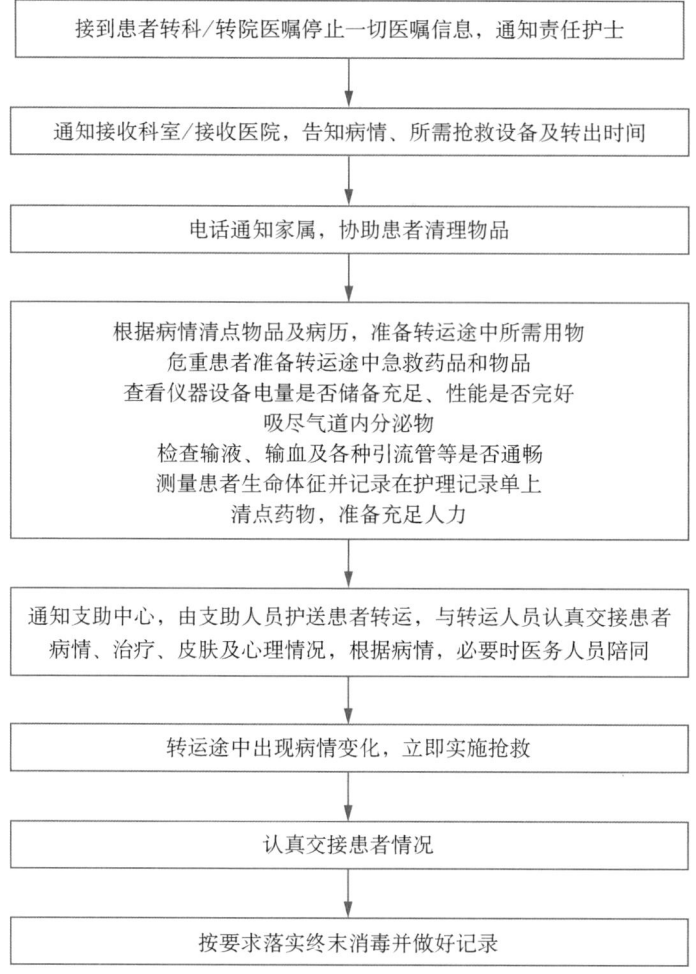

图 5.5　隔离病区患者转科/转院护理流程

图片来源：王伟，吴菁.突发公共卫生事件医院管理实践［M］.北京：人民卫生出版社，2020.

3. 隔离病区患者死亡处置流程

隔离病区患者死亡处置流程见图5.6。

4. 隔离病区标本转运工作流程

隔离病区标本转运工作流程见图5.7。

5. 飞沫传播、空气传播传染病患者鼻咽拭子采集流程

飞沫传播、空气传播传染病患者鼻咽拭子采集流程见图5.8。

6. 飞沫传播、空气传播传染病隔离患者手术室管理流程

飞沫传播、空气传播传染病隔离患者手术室管理流程见图5.9。

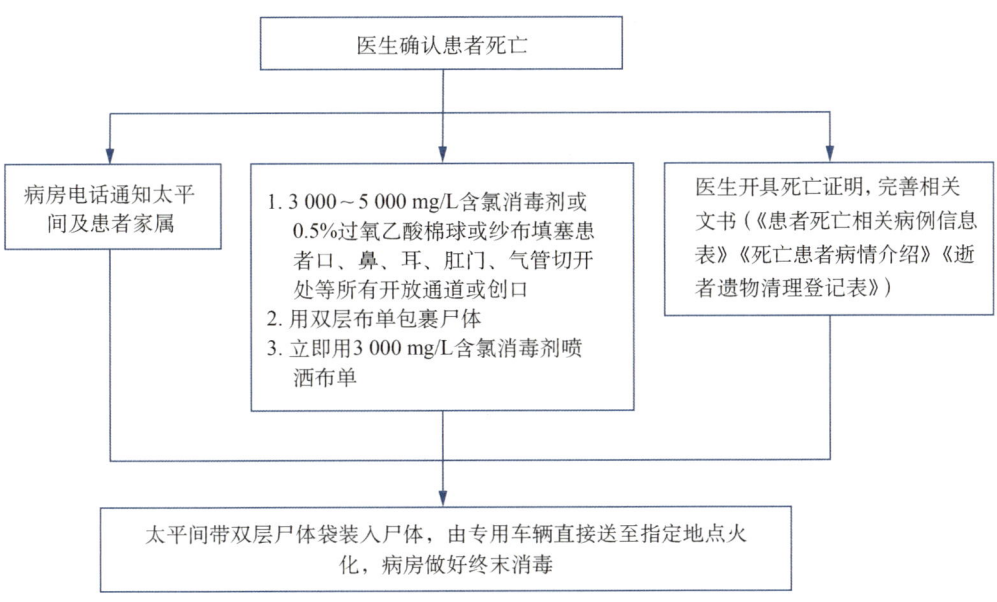

图 5.6　隔离病区患者死亡处置流程

图片来源：王伟，吴菁.突发公共卫生事件医院管理实践［M］.北京：人民卫生出版社，2020.

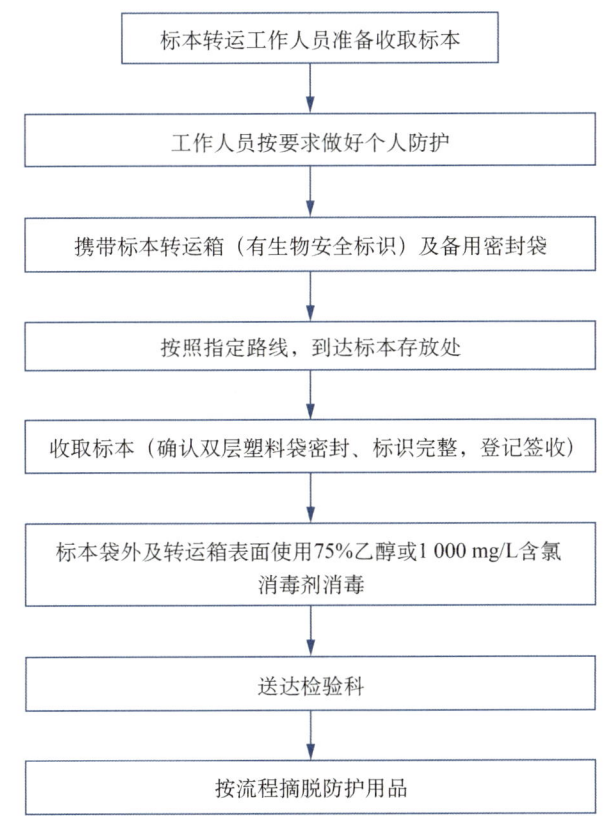

图 5.7　隔离病区标本转运工作流程

图片来源：王伟，吴菁.突发公共卫生事件医院管理实践［M］.北京：人民卫生出版社，2020.

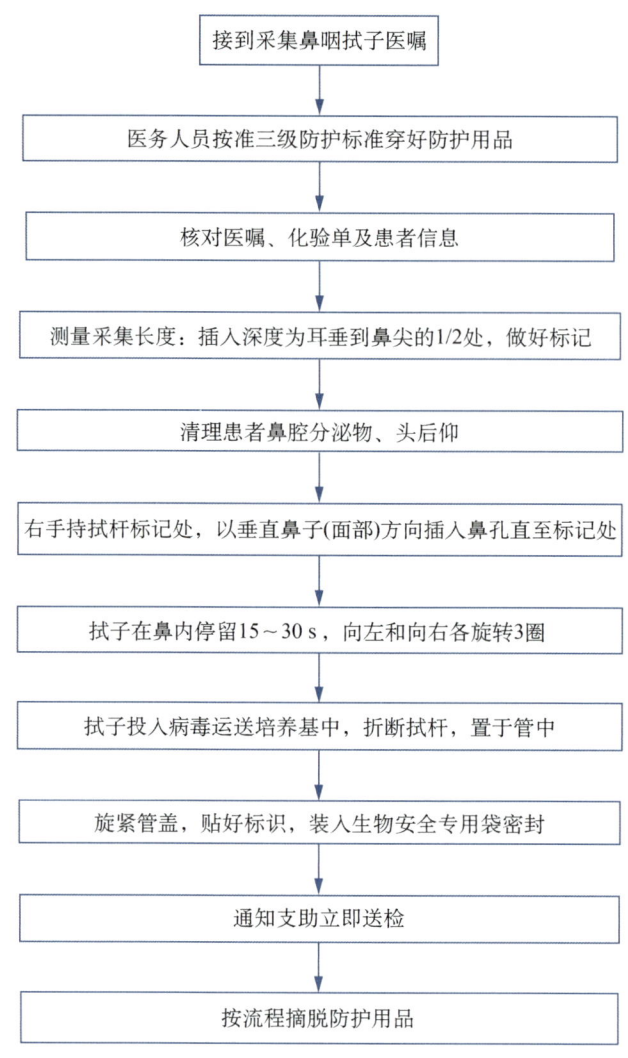

图 5.8 飞沫传播、空气传播传染病患者鼻咽拭子采集流程

图片来源：王伟，吴菁.突发公共卫生事件医院管理实践［M］.北京：人民卫生出版社，2020.

5.4 医疗废物管理

5.4.1 医疗废物管理的步骤

在 WHO《医疗废物安全管理指南》中列出了如下医疗废物管理的步骤：产生、分检/分离、集合、运输、处理。

5.4.2 医疗废物管理的原则

为安全管理医疗废物，应根据管理需求和现有处理、处置废弃物的能力，制订一

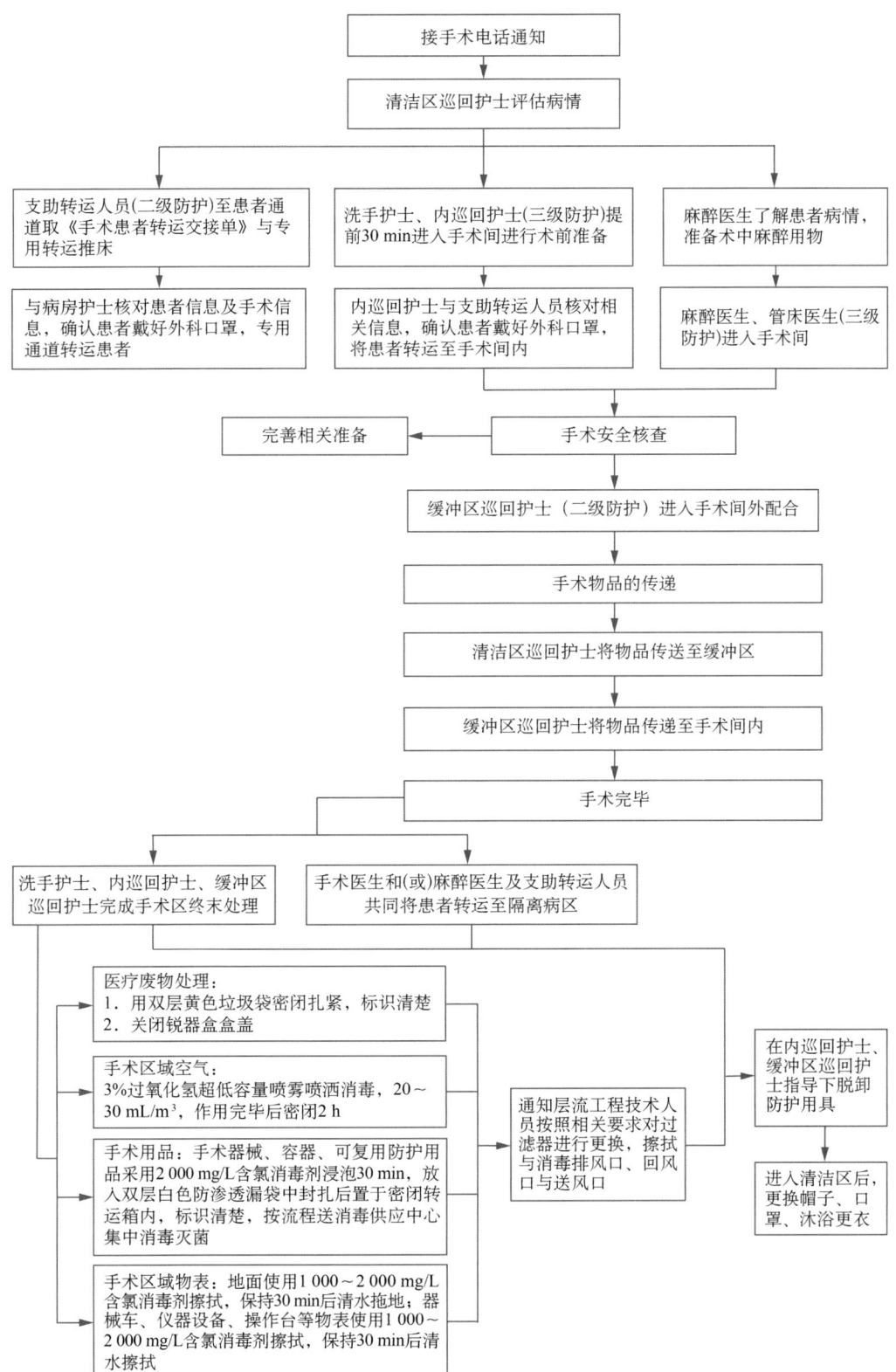

图 5.9 飞沫传播、空气传播传染病隔离患者手术室管理流程

图片来源：王伟，吴菁.突发公共卫生事件医院管理实践［M］.北京：人民卫生出版社，2020.

套系统的处理方法。以下是医院管理人员应采取的关键行为措施：

（1）废物分类：将临床（感染性）废物和非临床废物容器分开存放。

（2）废物运输：使用专用车辆运输废物。

（3）废物存储：在指定区域存储废物，并限制人员出入。

（4）锐器收集与储存：使用锐器盒收集和储存锐器。锐器盒应由塑料或金属制成，并配有可关闭的盖子。锐器盒上应贴有相应的标签或标识，例如使用生物危害标识来表示临床（传染性）废物。

（5）存储区域识别：在贮存区张贴生物危害标识。

（6）专用推车：确保推车专用于运输隔离废物收集，不得用于其他任何用途，并定期进行清洗。

（7）废物贮存场所：建立废物处置前的贮存场所，或在转运到医疗废物处置场所前确保有固定的医疗废物贮存场所。

（8）废物处置：必须按照国家法规和指南处置有害的和临床/感染性废物。

5.4.3 飞沫传播、空气传播隔离病区污染器械复用回收物品流程

飞沫传播、空气传播隔离病区污染器械复用回收物品流程见图 5.10。

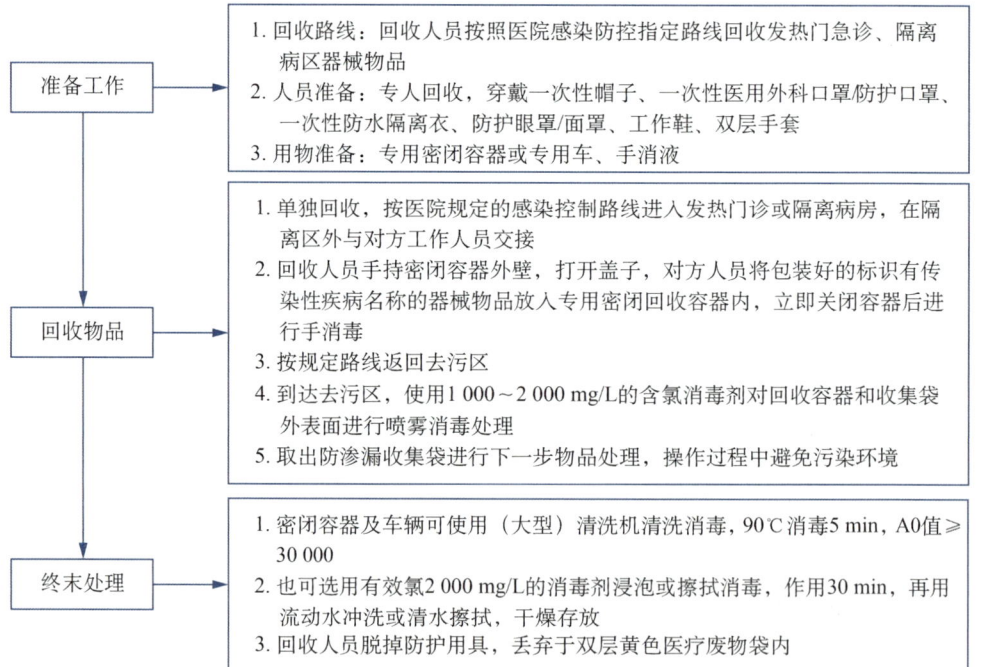

图 5.10 飞沫传播、空气传播隔离病区污染器械复用回收物品流程

图片来源：王伟，吴菁.突发公共卫生事件医院管理实践［M］.北京：人民卫生出版社，2020.

5.4.4 飞沫传播、空气传播隔离病区污染器械清洗消毒流程

飞沫传播、空气传播隔离病区污染器械清洗消毒流程见图 5.11。

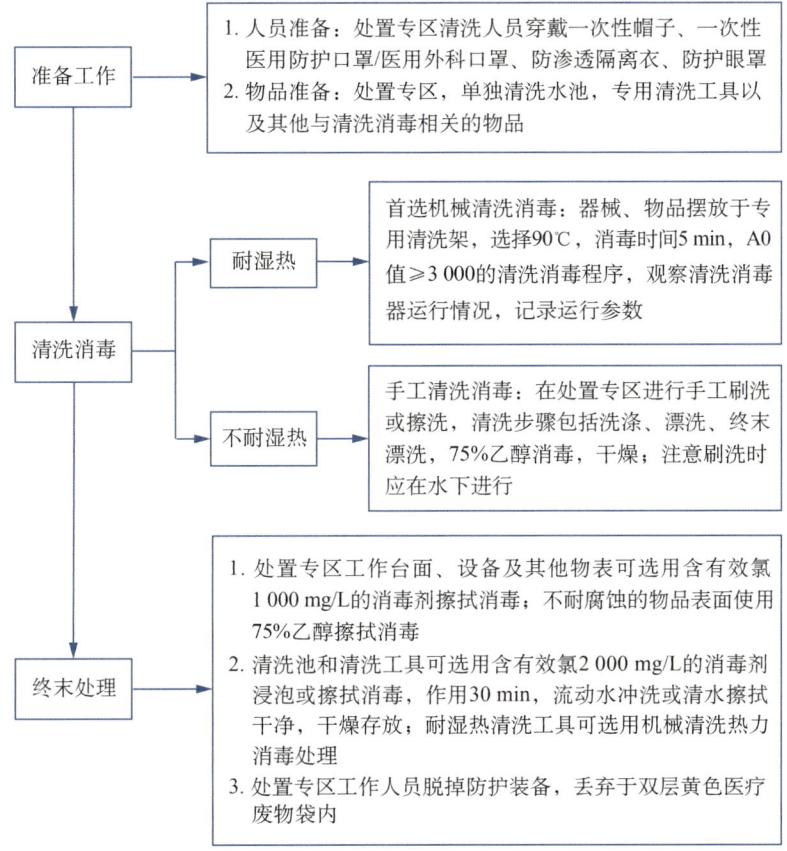

图 5.11 飞沫传播、空气传播隔离病区污染器械清洗消毒流程

图片来源：王伟，吴菁.突发公共卫生事件医院管理实践［M］.北京：人民卫生出版社，2020.

参考文献

［1］单雪梅.分析公共卫生管理在传染病预防工作中的应用价值［J］.中国卫生产业，2021，18（15）：177-180，185.
［2］刘静，王淑玲.新冠病毒疫苗研发进展研究［J］.中国处方药，2023，21（2）：190-192.
［3］郭新彪，刘君卓.突发公共卫生事件应急指引［M］.3 版.北京：化学工业出版社，2022.
［4］黄国伟，姜凡晓.突发公共卫生事件应对与处置［M］.北京：北京大学医学出版社，2016.
［5］王伟，吴菁.突发公共卫生事件医院管理实践［M］.北京：人民卫生出版社，2020.
［6］胡秀英，成翼娟.灾害护理学［M］.成都：四川大学出版社，2013.
［7］杨晓媛.灾害护理学［M］.北京：军事医学科学出版社，2009.
［8］张敏.突发公共卫生事件中职业安全与健康（医务人员和应急救援防护指南）［M］.北京：科学出版社，2020.
［9］倪大新.金连梅突发公共卫生事件快速风险评估［M］.北京：人民卫生出版社，2015.

第 6 章
重大食物中毒或职业中毒护理风险防控

6.1 概述

6.1.1 食物中毒的相关概念

食物中毒是指因摄入被细菌或细菌毒素污染的食物，或摄入本身含有毒素的食物后，引起的以腹痛、腹泻、恶心、呕吐等消化道症状为主的急性或亚急性中毒疾病。食物中毒属于食源性疾病的范畴，是其中最为常见的一种。尽管食物中毒发生的原因各不相同，但其发病具有以下共同特点：潜伏期较短，发病急剧，病程较短，呈暴发性，短时间内可能有多人发病，发病曲线呈突然上升趋势；发病与特定食物有关，中毒者在相近的时间内均食用过某种共同的中毒食品；停止污染食物供应后，流行即告终止；中毒患者的临床表现基本相似，以恶心、呕吐、腹痛、腹泻等胃肠道症状为主。

食物中毒是常见的突发公共卫生事件之一。据统计，2013 年国家卫生计生委（现国家卫健委）通过突发公共卫生事件网络直报系统共收到全国食物中毒类事件 174 起，中毒人数 6 685 人，死亡 146 人。食物中毒也是我国首要的食品安全问题，危及人民身体健康和社会公共安全。食物中毒不包括因暴饮暴食引起的急性胃肠炎、食源性肠道传染病和寄生虫病，也不包括食物过敏及因一次大量或长期多次摄入某些有毒有害物质而引起的以慢性毒害为主要特征的疾病，如致癌、致畸、致突变等。

6.1.2 食物中毒事件的分级

根据食物中毒事件的性质、危害程度和涉及范围，依据《突发公共卫生事件应急预案》的分级标准，食物中毒事件被分为特别重大（Ⅰ级）、重大（Ⅱ级）、较大（Ⅲ级）和一般（Ⅳ级）四个级别。具体分级标准详见表6.1。

表 6.1 食物中毒事件的分级

分级	界定
特别重大食物中毒事件（Ⅰ级）	影响特别重大的食物中毒事件，由国家卫健委报国务院批准后确定
重大食物中毒事件（Ⅱ级）	一次食物中毒人数超过100人并出现死亡病例；或出现10例以上死亡病例
较大食物中毒事件（Ⅲ级）	一次食物中毒人数超过100人；或出现死亡病例
一般食物中毒事件（Ⅳ级）	一次食物中毒人数30～99人，未出现死亡病例

6.2 食物中毒护理风险识别与评估

6.2.1 食物中毒护理风险识别

1. 对患者发病和进餐情况的调查

（1）调查分析发病者与未发病者的进食差异，对一定数量的同餐就餐但未发病者的进餐情况进行调查，注意发病者与未发病者的食物差异，以便于通过罹患率进行统计学分析。

（2）重视首发病例，详细记录其发病症状、具体时间和发病过程，尽可能调查全部病例，以及与该事件有关的人员的发病情况；确定最早发病和最晚发病的患者，初步推断潜伏期。

（3）事件调查者详细了解有关食物的来源、存放条件、加工方法、加工过程、食用方法、进餐人数和食用情况等。

（4）仔细询问患者进餐情况，了解患者之间是否有共同的进餐史或其他共同暴露史。可要求供餐者提供真实的食谱，并根据食谱询问进餐史。

（5）掌握临床表现的共同点及用药情况和治疗效果，对每项症状和体征进行仔细询问和记录。

（6）调查时应注意了解是否存在食物之外的其他可能与发病有关的因素，以排除或确定非食源性疾患。对可疑刑事中毒案件，应将情况通报给公安部门。

2. 标本采集与送检

根据初步了解的食物中毒性质确定采样的重点，一般根据中毒患者出现的临床症状和检验目的选择样品种类（表6.2）。

表 6.2　各种样品的采集方法

项目	留取方法	送检注意事项
大便采集	大便样品对诊断细菌性食物中毒非常重要，用采便管采集腹泻患者粪便 50~100 g	及时送检，密闭容器
呕吐物采集	尽量多采集患者呕吐物，对患者进行洗胃治疗时，应采集洗胃液	及时送检，密闭容器
血液样品采集	怀疑感染型细菌性（如沙门菌、致病性大肠杆菌、变形杆菌）食物中毒时，采中毒患者急性期（3天内）和恢复期（2周左右）静脉血，至少采5例患者，同时采集正常人静脉血作为对照，观察抗体效价的变化，以便明确致病菌	及时送检
尿液采集	当怀疑化学性食物中毒时，应采集5例以上中毒患者的尿液	及时送检
咽拭采样	当怀疑细菌性食物中毒时，厨师或其他食品加工人员是常见的污染源之一，食品加工人员带菌情况采样，涂抹食品加工人员的手、鼻、咽和有感染灶的皮肤等	标本置于灭菌采样容器中
其他采样	尸体标本的采集可用灭菌注射器或毛细血管吸取死者心脏血液、胆汁和胃肠内容物	标本置于灭菌采样容器中

3. 快速识别食物中毒风险来源

在识别食物中毒的风险来源时，我们可以将其细分为多个方面，包括刑事案件、过敏、水污染、职业中毒、肠道传染病以及其他因素。以下是对这些风险来源的详细分析。

（1）刑事案件：刑事案件导致的食物中毒风险通常与不法分子的恶意行为有关。他们可能通过非法手段，如生产、销售不符合食品安全标准的食品或有毒、有害食品，来危害公众健康。这类案件往往涉及严重违反食品安全法律，并可能导致严重的后果，包括人身伤害和财产损失。因此，公众应提高食品安全意识，选择正规渠道购买食品，并留意食品的生产日期、保质期等信息。

（2）过敏：食物过敏是另一种重要的食物中毒风险来源。有些人对某些食物成分（如花生、牛奶、鸡蛋等）存在过敏反应，摄入这些食物后可能引发严重的身体反应，包括皮肤瘙痒、荨麻疹、呼吸困难甚至休克。因此，对于已知过敏原的人群，应避免食用相关食物，并在必要时携带抗过敏药物或寻求医疗救助。

（3）水污染：水污染也是导致食物中毒的重要因素之一。如果饮用水或用于食品生产的水源受到污染（如细菌、病毒、重金属等），那么这些污染物就可能通过食物链进入人体，引发食物中毒。因此，确保饮用水的安全至关重要。公众应饮用瓶装水或经过滤净化的水源，并避免使用受污染的水源进行食品生产和加工。

（4）职业中毒：职业中毒通常发生在从事食品生产、加工、运输等行业的从业人员中。他们可能因接触有毒有害物质（如农药、兽药、食品添加剂等）而中毒。为了预防职业中毒，相关从业人员应严格遵守食品安全规定，佩戴必要的防护装备，并接受定期的培训和健康检查。

（5）肠道传染病：肠道传染病是导致食物中毒的常见原因之一。这些疾病通常由细菌、病毒或寄生虫等病原体引起，并可通过食物和水源传播。常见的肠道传染病包括细菌性痢疾、伤寒、副伤寒、霍乱等。为了预防肠道传染病，公众应保持良好的个人卫生习惯，如勤洗手、不随地吐痰等，并避免食用受污染的食物和水源。

（6）其他因素：除了上述因素外，还有一些其他因素也可能导致食物中毒。

① 食物搭配不当：某些食物搭配在一起可能会产生化学反应，产生有毒物质。

② 食物烹饪不当：如油炸的油反复使用可能会产生致癌物质，烧烤时烧糊的食物也会释放有毒物质。

③ 食物储存不当：如食物长时间保存或储存不当，可能导致细菌滋生和繁殖，进而引发食物中毒。

综上所述，食物中毒的风险来源多种多样，公众应提高食品安全意识，选择正规渠道购买食品，保持良好的个人卫生习惯，并避免摄入受污染的食物和水源。同时，对于从事食品生产、加工等行业的从业人员来说，也应严格遵守食品安全规定，确保食品的安全性。

6.2.2 食物中毒护理风险评估

1. 评估内容

通过对食物中毒患者的全面评估，发现可能导致病情加重或并发症发生的风险因素，如不洁饮食史、过敏史等。基于风险评估的结果，将患者分为不同的风险等级，并确定需要重点关注和护理的对象，如老年人、儿童、孕妇等（图6.1）。

2. 各种食物中毒的特点

各种食物中毒的特点见表6.3。

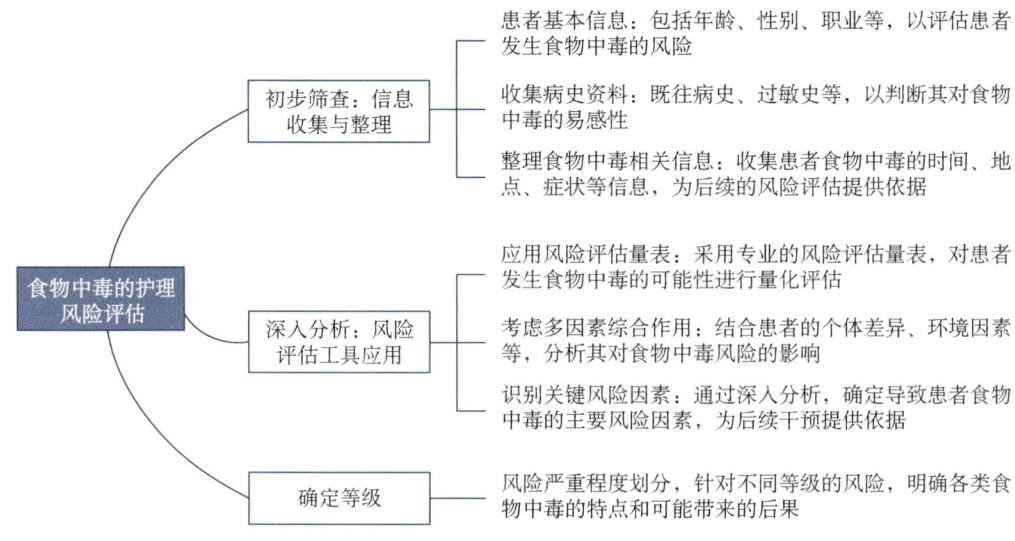

图 6.1　食物中毒的护理风险评估

表 6.3　各种食物中毒的特点

分类	临床特点
细菌性特点	1. 有明显的季节性。在夏秋季节高发，与高温、高湿的环境易于细菌生长繁殖有关 2. 李斯特菌、耶尔森菌、肉毒梭菌、椰毒假单胞菌食物中毒病死率高，可高达 20%～100% 3. 临床症状分胃肠型和神经型，以消化道症状为主。常伴有发热
化学性特点	1. 一般进食后不久发病，进食量大者，发病时间短、病情重 2. 发病常有群体性，有共同进食某种食物的病史，并有相同的临床表现 3. 无地域性、季节性和传染性 4. 剩余食物、呕吐物、血、尿等样品中可检出相应的化学毒物
动物性特点	1. 动物性食物中毒多以家庭散发为主，有一定的区域性，如河豚中毒多发生在沿海地区 2. 中毒患者知晓中毒原因 3. 潜伏期较短，临床表现因动物所含毒素不同而有较大差别
植物性特点	1. 植物性食物中毒散发多于暴发，散发多见于家庭，有时集体食堂、公共饮食业也会发生暴发 2. 一般植物性食物中毒有明显的地区性和季节性 3. 临床表现各异，救治方法不同，预后也不一 4. 除急性胃肠道症状以外，神经系统症状较为常见，抢救不及时可引起死亡
真菌性特点	1. 没有传染性和免疫性 2. 真菌生长繁殖及产生毒素需要一定的温度和湿度，因此中毒往往有明显的季节性和地区性

6.3　食物中毒护理风险防控

6.3.1　食物中毒应急处理原则

食物中毒应急处理原则见图 6.2。

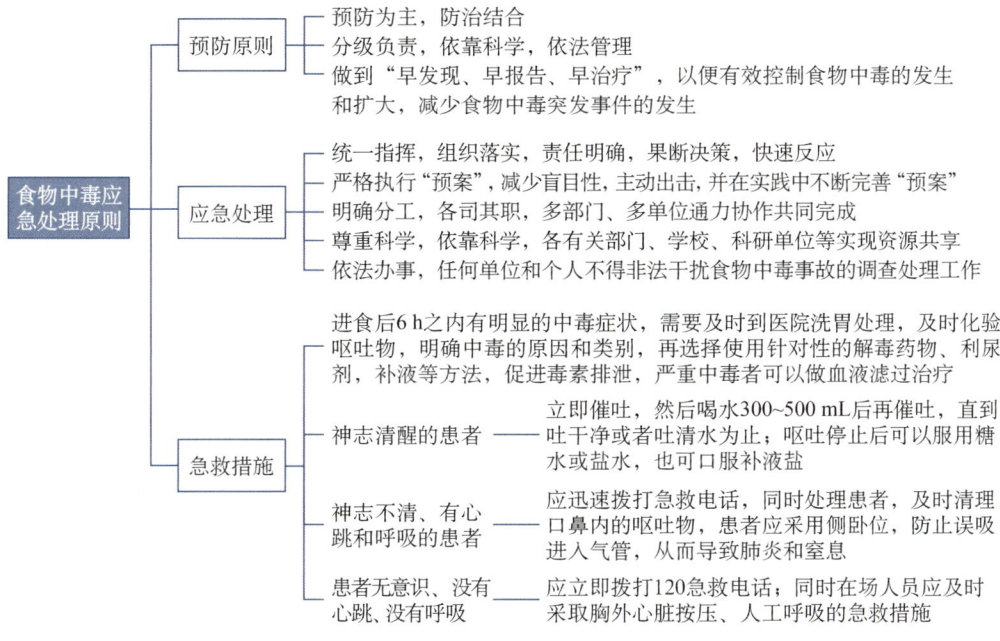

图 6.2　食物中毒应急处理原则

6.3.2　食物中毒护理风险防控管理

1. 积极组织救治患者

在调查处理食物中毒时，救治患者是首要任务。现场应及时组织人员将患者，特别是危重患者送医院治疗，并为出现特殊中毒指征的患者提出救治建议。一旦发现危重患者或大规模食物中毒事件，应及时报告卫生行政部门，以便成立医疗救治组，统一组织和指挥中毒患者的救治工作。对可疑食物中毒患者，任何医疗机构不得以任何理由拒绝、推诿或延误救治工作。

对患者的急救治疗主要措施包括：加速毒物排出，阻止毒物吸收和降低其毒性，具体方法包括催吐、洗胃、导泻等，并给予特殊的解毒药物及相应的对症治疗。

2. 饮用水的安全防范

当人员不得不在偏远地区工作，难以获得安全食物和水时，他们可能会饮用当地水源及烹饪当地食品。WHO在其饮用水质量指南中建议旅行者采取以下措施预防来自不安全水的危害和风险：如无法确保水质，请务必避免食用或使用不安全的水（包括用于刷牙）；避免使用未经高温消毒的果汁和食用未经处理的水制成的冰；避免食用可能已用不安全水清洗或制备的沙拉或其他未经烹煮的食物；饮用经过氯或碘煮沸、过滤和（或）处理过并存放在干净容器中的水；只食用符合饮用水质量的水；饮用确认安全的瓶装水，使用密封的防伪容器承装的碳酸瓶装饮料（水和苏打水）、巴氏杀菌/罐装的果汁和巴氏杀菌牛奶；饮用开水制成的并存放在干净容器中的咖啡和茶。

3. 食品安全

WHO在食品安全指南中规定了"食品安全的五个关键"（图6.3），这些关键点覆盖了为保持食品的质量和安全所需的食品准备和服务相关的食品安全领域。

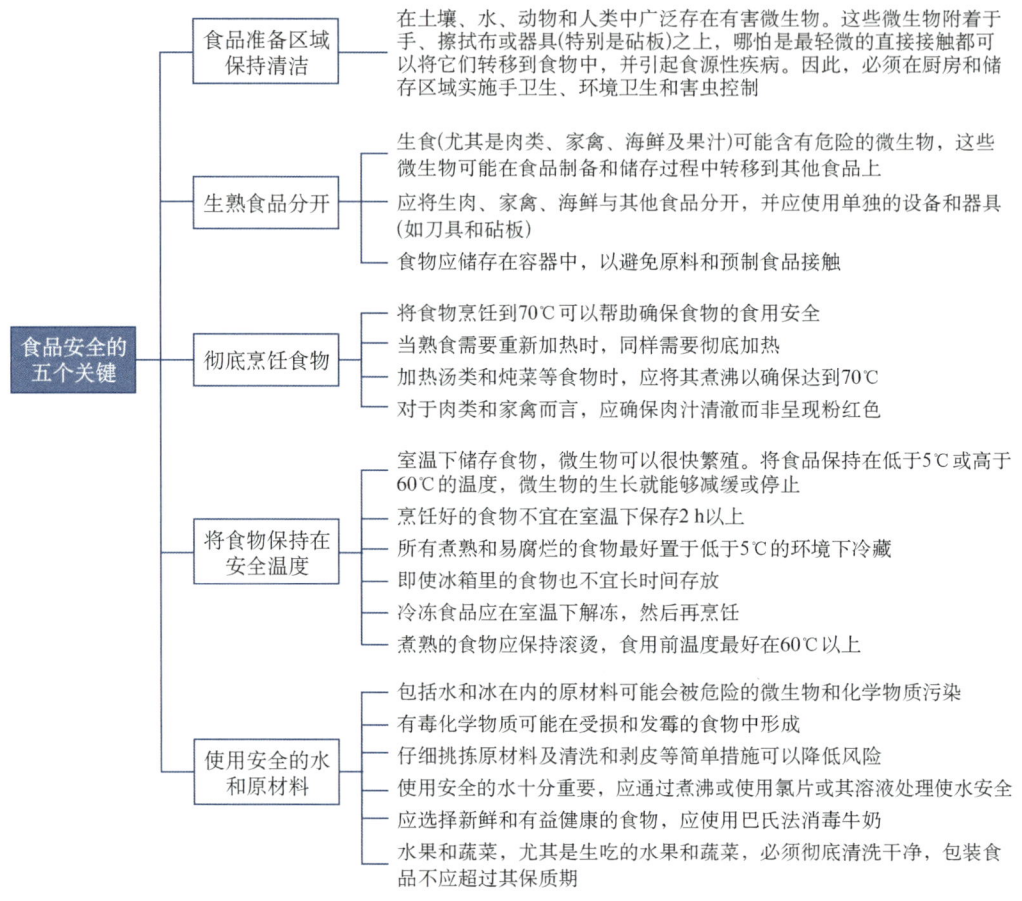

图6.3 食品安全的五个关键点

参考文献

［1］郭新彪,刘君卓.突发公共卫生事件应急指引［M］.3版.北京：化学工业出版社,2022.
［2］黄国伟,姜凡晓.突发公共卫生事件应对与处置［M］.北京：北京大学医学出版社,2016.
［3］王伟,吴菁.突发公共卫生事件医院管理实践［M］.北京：人民卫生出版社,2020.
［4］胡秀英,成翼娟.灾害护理学［M］.成都：四川大学出版社,2013.
［5］杨晓媛.灾害护理学［M］.北京：军事医学科学出版社,2009.
［6］张敏.突发公共卫生事件中职业安全与健康（医务人员和应急救援防护指南）［M］.北京：科学出版社,2020.
［7］倪大新,金连梅.突发公共卫生事件快速风险评估［M］.北京：人民卫生出版社,2015.

第 7 章
核（辐射）突发事件护理风险防控

7.1 概述

随着科学技术的不断进步，核能和放射线技术在我国的工农业生产、医疗卫生和科研等领域得到了广泛应用。这些技术在为人类带来巨大的社会效应和经济利益的同时，也存在一定的风险，一旦使用不当或安全防护不力也可能对人类造成辐射损害，甚至引发灾难性后果。根据《突发公共卫生事件应急条例》对突发公共卫生事件的定义，可以将核（辐射）突发事件理解为：由于放射性物质或其他放射源造成或可能造成严重影响或严重损害社会公众健康的突发事件。根据在不同应用领域的发生情况，可以将核（辐射）突发事件分为核突发事件、辐射突发事件和核恐怖事件三种类型。例如，1986 年苏联切尔诺贝利核电站事故、1999 年日本茨城县核燃料工厂核泄露事故，以及 2011 年日本福岛核泄漏事件。美国"9·11"恐怖事件发生后，核恐怖作为制造恐怖事件的手段之一，更是受到世界各国的普遍重视与关切。这些严酷的事实提醒我们，在重视核技术应用发展的同时，也必须更加关注核技术应用的安全问题。

核爆炸和普通爆炸之间存在两个基本区别，即爆炸规模及放射线或放射性残骸的存在形式。增强型核炸弹始于能严重破坏建筑物、汽车等民用设施的热核爆炸，但其引起的中子辐射的范围却远大于普通核弹爆炸。核爆炸能引起三种类型的损伤，包括爆炸性损伤、核热灼伤和核辐射伤，如图 7.1 所示。

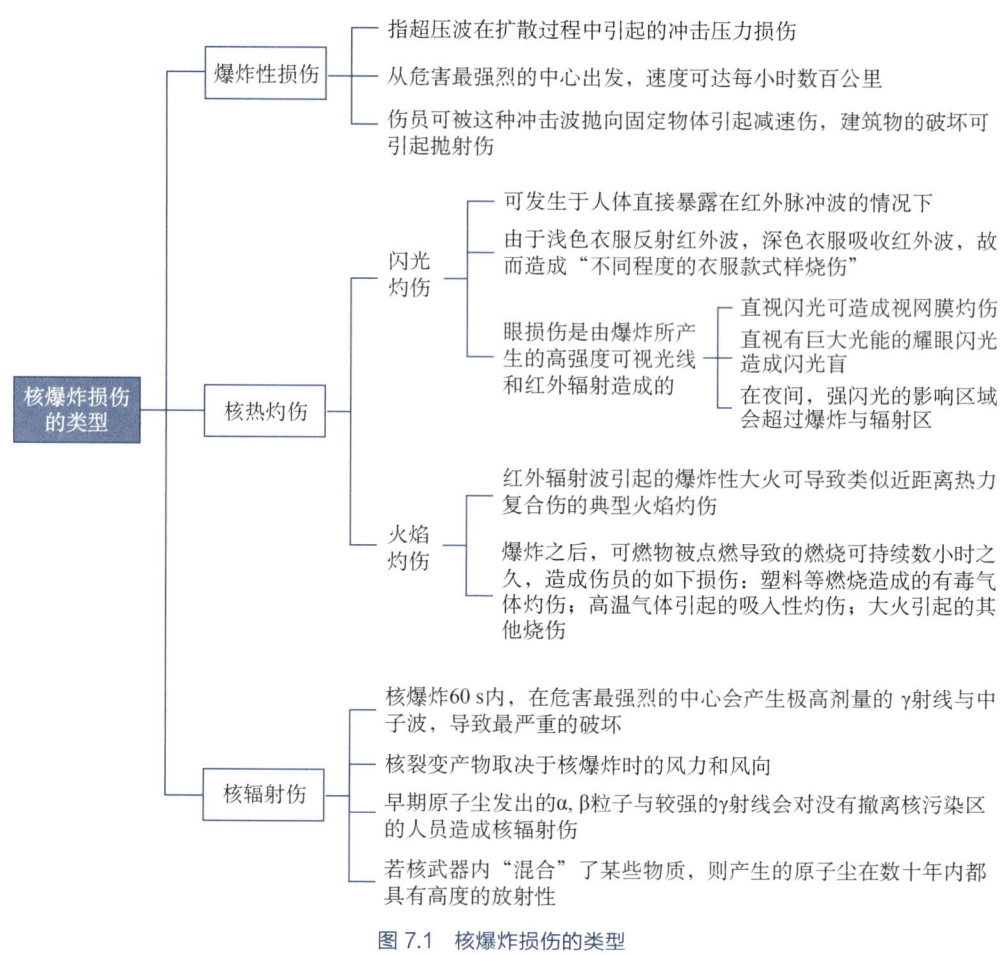

图 7.1 核爆炸损伤的类型

7.2 核（辐射）突发事件护理风险识别与评估

7.2.1 核（辐射）突发事件的识别

核（辐射）突发事件的识别见图 7.2。

7.2.2 核（辐射）突发事件护理风险评估

核（辐射）突发事件护理风险评估是一项复杂而关键的任务。通过全面评估和分析辐射源、暴露剂量、健康影响、护理资源、应急准备情况等多个方面，可以为护理决策提供科学依据，降低护理风险，保障人民群众的生命安全和身体健康。

1. 辐射源识别与分析

在核（辐射）突发事件中，首要任务是迅速识别和分析辐射源。这包括确定辐射源的类型（如核泄漏、放射性物质散落等）、强度、影响范围及可能的持续时间。通

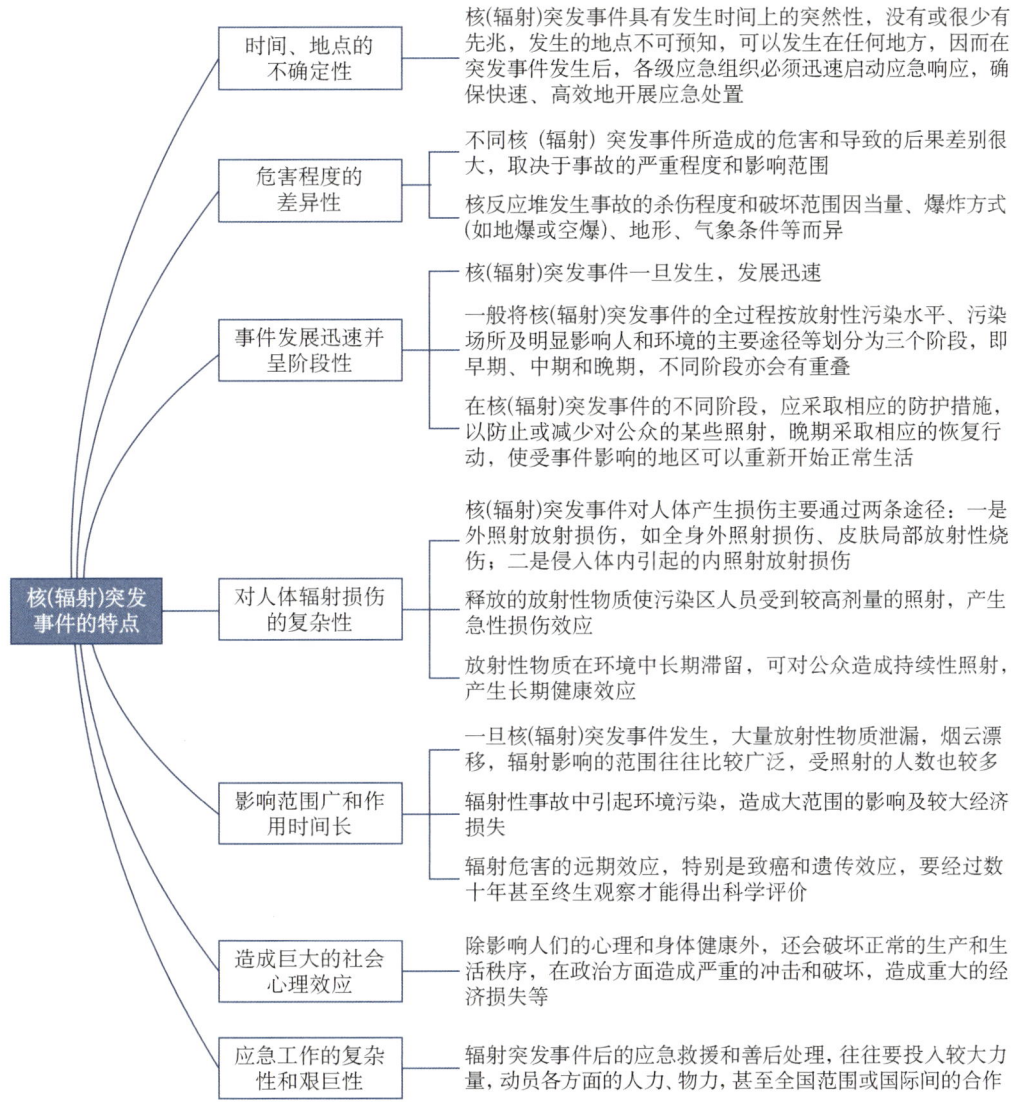

图 7.2 核（辐射）突发事件的识别

过收集现场数据、使用专业仪器监测，并结合历史数据和专家分析，可以对辐射源进行全面评估。

2. 暴露剂量评估

暴露剂量评估旨在评估个体或群体可能受到的辐射剂量。这需要考虑多个因素，如辐射源的强度、距离、暴露时间及防护措施的有效性等。通过科学计算和模型预测，可以估算出不同区域和时间段内的暴露剂量，为后续的应急响应和护理提供重要依据。

3. 健康影响预测

基于暴露剂量评估的结果，可以预测受影响人员的健康影响。这包括短期内的急性效应（如辐射病）和长期内的慢性效应（如癌症风险增加）。通过医学知识和相关模型，可以对不同暴露剂量下的人员健康风险进行量化评估，为护理决策提供科学依据。

4. 护理资源评估

在核（辐射）突发事件中，护理资源的充足和有效利用至关重要。这需要对医疗机构的护理资源进行全面评估，包括护理人员数量、专业技能、医疗设备、药品等。同时，还需要考虑如何合理调配和利用这些资源，以满足紧急护理需求。

5. 应急准备情况

应急准备情况是护理风险评估的一个重要方面。这包括应急预案的制订和实施情况、应急演练的开展情况、应急物资的储备和调配能力等。通过对应急准备情况的全面检查和分析，可以发现存在的问题和不足，及时采取措施加以改进。

6. 风险评估模型

为了更好地进行护理风险评估，可以建立风险评估模型。该模型综合考虑辐射源、暴露剂量、健康影响、护理资源及应急准备情况等多个因素，通过数学计算和统计分析，得出一个综合的风险评估结果。这有助于决策者更全面地了解风险情况，制订更为科学合理的护理方案。

7. 风险控制措施

针对核（辐射）突发事件中的护理风险，需要采取一系列风险控制措施。这包括加强个人防护、减少暴露时间、优化护理流程、提高护理效率等。通过实施这些措施，可以有效降低护理风险，保障护理工作的顺利进行。

8. 后续监测与改进

核（辐射）突发事件后的护理风险评估是一个持续的过程。需要对护理效果进行定期监测和评估，及时发现问题并采取改进措施。同时，还需要总结经验教训，不断完善护理风险评估体系和方法，提高应对核（辐射）突发事件的能力。

7.3 核（辐射）突发事件护理风险防控

7.3.1 紧急医学救护的主要任务

1. 对公众和应急救援人员进行防护

公众和应急救援人员防护措施见图 7.3。

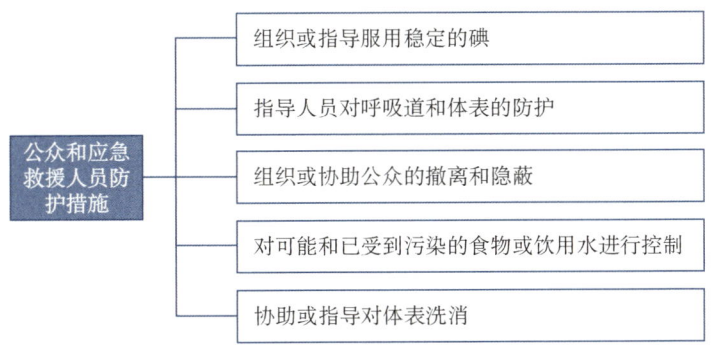

图 7.3　公众和应急救援人员防护措施

2. 对公众进行宣传教育和心理咨询

心理应激反应是人体对各种紧张刺激产生的适应性反应。在突发核与辐射事件面前，公众个体很可能会产生紧张感、不安反应和各种形式的异常应激反应。当这种情况在公众群体中蔓延开来，像流行病一样传播时，群体心理应激的负面效果就会显现。与个体心理反应相比，公众群体心理的应激可能更为严重，如同多米诺骨牌效应，一旦这种情况出现，控制极为困难，其危害可能比辐射本身导致的后果更严重。

因此，在核与辐射事件中，除了采取相应的辐射防护措施外，必须对公众群体心理的负面应激反应保持高度警惕，并采取必要的防护措施。应急医学救援人员应在有组织的情况下，向公众进行广泛的宣传和教育，帮助公众正

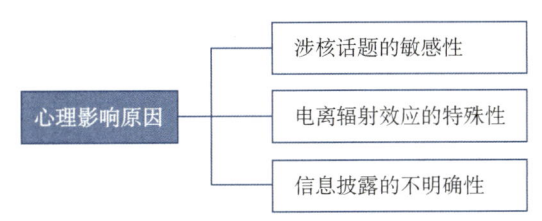

图 7.4　造成严重心理影响的主要原因

确理解射线的特点、作用、危害和防护方法，消除不必要的顾虑，减少人为的混乱和不良影响。造成严重心理影响的主要原因包括图 7.4 所示的几个方面。

3. 救治放射性损伤和放射性复合伤的伤员

在救治放射性损伤和放射性复合伤的伤员时，迅速、准确地判断伤情并采取相应的救治措施至关重要。在救护过程中，应确保伤员的安全，防止其再次受到伤害。同时，医护人员应做好个人防护，避免受到放射性物质的污染。以下是对这两种情况的详细救护措施。

1）放射性损伤的救护

（1）尽快脱离放射源：首要任务是迅速将伤员从放射源附近撤离，避免进一步受到照射。

（2）消除放射性沾染：去除伤员身上的放射性物质，防止其继续对伤员造成

伤害。

（3）保护损伤部位：对损伤部位进行必要的保护性包扎，防止外伤及各种理化刺激。

（4）消除炎症，防止感染：给予伤员适当的抗炎治疗，防止伤口感染，促进组织再生修复。

（5）针对性治疗：根据放射性烧伤的严重程度，采取不同的治疗方法。对于深部组织损伤或经久不愈的溃疡，可能需要手术治疗，如切除坏死组织、缝合、植皮或皮瓣移植等。

（6）全身性治疗：如伤员同时伴有全身性放射损伤（放射病），应进行局部治疗与全身治疗相结合的综合治疗。

2）放射性复合伤的救护

放射性复合伤是指放射性损伤与其他类型损伤（如烧伤、冲击伤等）同时或相继发生的情况。在救护措施上，除了考虑放射性损伤的处理外，还需兼顾其他类型损伤的救治。

（1）现场紧急救护：迅速而安全地从事故现场抢救伤员，关闭辐射区，并立即电话报告给防护组或救援中心。

（2）污染伤口处理：用大量清水清洗污染伤口，以减少放射性核素在伤口处的滞留和吸收。根据放射性核素的种类，可采用不同的冲洗剂进行冲洗。当探测仪显示污染已经不明显时，方可进行手术切除污染伤口，并将切除的组织进行监测计数或放化分析、放射自显影等检测，记录污染核素的类型。

（3）迅速脱离放射沾染区：将伤员迅速带离放射沾染区，避免继续受到放射性物质的照射。

（4）局部洗消：对皮肤暴露部位进行局部洗消，以去除沾染的放射性物质。同时用水清洗鼻孔及口腔，并戴上防护口罩，以减少放射性物质的吸入和食入。

（5）催吐与排痰：采取催吐和排痰措施，以减少放射性物质在体内的吸收和分布。

（6）综合治疗：综合应用各类多发伤的救治原则，对伤员进行全面、系统的治疗。

4. 做好卫生防疫工作

核事故发生后，卫生防疫工作显得至关重要，它直接关系到公众的健康和社会的稳定。以下是核事故发生后卫生防疫工作的主要内容和措施。

（1）加强环境监测，了解放射性物质在环境中的分布情况，以便采取相应的防护措施。

（2）对食品和饮水进行严格监测，确保其放射性水平符合国家标准，防止放射性物质污染导致的食品安全问题。

（3）加强对传染病疫情的监测和预警，及时发现并控制疫情传播，防止疫情扩散。

（4）开展健康教育工作，提高公众的防护意识和自我保护能力，减少不必要的恐慌和风险。

（5）对过量受照人员进行长期医学随访，评估其健康状况，并提供必要的医疗支持。建立健康档案，记录受照人员的健康数据和随访情况，为科学研究提供依据。

7.3.2 核与辐射救治基地环境布局

核与辐射救治基地应当包含洗消病房和核素治疗病房两个功能区域。由于存在内、外照射和环境污染等放射防护问题，基地的建筑设计不仅要满足使用和管理的需求，还必须符合放射防护的要求。具体内容包括正确选址、病房的合理布局、内部设施及附属设施应符合放射防护要求等。在获得所在地区卫生、公安、环保部门的同意后，需上报省卫生、公安、环保部门进行验收，验收合格后，基地方可正式启用。图 7.5 为核与辐射救治基地环境布局。

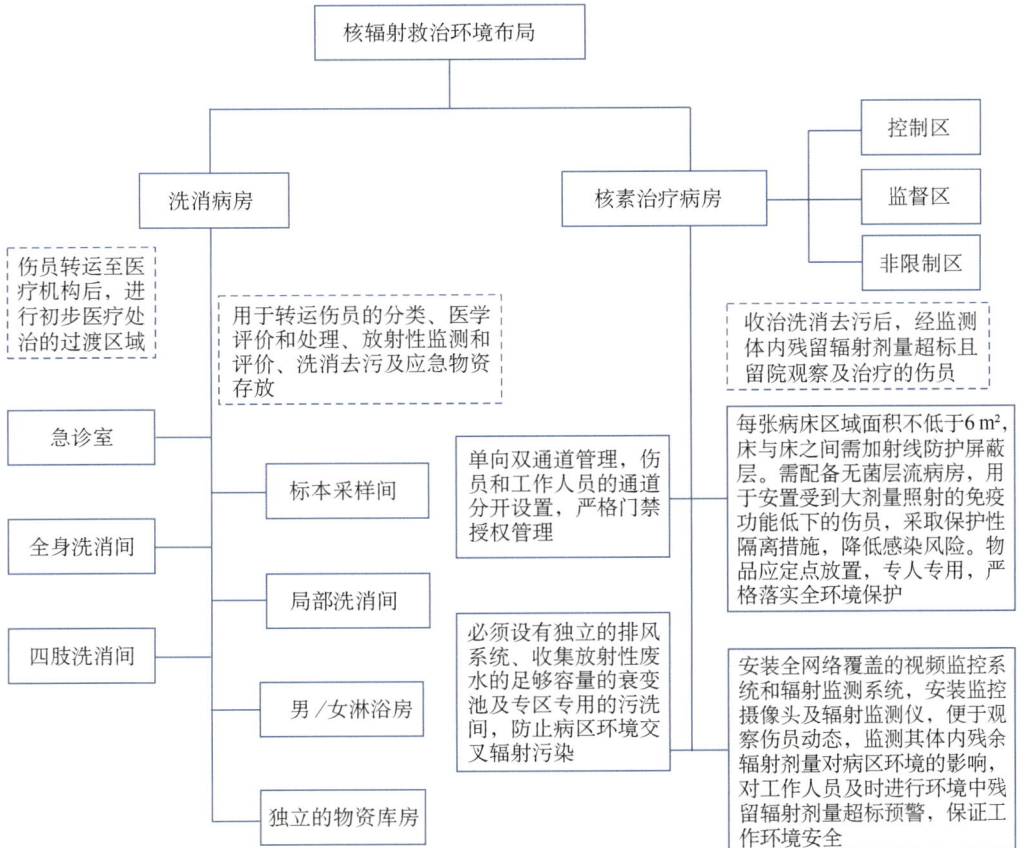

图 7.5　核与辐射救治基地环境布局

7.3.3 核与辐射救治物资的准备

在核与辐射应急医学救援过程中，所需要的物资种类繁多，因此必须设立独立的库房进行存放，并安排专人负责保管。应建立物资管理文件夹，对库房内的物资种类和数量进行清点和记录，并做好出入库登记工作，以确保财产安全。同时，需收集各类设备的操作流程说明、故障排除说明及维护保养说明，并将这些资料整理成册，以便用于培训和学习（表7.1）。

表 7.1 核与辐射救治物资准备列表

项目	内容	物资管理风险防控注意点
常用医疗仪器设备	呼吸机	按需准备，定点放置，处于备用状态
	抢救车	
	基数药品	
辐射监测防护仪器装备	自读式个人剂量计	按需采购后均由工程师安装调试，定期维护保养，处于备用状态，并组织培训
	辐射巡测仪	
	表面污染监测仪	
	全身污染监测设备	
	洗消设备	
个人防护装备	防护服	按种类、型号分类放置，标识清晰，方便取用
	护目镜	
	防护面具	
	胶鞋	
	手套	
药物储备	常规用药	按功效归类放置，定点放置，处于备用状态。在库房存放足够备用药量，置于库房阴凉处，定期清点
	急救所需药物	
	去污试剂	
	促排特效药	
	实验室生物学检测所需的试剂	
通用物资	对讲机	医院后勤科负责调配，及时送达专用库房统一存放
	可移动担架床	
	轮椅	
	换洗衣物	
	拖鞋	
	淋浴用品	

7.3.4 洗消病房的护理防控

洗消病房采用功能制护理防控管理模式，负责落实伤员入院后的初步安置和处理工作,具体可分为伤情分检组、采样组、污染物品处置组、洗消去污组、辐射污染再监测组、伤员转运组、心理辅导组。根据伤员的具体情况,应合理安排洗消岗医生和洗消岗护士人数,医护与患者比例应为1∶2。通常情况下,在控制严重事故和抢救生命的过程中,核与辐射应急工作人员受到的最大有效辐射剂量不应超过0.5 sv。同时,所有应急救援工作人员必须严格控制连续工作时间,并在必要时进行轮岗(图7.6)。

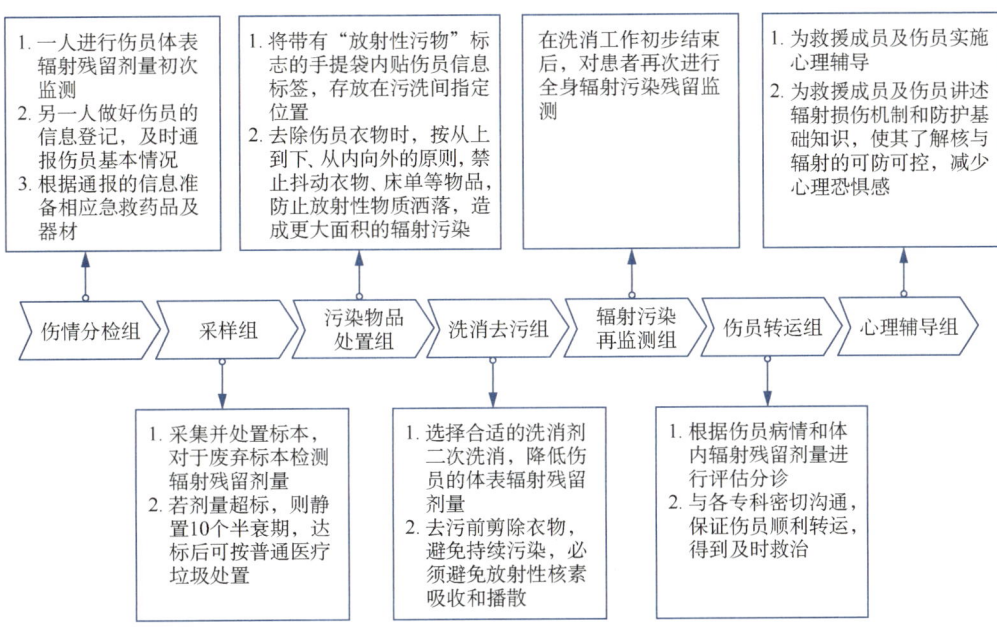

图7.6 洗消病房的护理防控管理模式

7.3.5 急性放射性疾病的护理防控

急性放射病是指机体在短时间内受到大剂量(＞1 Gy)电离辐射照射所引起的全身性疾病。外照射和内照射都可能导致急性放射病,但以外照射为主。通过测定受照物理剂量和生物剂量,预估较为准确的数值,是判断病情的主要依据。

1. 患者评估与监测

对患者的评估与监测包括详细了解患者的病史、暴露剂量和临床表现,评估患者的生命体征、意识状态和皮肤完整性等。同时,对患者进行持续监测,包括体温、脉搏、呼吸、血压等,并观察可能出现的放射性损伤的症状和体征。

2. 隔离与防护措施

患者必须采取严格的隔离和防护措施,安置于专用隔离病房,并限制人员进出以确保空气流通。护理人员需穿戴专用防护服、手套、护目镜等个人防护设备,以防止放射性物质的直接接触和吸入。

3. 药物与治疗管理

药物治疗是重要的治疗手段之一，护理人员需要熟练掌握各种药物的使用方法、剂量和注意事项等，确保患者按时、按量服药。同时，密切关注患者的治疗效果和不良反应，及时调整药物使用方案。

4. 心理支持与安抚

急性放射性疾病可能给患者带来极大的心理压力和恐惧。护理人员需关注患者的心理状态，提供必要的心理支持和安抚。通过与患者沟通、解释病情、介绍治疗方案等，帮助患者树立战胜疾病的信心，缓解焦虑和恐惧情绪。

5. 并发症预防与应对

按照受辐射照射剂量的大小，急性放射病可分为骨髓型、肠型和脑型三种类型。肠型放射病和脑型放射病的病死率极高，有时受照几小时内即死亡。急性放射性疾病的并发症较多，如感染、出血、胃肠道反应等。骨髓型急性放射病的主要并发症是造血功能障碍，其严重程度决定感染和出血等并发症的发生和发展，贯穿病程始终。骨髓型急性放射病的病程具有明显的阶段性，临床经过可分为四期：初期、假愈期、极期和恢复期（表7.2）。

表 7.2 造血功能障碍的临床分期

分期	时间	临床表现	护理防控要点
初期	受照后当天至第5天	受照后数小时内，患者可出现头昏、乏力、食欲减退、恶心和呕吐等症状	1. 早期使用抗放药物、辐射防治药物等，可减轻辐射损伤 2. 预防感染，全程实施全环境保护 3. 建立中心静脉通道对症治疗 4. 保持患者安静休息和情绪稳定 5. 极重度患者进行造血干细胞移植
假愈期	受照后5~20天	除稍感疲乏外，其他症状均明显减轻或消失，但外周血白细胞和血小板计数会进行性下降	1. 密切观察患者病情变化、有无出血倾向 2. 保护造血功能，对症治疗，重度患者可少量输血并做好输血护理 3. 监测患者体温变化，预防感染，发现异常及时报告医生处理 4. 鼓励患者多进食高热量、高蛋白、高维生素并易消化的食物，极重度患者可静脉补充营养
极期	受照后20~35天	患者发生感染和出血，伴有胃肠功能紊乱、造血功能严重障碍、骨髓增生程度低下或极度低下	1. 密切观察患者出血情况，同时积极预防出血 2. 预防感染 3. 观察患者疼痛的部位、性质及持续时间，应用止痛药和镇静剂 4. 保持静脉管路通畅，定期维护，予以静脉营养支持，保持水、电解质平衡，纠正酸中毒，促进造血功能恢复 5. 多与患者交流，帮助其认识疾病，解除顾虑，配合治疗。对于心理问题严重的病例，重点交班，必要时进行心理干预，防止患者过激行为

续表

分期	时间	临床表现	护理防控要点
恢复期	受照后35~60天	患者的自觉症状逐渐减轻或消失，生命体征恢复正常	1. 加强营养，调整饮食结构，帮助体力恢复 2. 根据患者的肢体情况，制订每日活动计划，促进造血系统的恢复 3. 避免劳累，预防感冒和再感染

6. 护理记录与沟通

护理人员需详细记录患者的病情变化、护理措施的执行情况、药物使用效果等，为医生的诊断和治疗提供依据。同时，护理人员要加强与其他医护人员的沟通，确保信息能够及时传递和共享。

7. 护理防控课程建设培训与应急准备模拟演练

针对急性放射性疾病的护理，护理人员必须具备较高水平的专业知识和应急能力。因此，需要定期开展相关培训和模拟演练，这有助于提高护理人员的专业水平和应急响应能力。同时，必须做好应急准备工作，确保在突发事件发生时能够迅速且有效地应对。

8. 质量监控与改进

质量监控与改进是急性放射性疾病护理风险管理的重要环节。通过定期对护理工作进行检查和评估，可以及时发现问题和不足，并采取相应措施进行改进。此外，还需不断完善护理工作流程和操作规程，以提升护理质量和服务水平。

参考文献

［1］郭新彪，刘君卓.突发公共卫生事件应急指引［M］.3版.北京：化学工业出版社，2022.
［2］黄国伟，姜凡晓.突发公共卫生事件应对与处置［M］.北京：北京大学医学出版社，2016.
［3］王伟，吴菁.突发公共卫生事件医院管理实践［M］.北京：人民卫生出版社，2020.
［4］胡秀英，成翼娟.灾害护理学［M］.成都：四川大学出版社，2013.
［5］杨晓媛.灾害护理学［M］.北京：军事医学科学出版社，2009.
［6］张敏.突发公共卫生事件中职业安全与健康（医务人员和应急救援防护指南）［M］.北京：科学出版社，2020.
［7］倪大新.金连梅突发公共卫生事件快速风险评估［M］.北京：人民卫生出版社，2015.
［8］陈晓华.非战争军事行动中军人群体心理应激及心理防护策略［J］.社会心理科学，2009，24（2）：136.

第 3 篇
Chapter Three

城市公共卫生事件常见创伤疾病护理风险防控

　　城市突发公共事件是城市复杂系统中易被不断放大的难控因素,具有系统性、复杂性、突发性和放大性等特征。它们是城市固有属性之一,代表了在特定城市领域内可能性的耦合。在过去十年中,全球范围内发生了许多灾难和重大紧急情况,深刻影响了数百万人的生活,并对人们的生命安全和身体健康构成了严重威胁。在灾害中,创伤(trauma)疾病的发生率最高,常涉及多个部位和器官。在医学领域,创伤通常是指由外部力量导致的损伤,包括但不限于机械性损伤,还可能包括热力、电力、放射、心理等其他因素。创伤可引发机体一系列局部和全身性防御性反应,以维持内环境稳定。全身反应,即全身性应激反应,是致伤因素作用于机体后引起的一系列神经内分泌活动增强,引发各种功能和代谢改变的过程,这是一种非特异性应激反应。创伤往往直接威胁到个体的生命安全,尤其是严重创伤,如颅脑损伤、心脏或大血管损伤等。有些创伤疾病虽不致命,但可能导致永久性或暂时性的身体功能障碍,例如脊柱损伤导致的截瘫、骨折导致的行动不便等。创伤疾病不仅造成身体伤害,还可能引发心理创伤,如创伤后应激障碍(post-traumatic stress disorder,PTSD)、焦虑、抑郁等心理健康问题。灾害发生时,护理人员总是作为救灾防灾的重要一环,利用护理知识帮助伤员恢复身心健康。

本篇旨在探讨城市公共事件中常见的创伤疾病,包括颅脑损伤、脊柱骨折和脊髓损伤、胸部创伤、腹部创伤、泌尿系统损伤、骨盆及四肢骨折、肢(指)离断伤、挤压伤和挤压综合征、多发伤、复合伤等多种创伤类型的护理及风险防控。通过引入相关疾病案例,系统阐述疾病概述、发病机制及临床特征等,为护理评估及护理诊断提供临床证据。临床实践核心内容包括现场急救护理、敏感指标观察、专科护理及护理风险管理四大部分。这一全面的体系旨在帮助一线护士在学习基础阶段就接触到相关知识,为我国城市公共事件应急救援提供针对性的学习内容和课程支持,并确保在灾害应对过程中提供最高水平的护理。

第 8 章
颅脑损伤护理及风险防控

【案例分析】

病例介绍：患者，男，60岁，在城市交通事故中头部受伤，随即陷入昏迷状态。被紧急转运至当地医院急诊科救治。

入院查体：神志昏迷，T 38.4℃，P 122 次/min，R 36 次/min，BP 105/68 mmHg，双侧瞳孔等大等圆，直径 3～5 mm，对光反射迟钝，"熊猫眼"，双眼见脓性分泌物，四肢肌张力高，反复抽搐伴肌震颤。

辅助检查：头颅 CT 示左侧额叶脑挫裂伤，右颞叶硬膜下血肿。

诊断：创伤性脑挫裂伤、创伤性硬膜下血肿。

8.1 概述

颅脑损伤是指外力直接或间接作用于头部，导致脑组织器质性损伤的病症。常见原因包括交通事故、坠落、暴力伤害和突发自然灾害等。在城市突发公共事件中，颅脑损伤是一种常见的严重伤害，占全部创伤的 17%～23%，仅次于四肢损伤，具有较高的致残率及死亡率。颅脑损伤的分类如下。

（1）按损伤组织层次：可分为脑损伤、颅骨损伤、头皮损伤。

（2）按颅腔是否与外界相通：可分为开放性颅脑损伤和闭合性颅脑损伤。

（3）按脑组织损伤的类型：可分为原发性颅脑损伤和继发性颅脑损伤。

（4）按损伤程度：可分为轻型、中型和重型。

8.2 颅脑损伤护理评估与诊断

1. 意识障碍

与外伤引起的脑出血有关。

2. 清理呼吸道无效

与脑损伤后意识障碍导致的咳嗽反射减弱或消失有关。

3. 躯体移动障碍

与意识障碍和疼痛等因素有关。

4. 脑组织灌注量改变

与颅内压升高、出血、失液等因素引起的循环血量不足有关。

5. 体温过高

与体温调节中枢受损有关。

6. 营养失调（低于机体需要量）

与颅内压增高导致的恶心、呕吐和进食障碍有关。

7. 知识缺乏

缺乏脑外伤康复相关知识等。

8. 潜在并发症

包括颅内感染、脑疝、压疮及肌肉萎缩。

8.3 颅脑损伤护理及风险防控

8.3.1 现场紧急救治

现场救治是颅脑损伤抢救过程中至关重要的环节，其处理是否得当会直接影响患者的预后。现场救治的要点详见图8.1。

8.3.2 密切观察病情变化

当患者出现意识改变、生命体征波动、神经系统症状或体征变化、颅内压升高等风险迹象时，护理人员应立即向医生汇报，并根据医嘱及时采取相应的护理防控措施（图8.2）。

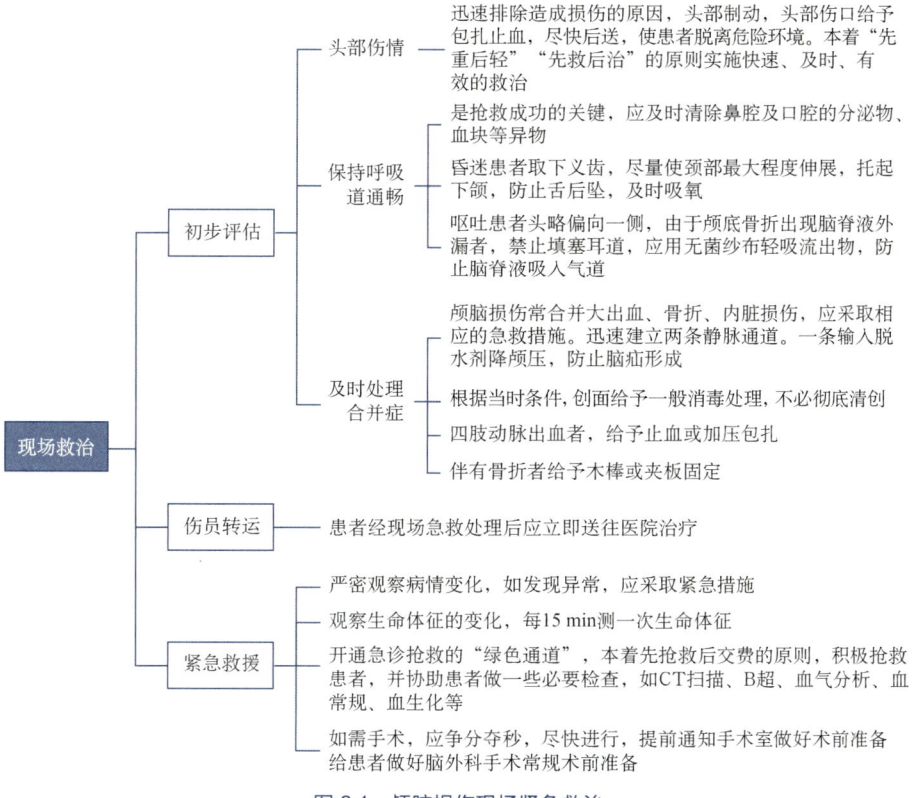

图 8.1　颅脑损伤现场紧急救治

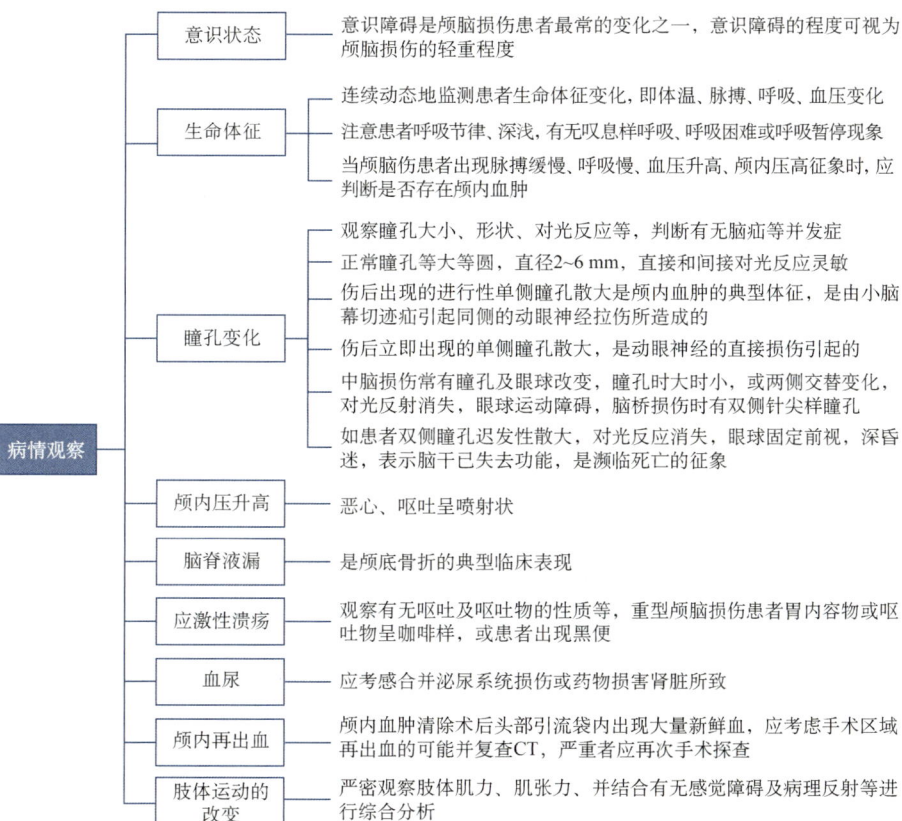

图 8.2　颅脑损伤病情观察要点

8.3.3 颅脑损伤的专科护理管理

1. 昏迷患者的护理

昏迷患者的护理中,保持呼吸道通畅和维持呼吸道功能是首要任务,同时还需注意口腔和角膜的护理。昏迷患者的护理要点详见图8.3。

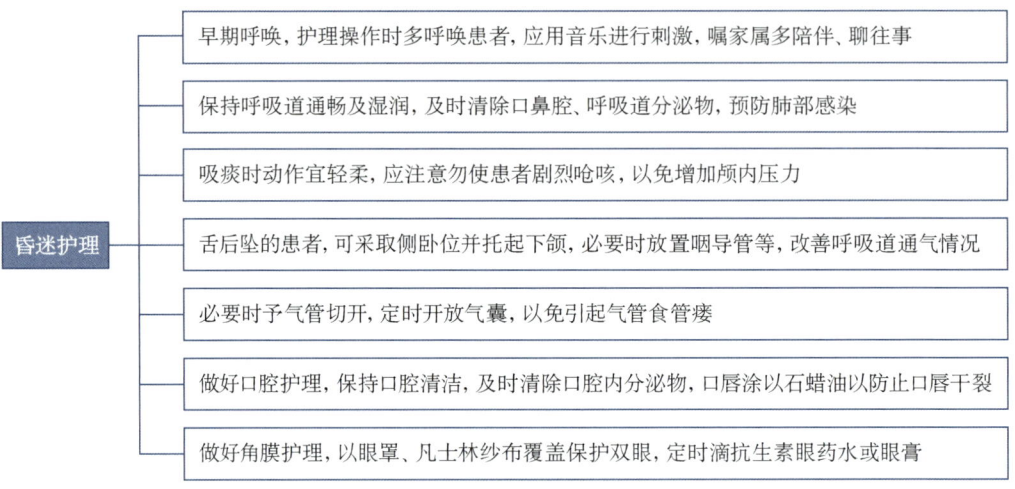

图 8.3 昏迷患者护理

2. 躁动护理

躁动是颅脑损伤患者术后常见的并发症之一,通常发生在患者从清醒到昏迷或从昏迷到清醒的过渡期间。躁动不安是颅脑损伤患者早期常见的临床表现。引起躁动的因素很多,主要包括:脑挫裂伤、脑水肿、颅内血肿和脑肿胀等原因导致的颅内高压;呼吸道不畅所致的缺氧;尿潴留引起的膀胱过度充盈;以及呕吐物或大小便浸渍衣被等。当患者突然从安静转为躁动或从躁动转为安静嗜睡状态时,应提高警惕,观察是否有伤情恶化的迹象。对于躁动严重的患者,可适当采取保护性约束,并注意保护患者皮肤,避免皮肤损伤。必要时,根据医嘱使用镇静剂。同时,应管理治疗环境,包括减少噪声和光线刺激、提供舒适的床铺和设施、确保安全性等。

3. 癫痫护理

癫痫是颅脑损伤患者常见的临床表现。对于癫痫大发作或癫痫持续状态的患者,除了立即给予抗癫痫或镇静药物治疗外,还应立即解开患者的衣扣和裤带,使头部偏向一侧以保持呼吸道通畅,清除呼吸道分泌物;持续吸氧;将纱布包裹的压舌板垫在患者上下牙之间,防止其咬伤舌及颊部,并避免舌后坠影响呼吸,防止窒息。注意保护患者,避免碰伤。避免用力过猛,防止患者肌肉撕裂、骨折或关节脱位。出院时,应告诫患者避免单独外出,不宜攀高、骑行、驾驶、游泳等。

4. 脑脊液漏护理

对于脑脊液漏的患者，应防止逆行性颅内感染，并促进漏口尽早闭合。发生脑脊液漏后，患者需保持绝对卧床，并根据脑脊液漏发生部位采取适当的体位管理。脑脊液鼻漏患者应取仰卧位，禁止头部偏向两侧，并将床头抬高30°，及时清理脑脊液。脑脊液耳漏患者应将头部偏向患侧，以防脑脊液倒流引发颅内感染，导致不良预后。枕上垫无菌巾，及时清除鼻前庭或外耳道血迹或污垢，定时用盐水擦洗，用乙醇消毒，防止液体逆流。在鼻前庭或外耳道放置干棉球，浸透脑脊液后及时更换，并记录24 h漏出量。严禁外耳道或鼻腔冲洗；严禁挖耳、擤鼻；严禁用力擤鼻涕或屏气；严禁经鼻放置胃管或经鼻吸痰；避免打喷嚏或连续咳嗽；保持大便通畅，勿用力排便，以免颅内压骤然升高或降低，使空气逸入颅内，引起外伤性气颅或颅内感染。

5. 消化道出血护理

当患者胃内容物呈咖啡色，或出现柏油样大便、腹胀、肠鸣音亢进；严重者常伴有血压下降、心率加快、尿量减少等休克体征时，提醒胃肠道出血，这是病情加重的表现。除了全身用药、输血等治疗外，还可口服止血药，同时立即进行胃肠减压，并密切观察出血情况，做好抢救准备。

6. 营养护理

颅脑损伤后或术后1～2天内，患者应禁食，给予静脉营养。待肠鸣音恢复后，可采用鼻饲给予高蛋白、高热量、高维生素且易消化的流质饮食。当吞咽反射恢复后，可开始练习喂食，先饮少量开水，逐渐过渡到流质或半流质饮食。食物种类逐渐增加，使胃肠功能逐渐恢复，防止消化不良或严重腹泻。

7. 康复护理

早期中枢神经损伤具有较大的可塑性，适合对患者进行康复功能训练，以加快其大脑组织中侧支循环的建立速度，促进损伤处周围脑细胞的重组代谢。同时，这有助于促进患者肢体功能的恢复，帮助其早日回归正常生活。分析患者的意识状态，若已经恢复，结合患者的实际情况制订合理的康复计划。护理人员可剪辑康复训练的视频，整理后供患者学习。在此期间，护理人员应与家属沟通并给予鼓励，使患者能够参与到康复训练中。在实际训练过程中，先对患者实施床上的被动训练，然后逐渐转变为主动训练，结合患者的恢复情况，鼓励其下床运动，促进机体恢复。

8.3.4 护理风险管理

重症颅脑损伤患者的病情复杂且充满不确定性，可能导致多种并发症风险，如肺部感染、压力性损伤和颅内感染等。在严重情况下，这些并发症甚至可能危及患者的生命安全。因此，有效地实施并发症的护理风险管理至关重要（图8.4）。

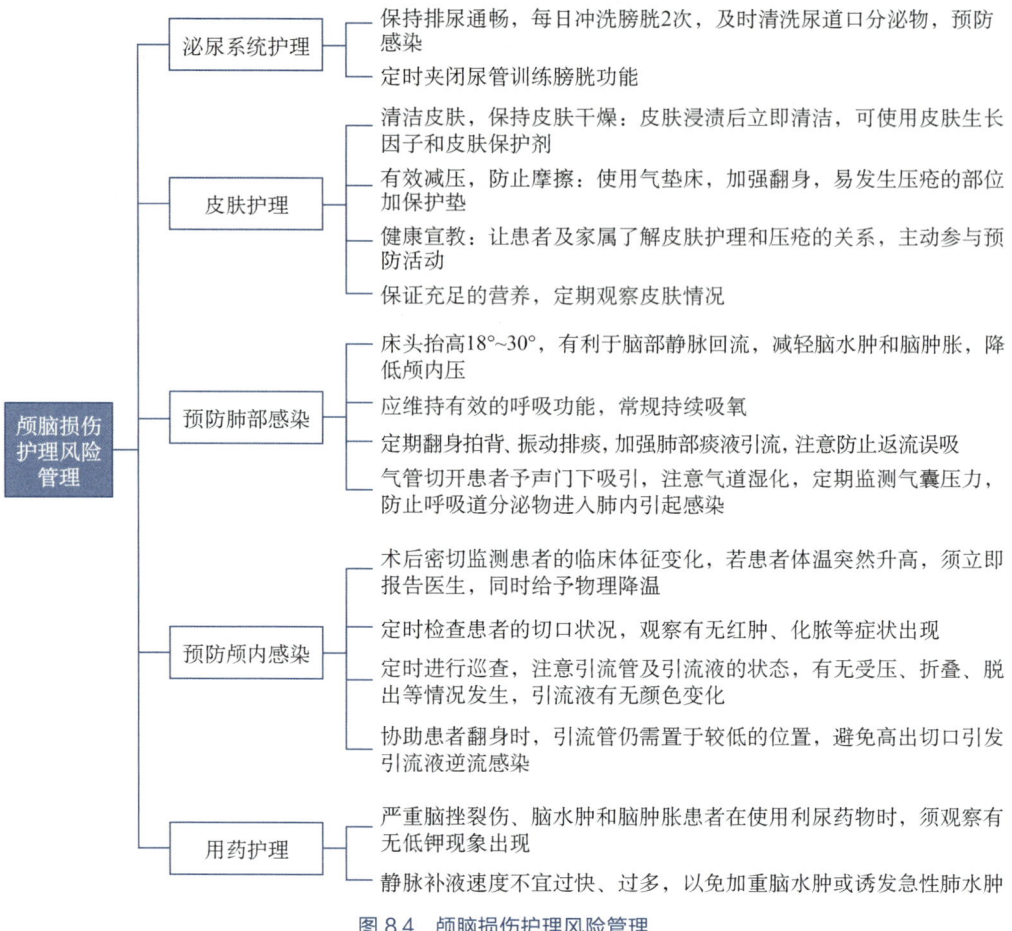

图 8.4 颅脑损伤护理风险管理

参考文献

[1] 杨晓媛.灾害护理学[M].北京：军事医学科学出版社，2009.
[2] Lynda Juall Carpenito-Moyet.护理诊断手册[M].景曜，译.西安：世界图书出版社，2008.
[3] 陈姿妃，林芝.苏醒期专项护理在预防全麻腹腔镜手术患者苏醒期躁动低体温及恢复期寒战的应用研究[J].中国药物与临床，2020，20（1）：135-137.
[4] EgerodI, Poulsen I, Langhorn L, et al. Assessment, andouteomes in longitudinal research on sleep disturbance anda&itation in TBI rehabilitation: lessons learned and futureconsideratons[J]. Brain Inj, 2021, 35 (12-13): 1616-1623.
[5] 陈玉玲.创伤性颅脑损伤患者神经功能障碍的护理干预措施和效果观察[J].现代护理医学杂志，2022，1（6）：172-174.
[6] 徐彤.患者术后颅内感染预防及护理的研究进展[J].临床医药文献电子杂志，2020，7（42）：195.
[7] 张社敏.临床护理路径在重症颅脑损伤护理中的应用研究[J].临床护理进展，2024，3（1）：49-51.
[8] 周映莲.整体护理在重症颅脑损伤护理中的应用效果观察[J].当代护理，2024，5（4）：109-111.
[9] 胡秀英，成翼娟.灾害护理学[M].成都：四川大学出版社，2013.
[10] 李乐之，路潜.外科护理学[M].6版.北京：人民卫生出版社，2017.
[11] 赵丽，李秋柔.预见性护理与优质护理应用于重型颅脑损伤护理中的效果观分析[J].国际护理学研究，2024，6（2）：18-20.

[12] 张凤平, 丁艮晓, 梅洁, 等. 体位管理联合阶段式康复护理在颅脑损伤合并脑脊液漏患者中的应用[J]. 临床医学工程, 2023, 30(5): 663-664.

[13] 中国神经科学学会神经损伤与修复分会. 脑损伤神经功能损害与修复专家共识[J]. 中华神经创伤外科电子杂志, 2016, 2(2): 100-104.

[14] 苗倩文, 潘薇, 张婷. 集束化护理方案在颅脑损伤躁动患者中的应用[J]. 齐鲁护理杂志, 2024, 30(14): 20-22.

第 9 章
脊柱骨折和脊髓损伤护理及风险防控

【案例分析】

病例介绍：患者,男,35岁,在城市火灾灾害中从约6米高的脚手架坠落。坠落后立即出现双下肢无力,无法站立和行走,同时伴有剧烈的腰背部疼痛。

入院查体：T 38.5℃,P 110 次/min,R 22 次/min,BP 100/70 mmHg,双下肢肌力均为0级(完全瘫痪),脐下平面以下的皮肤触觉和痛觉消失,膝反射和踝反射消失,巴宾斯基征阳性(双侧),腰椎区明显压痛,脊柱轴线不正。

辅助检查：影像学检查显示 L_1 椎体爆裂性骨折,骨片突入椎管,导致脊髓受压。

诊断：腰椎 L_1 椎体爆裂性骨折。

9.1 概述

创伤性脊柱脊髓损伤(traumatic spinal cord injury,TSCI)通常与地震、爆炸等灾难相关。脊柱骨折包括颈椎、胸椎、胸腰段及腰椎的骨折,占全身骨折的5%~6%,其中胸腰段骨折最为常见。脊柱骨折可能并发脊髓或马尾神经损伤,这些并发症可能导致严重残疾甚至危及生命。大多数脊柱骨折由间接暴力引起,少数由直接暴力所致。间接暴力常见于从高处坠落时头、肩、臀或足部着地,由于地面对身体的阻挡作用,导致暴力传递至脊柱,从而造成骨折。直接暴力所引起的脊柱骨折多见于战伤、爆炸伤或直接撞击伤等。

依据受伤时颈椎的位置（前屈、直立和后伸），颈椎骨折可分为屈曲型损伤、垂直压缩型损伤、过伸损伤和齿突骨折四种类型。依据骨折的稳定性，胸腰椎骨折可分为稳定性骨折与不稳定性骨折；依据骨折形态可分为压缩骨折、爆裂骨折、Chance 骨折和骨折-脱位。

脊髓损伤是脊柱骨折的严重并发症之一，椎体移位或碎骨片突入椎管内，可能导致脊髓或马尾神经不同程度的损伤。胸腰段损伤可能导致下肢感觉与运动障碍，这种情况称为截瘫；而颈段脊髓损伤后，双上肢也可能出现神经功能障碍，这种情况称为四肢瘫痪。

9.2　脊柱骨折和脊髓损伤护理评估与诊断

1. 低效性呼吸型态

与脊髓损伤、呼吸肌无力、呼吸道分泌物排出不畅有关。

2. 体温过高或体温过低

体温调节异常与脊髓损伤、自主神经系统功能紊乱有关。

3. 尿潴留

与脊髓损伤，逼尿肌无力有关。

4. 便秘

与脊髓神经损伤、液体摄入不足、饮食和活动受限等因素有关。

5. 皮肤完整性受损风险

与肢体感觉和活动障碍相关，增加了皮肤受损的风险。

6. 身体形象障碍

与受伤后躯体运动障碍或肢体萎缩变形相关，可能导致身体形象紊乱。

7. 潜在并发症

包括脂肪栓塞综合征、下肢深静脉血栓和坠积性肺炎。

9.3　脊柱骨折和脊髓损伤护理及风险防控

9.3.1　紧急救援

脊柱损伤病情严重且复杂，因此，需做好急救护理，保证患者生命安全。正确的现场施救对于减少伤员的残疾风险和提升救治效果具有重要意义（图 9.1）。

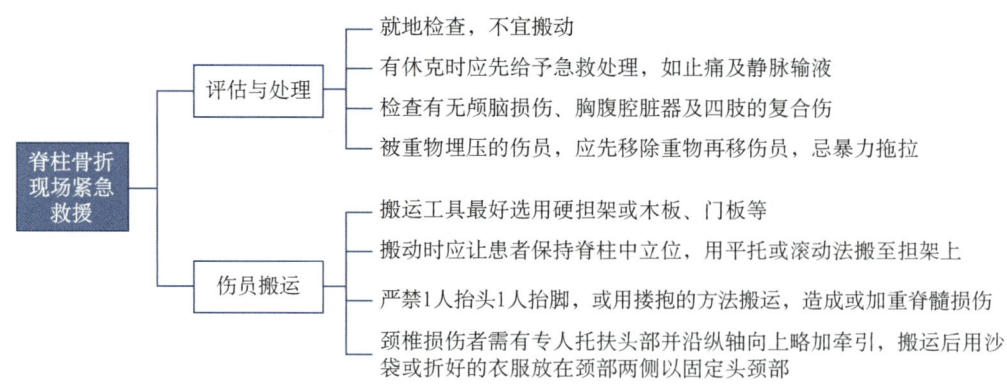

图 9.1 脊柱骨折现场紧急救援

9.3.2 密切观察病情变化

应密切监测患者的生命体征、神志、肢体感觉、运动及反射等功能变化，以识别潜在风险。一旦发现脊髓休克的迹象，应立即通知医生，并根据医嘱采取相应的护理风险干预措施（图9.2）。

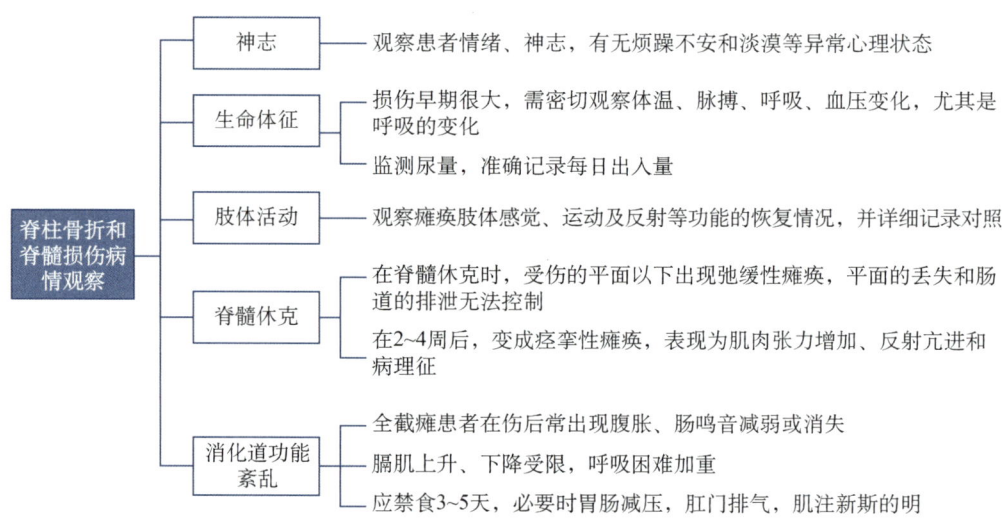

图 9.2 脊柱骨折和脊髓损伤病情观察

9.3.3 脊柱骨折和脊髓损伤专科护理管理

1. 体位与活动护理

患者入院后须仰卧于硬板床，保持脊柱平直，以防止畸形或进一步损伤。翻身时应采用轴线翻身法，即患者的头部、肩部、背部和臀部保持在一条直线上，维持脊柱的中立位。教会患者及家属正确使用颈托、腰围、支架等支具。卧床期间可以不佩戴支具，但在坐起或站立时应先佩戴好支具。对于颈椎损伤患者，卧床时应在头两侧放置沙袋以保持头部制动，翻身时需佩戴颈托。胸椎或腰椎损伤患者需在受伤椎体下加垫适当高度的软垫，以维持身体正常的生理曲度；瘫痪肢体应保持关节处于功能位，防止关节屈曲、过伸或过展。可使用矫正鞋或支足板固定足部，预防足下垂；每日对瘫痪肢体进行被动全范围关节活动和肌肉按摩，以防止肌肉萎缩和关节僵硬，减少截瘫后并发症。根据患者的恢复情况，护士应与患者和家属共同制订康复锻炼计划，卧床期间的训练内容包括自主梳洗，穿衣，进食，床上移动，手指，脚趾和关节的灵活性训练。患者能够下床后，在家属协助和辅助康复器械支撑下，开展站立-坐位转换训练、如厕训练、步行训练、促进排尿等。

2. 颅骨牵引护理

颈椎及上胸段椎体骨折、脱位患者应早期进行固定及牵引。取头高足低位，抬高床头 15°～30°，以达到反牵引作用。向患者解释牵引的固定止痛作用，保持颈部两侧用沙袋固定，确保牵引绳与躯体成一直线。不可随意放松牵引绳，不得擅自改变体位，不可随意增减牵引重量。密切监测患者的意识和神经系统症状，观察针眼处有无感染迹象，若针眼处出现红肿、疼痛、大量渗出或感染，应采用外科换药方法处理，直至针眼处干燥、无红肿。

3. 体温失调护理

患者体温升高时，应优先采用物理降温，如冰敷、温水擦浴、冰盐水灌肠等。必要时给予输注冬眠药物。对于低温患者应以物理复温为主，如使用电热毯、热水袋或电烤架等逐渐复温，但要防止烫伤，同时注意保暖。

4. 排便困难护理

指导患者多吃富含膳食纤维的食物、新鲜水果和蔬菜，多饮水。餐后 30 min 进行腹部按摩，从右到左，沿大肠走行方向，以刺激肠蠕动。对于顽固性便秘患者，可遵医嘱给予灌肠或使用泻剂。训练排便反射，帮助患者定时扩张肛门。

5. 引流管护理

妥善固定导管，观察引流量与引流液颜色，保持引流通畅，防止积血压迫脊髓。

6. 心理护理

治疗过程中，患者会出现紧张、焦虑、烦躁、恐惧等多种负面情绪，治疗的依从性较差，影响治疗的正常进行。护理人员应及时给予心理疏导，相信并认真倾听患者的诉说。帮助患者掌握正确的应对技巧，提高自我护理能力，发挥最大潜能。可让患者和家属参与制订护理计划，帮助患者建立有效的社会支持系统，包括家庭成员、亲属、朋友、医务人员和同事等。建立病友交流群，鼓励积极乐观及护理依从性高的患者分享经验,提高其他病友的信心。

9.3.4 护理风险管理

包括压疮风险管理、肺部感染风险管理、尿路感染风险管理、静脉血栓栓塞症（venous thromboembolism，VTE）风险管理及用药风险管理。护理要点详见图9.3。

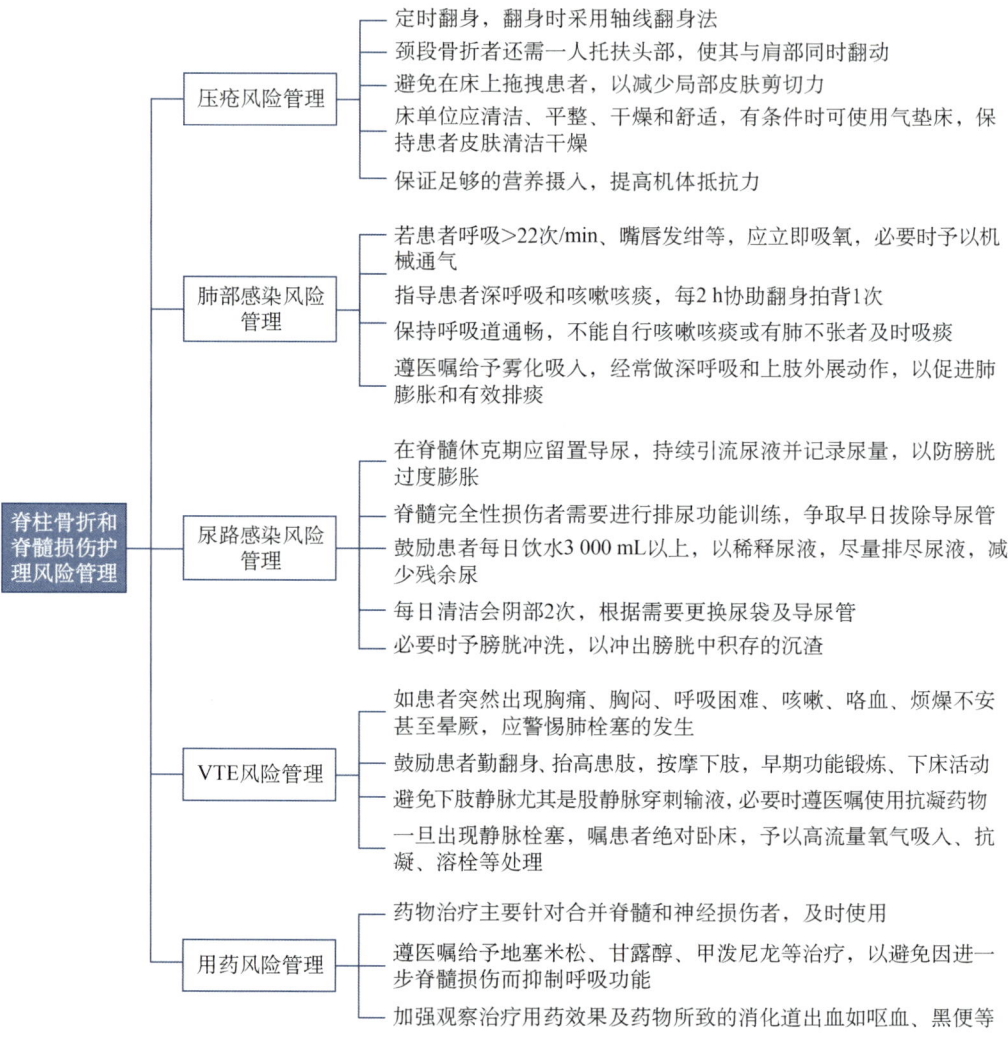

图9.3 脊柱骨折和脊髓损伤护理风险管理

参考文献
[1] 王飒,闫丹萍,张玉坤,等.急诊成人创伤性脊柱脊髓损伤患者脊柱固定护理的最佳证据总结[J].中国实用护理杂志,2023,39(3):208-214.
[2] 周健美,项杨,童玮,等.护理应急预案及急救流程在急诊脊柱骨折伴脊髓损伤者中的应用[J].中国急救复苏与灾害医学杂志,2023,18(3):387-390.
[3] 刘妍妍.焦点解决模式干预策略联合自我护理训练康复护理对脊髓损伤患者心理状况、康复效果和生活质量的影响[J].国际护理学杂志,2024,43(11):2055-2059.

［4］杨晓媛.灾害护理学［M］.北京：军事医学科学出版社，2009.
［5］王君，周飞，刘晨昕，等.脊柱损伤患者的临床观察及护理分析［J］.养生保健指南，2021（4）：171.
［6］李乐之，路潜.外科护理学.［M］.6版.北京：人民卫生出版社，2017.
［7］孙宝莲.探讨创伤性脊柱损伤患者的临床护理措施［J］.实用临床护理学电子杂志，2020，5（3）：93-94.
［8］Lynda Juall Carpenito-Moyet.护理诊断手册［M］.景曜，译.西安：世界图书出版社，2008.
［9］郑佳蕾，李璟，李巧平.基于健康行为整合理论的护理模式对脊髓损伤间歇导尿患者自我管理、情绪状态及生活质量的影响［J］.中国基层医药，2024，31（2）：307-311.
［10］陈孝平，张英泽，兰平.外科学.［M］.10版.北京：人民卫生出版社，2024.

第 10 章
胸部创伤护理及风险防控

【案例分析】

病例介绍：患者,女,60岁,因城市连环车祸导致胸闷、胸痛超过6 h入院。病程中患者主诉头晕、头痛、胸闷,气喘进行性加重。

入院查体：T 36.5℃,P 118 次/min,R 35 次/min,BP 120/78 mmHg,SPO_2 90%。神志清楚,精神欠佳,双侧呼吸活动尚可,双肺呼吸音尚可,可闻及少许干湿性啰音,右肺较左肺低;胸廓挤压痛(+),腹胀,肝脾肋下未及,右上肺有压痛,四肢肌力正常。

辅助检查：胸腹部CT提示两侧创伤性湿肺,右侧少量气胸待排,右侧多根肋骨骨折,左侧肩胛骨骨折伴右侧胸壁皮下血肿,肝脏右后叶挫伤可能,十二指肠水平部迂曲可能。

诊断：复合伤、胸外伤、右侧肋骨骨折、右侧血胸、肝右叶挫伤、双侧创伤性湿肺。

10.1 概述

胸部损伤(chest trauma or thoracic trauma)主要包括各种类型的气胸、血胸、肋骨骨折和胸腔内脏器的损伤等类型。由于胸部占人体表面积比例较大,容易受到车祸、挤压伤、摔伤和锐器伤等外力因素影响,胸部损伤约占全身创伤的25%,严重的胸部损伤可能造成胸腔内重要脏器损伤而危及生命。胸部损伤通常以非开放性损伤为主,可能影响胸壁、胸膜、肺实质、气道结构、主要血管、心脏、心包、膈肌和其他纵隔结构,其中肋骨骨折和肺挫伤最为常见,发生率分别约为86.4%和50.0%。胸部创伤的严重程度取决于胸壁及胸内脏器的损伤范围和程度，以及创伤引起的呼吸和循环功能的生理学紊乱程度。胸部创伤的治疗因伤情而异，大多数患者无须剖胸手术治疗，主要采取止痛、呼吸道管理与胸部呼吸物理治疗、气管插管、胸腔闭式引流等措施，而部分患者则需要进行剖胸探查术等手术治疗。胸部创伤的分类方法较多，常用的分类方法为根据暴力性质，将胸部创伤分为钝性伤和穿透伤。根据损伤是否造成胸膜腔与外界相通，可分为开放性胸部损伤和闭合性胸部损伤；若开放性或闭合性胸部损伤同时伴有膈肌破裂，则可能造成胸腔和腹腔内组织或脏器同时损伤，称为胸腹联合伤。

（1）开放性损伤：损伤机制较清楚，损伤范围直接与伤道有关，早期诊断较为容易。严重损伤可能伤及胸腔内器官或血管，导致气胸、血胸，严重者可能因呼吸和循环功能衰竭而死亡。相当一部分开放性胸部损伤患者需要开胸手术治疗。

（2）闭合性损伤：损伤机制较为复杂，早期容易误诊或漏诊。轻微损伤可能仅涉及胸壁软组织挫伤和（或）单纯肋骨骨折，而严重损伤可能影响胸腔内脏器或血管，导致气胸、血胸，甚至心肌挫伤、裂伤、心包腔内出血。若暴力挤压胸部同时向静脉传导，可能使静脉压骤升，导致头、颈、肩和胸部毛细血管破裂，引起创伤性窒息。大多数闭合性损伤患者不需要开胸手术治疗。

10.2 胸部创伤护理评估与诊断

1. 气体交换受损

与呼吸道梗阻、肺萎陷、肺损伤及胸廓活动受限有关。

2. 心输出量减少

与损伤性气胸导致的纵隔移位、大血管扭曲、静脉回流障碍有关。

3. 低效性呼吸型态

与胸部损伤导致的肺换气功能降低有关。

4. 清理呼吸道低效

与疼痛导致的咳嗽无力有关。

5. 急性疼痛

与胸部损伤有关。

6. 有引流不畅的可能

与引流管受压或扭曲有关。

7. 营养失调

与进食流质饮食有关。

8. 焦虑或恐惧

与胸部损伤引起的呼吸功能紊乱有关。

9. 潜在并发症

包括肺部感染、呼吸功能衰竭、下肢深静脉血栓。

10. 有关知识缺乏

与缺乏疾病相关知识有关。

10.3 胸部创伤护理及风险防控

10.3.1 紧急救援

胸腔内有许多重要器官，胸部创伤及其对内脏的影响可能导致呼吸和循环系统功能障碍，短时间内可能危及伤员生命。因此，处理胸部损伤时，抢救生命为首要原则，其次是修复损伤的组织器官及恢复生理功能。胸部创伤的救护应尽早进行（图 10.1）。

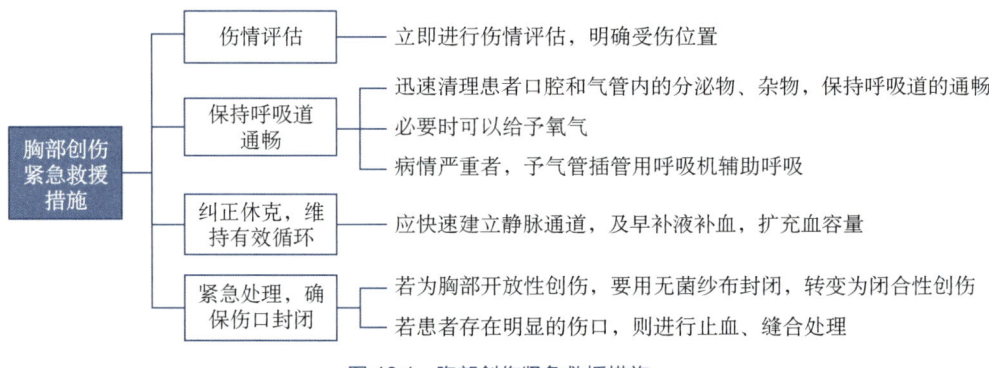

图 10.1　胸部创伤紧急救援措施

10.3.2 胸部创伤患者的病情监测与护理

对于胸部创伤患者，应密切观察患者的病情变化，具体如下。

（1）密切观察患者的生命体征，包括神志、面色、体温、血压、心率、中心静脉压及出入量等。

（2）密切监测呼吸功能，包括呼吸频率、氧饱和度、呼吸深浅度等，并评估患者的呼吸功能。

（3）观察患者的临床症状，如咳嗽、胸痛等，对于颅脑损伤患者，还需观察瞳孔、肢体活动和意识状态，如有异常应及时联系医生处理。

（4）对于留置胸腔引流管的患者，要牢固固定引流管，防止扭曲，并观察记录引流液的量和颜色。

10.3.3 胸部创伤专科护理管理

1. 呼吸道管理

（1）指导患者练习深呼吸和有效咳嗽、咳痰的方法。由于疼痛的影响，胸部创伤患者可能无法进行用力咳嗽和深呼吸，无法有效清除呼吸道分泌物，可能导致通气功能障碍和肺部并发症，如呼吸衰竭、肺不张、肺部感染等。

（2）保持呼吸道通畅，实施雾化吸入治疗或协助患者排出呼吸道中的分泌物。根据患者肺部或胸部损伤的程度、位置和类型，选择最适合的氧疗模式，制订个体化治疗方案，予以面罩吸氧或者高流量鼻导管吸氧。

（3）对于呼吸衰竭、严重连枷胸患者，短时间内可能需要气管切开或者气管插管等，并结合呼吸机辅助呼吸。

2. 体位护理

如果胸部创伤患者伴有休克症状，应采取平卧位，生命体征平稳后再协助患者采取半卧位，半卧位有助于膈肌下降，减轻腹内脏器对心肺的压迫，便于胸腔引流和通气。

3. 胸腔闭式引流护理

胸部创伤后，患者可能会出现血气胸情况，为排出胸腔内的积气和积血，需要为患者安置胸腔闭式引流管，护理过程中应注意以下几点。

（1）妥善固定：妥善固定胸腔闭式引流管，并留有足够长度的引流管固定在床沿上，以免因翻身、摆动、牵拉等引起疼痛或引流管脱出。搬动患者时，须将引流管钳闭，以防导管脱落、漏气或液体逆流。

（2）保持引流管通畅：检查引流管有无弯折、扭曲、受压、阻塞、脱出等，以防造成引流不畅，勤挤捏引流管。术后早期，如出血量大，为避免凝血块阻塞胸管，要随时挤捏，一般每 30～60 min 挤压引流管。鼓励患者咳嗽及深呼吸，促使胸膜腔内气体及液体排出，使肺复张。

（3）保持引流装置及管路的密闭性：床边备两把血管钳以防接头滑脱时迅速夹管，以免空气进入胸腔。更换引流瓶内液体时，先钳闭引流管再换液体，同时使用两把血管钳，钳夹住玻璃接头上方的引流管，防止接头处滑脱而漏气。

（4）观察和记录：①注意观察长玻璃管内的水柱波动，因为水柱波动的幅度反映无效腔的大小与胸膜腔内负压的大小。一般情况下水柱上下波动4～6 cm。若水柱波动过高，可能存在肺不张；若无波动，则表示引流管不畅或肺已完全扩张。②观察引流液体的量、性质、颜色，并准确记录。若引流液每小时超过100 mL，提示有活动性出血，及时报告医生协助处理。

（5）严格执行无菌操作：定时更换引流装置，如果在引流过程中使用水封瓶，应当将无菌液体放入瓶内。防止逆行感染，引流管出口至液面的垂直距离应当超过60 cm，不能倒流管内的液体，在搬运患者过程中需要夹好引流管上方。及时清除引流管内的血凝块和渗液，避免上行传播和细菌繁殖等相关情况发生。

（6）拔管护理：拔管时，嘱患者深吸一口气后屏气，迅速拔除引流管，立即用凡士林纱布覆盖引流伤口，再用胶布固定。医生拔管常于术中在引流口预先缝一线，拔管后直接结扎，缝闭引流口，以利于引流口愈合。拔管后24 h内应注意观察患者呼吸情况，有无胸闷、气促、局部有无渗液、出血、漏气、皮下气肿等，如发现异常及时处理。

4. 疼痛护理

（1）减轻伤口震动产生的疼痛：疼痛感可能会限制患者有效咳嗽、咳痰及深呼吸，影响气体交换，阻碍呼吸。针对这种情况，护理人员应协助或指导患者及其家属用双手按压患侧胸壁，以减轻伤口震动产生的疼痛。

（2）放松疗法：提供安静的休息环境，根据患者的个人喜好选择合适的音乐分散注意力，消除患者的躯体疼痛感受。患者出现过度疼痛感时，可采用呼吸训练及放松肌肉、引导想象等措施消除患者内心紧张情绪。必要时遵医嘱给予镇痛药。

5. 营养支持

在经历严重创伤后，机体会保持在高代谢状态，此时补充营养极为关键。每天补充1 000～2 000 mL胃肠营养液，在进食后，可以逐渐减少剂量。拔管之后，患者应以半流质饮食为主，多食用富含维生素和蛋白质的食物，合理饮食，少食多餐。患者的饮食须以清淡为主，忌辛辣刺激性食物，多食用高蛋白、高纤维、高维生素类食物，有助于患者尽快康复。

6. 心理护理

胸部创伤患者在手术期间可能会出现抑郁、烦躁及恐慌等不良情绪，常常担忧治疗费用、病情恢复及手术能否成功，导致患者治疗依从性较差。因此，护理人员应热情、耐心地解答患者的每一个问题，给予患者安慰和关心，主动与患者交流，为患者讲解治疗方案及注意事项，使患者的负面情绪得到有效缓解，提高其治疗依从性，使其积极配合各项治疗和护理工作，从而提高护理服务质量。

7. 呼吸功能训练

鼓励患者早期进行功能康复训练，引导患者开展胸式呼吸功能锻炼，并告知患者适时、适度参与呼吸锻炼的必要性，使其明白康复训练对增强免疫力的作用。

10.3.4 护理风险管理

1. 压疮风险护理

胸部创伤患者因需连接多种监测仪器，且治疗后会有较长的时间无法下床活动，因此需预防压疮的发生。应密切观察患者的皮肤情况，对于出汗较多的患者，应及时更换衣物，保持床单位清洁干燥。做好生活护理，保持皮肤清洁。对于患者易受压部位，使用透明贴、泡沫敷料包、棉包等进行保护，以防止皮肤组织压伤；根据患者情况，提供坐骨垫、翻身枕、肢体保护垫、下肢抬高垫等用具，以缓解受压部位压力。对于因病情需要留置鼻饲管、气管插管的患者，应定期改变导管固定部位，预防医疗器械相关性皮肤损伤。

2. 深静脉血栓风险护理

应尽早指导患者进行康复锻炼，以保障下肢静脉血流通畅。卧床期间，加强功能锻炼，如踝泵运动、股四头肌等长收缩，以及向心性按摩等，直至患者能下床活动。注意观察患者的下肢是否出现肿胀、疼痛等情况，并及时为患者进行彩超检查。

3. 感染风险护理

（1）切口感染：保持切口敷料的清洁、干燥并及时更换。同时观察切口有无红、肿、热、痛等炎症表现，如有异常，及时报告医生并采取抗感染措施。

（2）肺部感染和胸腔内感染：开放性损伤易导致胸腔或肺部感染，应密切观察体温变化及痰液性状，若患者出现畏寒、高热或咳脓痰等感染征象，及时通知医生并配合处理。密切注意患者的咳嗽、咳痰情况及痰培养等实验室指标；做好呼吸道护理工作，确保患者呼吸道通畅，及时清除口腔、气道痰液、呕吐物等，避免呼吸阻滞情况；对于机械通气患者，还须做好口腔清洁，防止呼吸机相关性肺炎的发生。

参考文献

[1] Wanek S, Mayberry J C. Blunt thoracic trauma: flail chest, puhnonary contusion, and blast injury [J]. Crit Care Clin, 2004, 20 (1): 71-81.

[2] Chrysou K, Halat G, Hoksch B, et al. Lessons from a large trauma center: impact of blunt chest trauma in polytrauma patients—still a relevant problem? [J]. Stand J Tramna Resuse Emerg Med, 2017, 25 (1): 42.

[3] 靳贺, 刘国栋. 胸部创伤评分研究进展 [J]. 中华创伤杂志, 2022, 38 (5): 467-472.

［4］ Lynda Juall Carpenito-Moyet.护理诊断手册［M］.景曜,译.西安:世界图书出版社,2008.
［5］ 屠道兰.探讨临床护理路径在严重胸部创伤患者护理中的应用效果［J］.实用临床护理学电子杂志,2019,4（27）:85,96.
［6］ 肖婷.胸部创伤护理［J］.母婴世界,2020（14）:272.
［7］ 边艳艳.探讨交通事故造成胸部创伤患者的救治以及护理［J］.中国伤残医学,2023,31（1）:93-96.
［8］ 梁国华.精细化护理干预对胸部创伤后肺部感染预防的影响［J］.中国保健营养,2021,31（15）:123.
［9］ 乔艳凤.优质护理服务在胸部创伤患者中的应用效果研究［J］.中国伤残医学,2021,29（5）:75-76.
［10］ 张树军,翁欣.经鼻高流量氧疗在胸部创伤患者中的应用进展［J］.现代临床医学,2024,50（1）:77-80.
［11］ 海燕玲.严重胸部创伤合并血气胸的临床观察与护理要点分析［J］.中国伤残医学,2021,29（3）:63-64.
［12］ 李雪莲,陈慈丽,詹彩珍.严重胸部创伤并发急性呼吸窘迫综合征的护理对策分析［J］.医学食疗与健康,2021,19（27）:122,126.
［13］ 黄婷婷.预见性压疮预防护理干预在ICU患者中应用价值研究［J］.康颐,2022（1）:85-87.
［14］ 陈晓静.四肢创伤骨折标准化疼痛护理的应用效果研究［J］.中国标准化,2024（8）:329-332.
［15］ 韩爱侠,黄海英,钟贤.集束化护理措施预防ICU重症患者下肢深静脉血栓形成的效果［J］.实用临床护理学电子杂志,2020,5（43）:40-41.

第 11 章
腹部创伤护理及风险防控

【案例分析】

病例介绍：患者，男，36 岁，在城市交通事故中遭受挤压，导致右下胸及右上腹部受到直接撞击和挫伤。患者受伤 6 h 后被送往医院，主诉上腹部持续剧痛，疼痛向右肩放射，并感觉腹痛范围逐渐增大，以右侧为甚；伴有口渴、心悸和轻度烦躁不安。患者既往体健，无肝炎或结核病史，无高血压或心脏病史。

入院查体：T 38.5℃，P 102 次/min，R 22 次/min，BP 118/76 mmHg。神清，轻度不安，颜面结膜明显苍白，心肺（−），腹稍胀，右下胸及上腹部可见挫伤痕迹，明显压痛，全腹压痛、肌紧张，但以右上腹最显著，全腹均有反跳痛，以右腹更明显，腹部叩诊呈鼓音，移动性浊音（＋），肠鸣音甚弱。

辅助检查：实验室检查 Hb 92 g/L，WBC $12×10^9$/L。腹部 X 线平片未见膈下游离气体，可见小肠液平面。B 超提示：肝右膈面有液性团块，肠间隙增宽。

诊断：肝脏破裂。

11.1 概述

腹部创伤（abdominal injury）是指由各种物理、化学和生物等外源性致伤因素引起的机体损伤，导致腹壁和（或）腹腔内部组织器官结构完整性受损，并可能伴随一系列功能性障碍。腹部损伤的类型、严重程度、是否涉及腹腔内脏器、涉及哪些脏器等情况，取决于外力的强度、速度、着力部位，力的作用方向及作用方式等因素。腹部损伤可分为开放性损伤和闭合性损伤。

（1）开放性损伤：通常由锐器或枪弹造成，多见于战场、斗殴、灾害等情境。受损腹腔脏器的常见顺序为肝脏、小肠、胃、结肠、大血管等。

（2）闭合性损伤：通常由高处坠落、碰撞、冲击、挤压、拳击等钝性暴力，或化学性、放射性损伤引起，受损腹腔脏器的常见顺序为脾、肾、小肠、肝、肠系膜等。

11.2　腹部创伤护理评估与诊断

1. 体液不足

与损伤致腹腔内出血、液体渗出、呕吐、禁食等因素有关。

2. 疼痛

与腹膜炎症刺激、手术有关。

3. 体温过高

与感染有关。

4. 焦虑/恐惧

与急性创伤、大出血、内脏脱出等视觉刺激，以及担心手术、疼痛、疾病预后的担忧等因素有关。

5. 活动无耐力

与感染、手术有关。

6. 潜在并发症

包括休克、损伤器官再出血、腹腔感染、腹腔脓肿等。

11.3　腹部创伤护理及风险防控

11.3.1　紧急救援

严重创伤具有病情发展快、容易感染、死亡率高、休克率高等特点，因此，及时采取有效的紧急救治措施对于改善患者的远期预后至关重要。腹部损伤常伴随多发性损伤，应根据伤情的轻重缓急，进行恰当的急救护理配合。依据患者的生命体征、创伤程度、出血等具体状况，可以采取以下紧急救援措施（图11.1）。

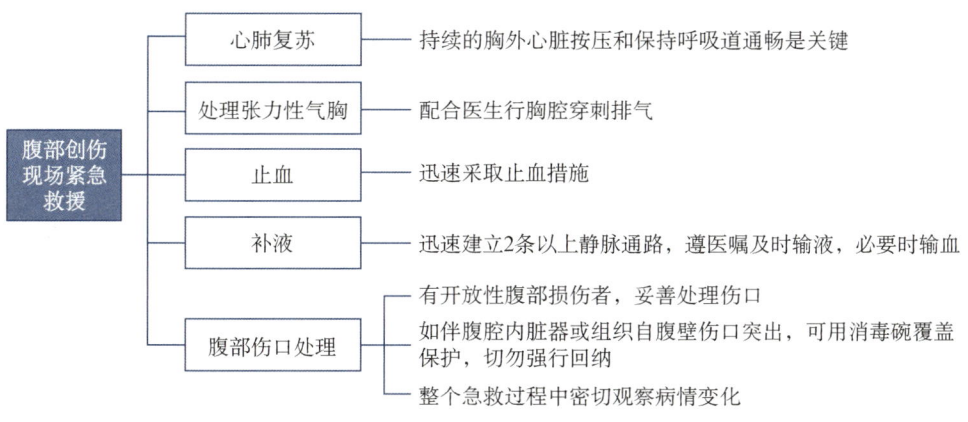

图 11.1　腹部创伤现场紧急救援

11.3.2　密切观察病情变化

腹部创伤患者病情复杂且临床症状严重，病情容易发生变化，出血和感染是腹部创伤患者死亡的主要原因。因此，应密切监测患者手术前后的生命体征、意识状态、腹部症状与体征变化。一旦发现休克、腹腔内活动性出血、腹腔脓肿等风险，应立即通知医生，并根据医嘱及时采取护理防控措施。病情观察要点如图 11.2 所示。

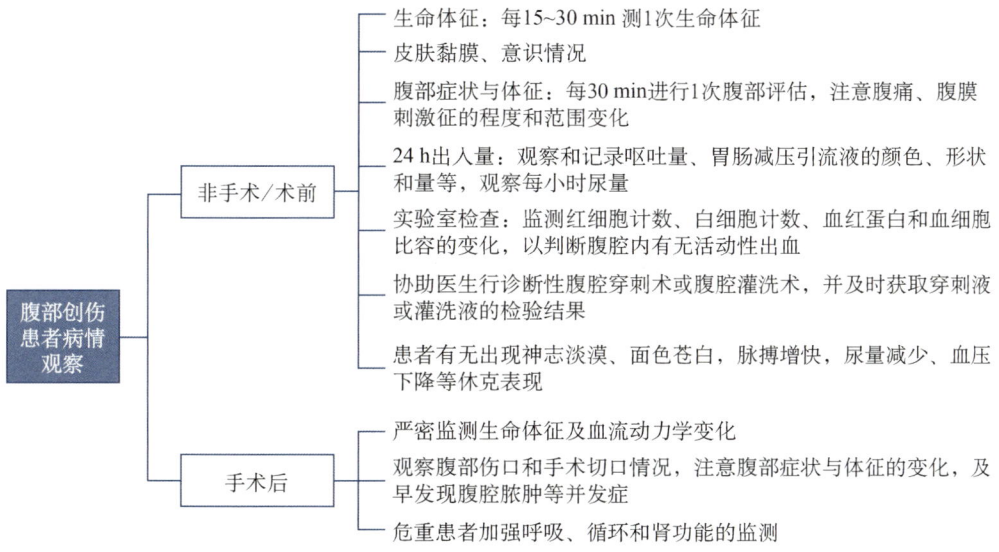

图 11.2　腹部创伤患者病情观察

11.3.3　腹部创伤的专科护理管理

1. 体位护理

术前患者绝对卧床休息，协助患者取得舒适的卧位，可采取半卧位。避免随意搬动患者，以防加重伤情。术后患者应平卧6h，待血压平稳后改为半卧位，以利于腹腔引流、减轻腹痛、改善呼吸循环功能。术后鼓励患者多翻身，并尽早下床活动，以促进肠蠕动恢复、预防肠粘连。

2. 营养支持

在诊断未明确前，患者应绝对禁饮、禁食和禁灌肠，以防肠内容物进一步漏出，加重病情。对于疑似有空腔脏器损伤的患者，应尽早进行胃肠减压，以减少胃肠内容物漏出，减轻腹痛。术后患者先予禁食、胃肠减压，待肠蠕动恢复、肛门排气后停止胃肠减压。对于严重腹部创伤患者，实施早期肠内营养能降低肠源性感染发生率。在肠内营养期间，密切观察患者有无腹胀、腹泻，以及恶心、呕吐等不适，监测患者体重及营养指标变化，及时调整营养计划，改善患者营养状况，提高机体抵抗力，促进患者预后。必要时给予完全胃肠外营养，以满足机体高代谢和修复的需要，并提高机体抵抗力。

3. 术前准备

一旦决定手术，应抓紧时间进行必要的术前准备，包括配血、备皮、皮试等。

4. 腹腔引流护理

应做好各导管标识，使用高举平台法固定引流管，以降低压疮风险并增强患者舒适度。保持腹腔引流管通畅，并注意观察引流液的量及性状。如引流液的颜色或量异常，应考虑到是否有术后腹腔内出血、肠瘘或腹腔感染等情况，若有应立即报告医生处理。腹腔引流护理要点如图11.3所示。

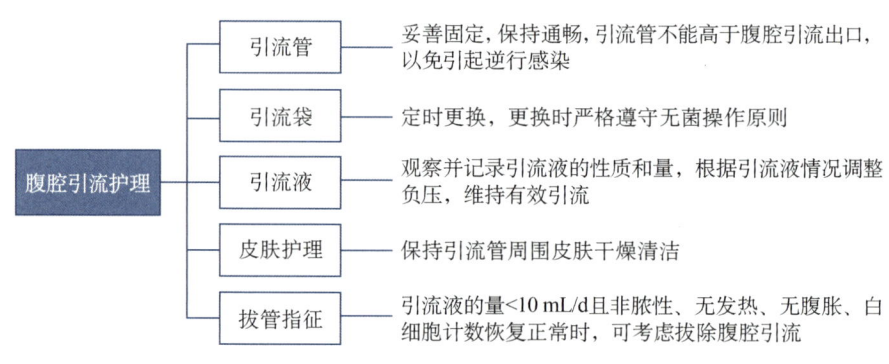

图11.3 腹腔引流护理

5. 损伤器官再出血护理

密切观察患者病情变化，若患者出现腹痛缓解后突然加剧，同时伴有烦躁、面色苍白、肢端温度下降、呼吸及脉搏增快，血压不稳或下降等表现；腹腔引流管间断或持续引流出鲜红血液；血红蛋白和血细胞比容降低等情况，应立即通知医生，并协助处理：①保持患者平卧位，避免随意搬动；②建立静脉通路，以备快速补液、输血之用；③密切观察病情变化，包括生命体征、面色、神志、末梢循环、腹痛情况和辅助检查结果的变化；④做好紧急手术的准备。

6. 腹腔脓肿护理

术后数日，若患者出现体温持续不退或下降后又升高，伴有腹胀、腹痛、呃逆、直肠或膀胱刺激症状，辅助检查显示血白细胞计数和中性粒细胞比值明显升高；伴有腹腔感染者可见腹腔引流管引流出较多浑浊或有异味液体。遵医嘱使用抗生素，做好脓肿切开引流或物理疗法的护理配合。

7. 心理护理

创伤事件常使患者及家属处于惊吓、焦虑和恐惧中。实施急救时，如果患者是清醒的，应反复解释并安抚患者。积极与患者及家属沟通，解释救治计划、治疗中存在的风险及并发症，耐心回答患者及家属的疑问，争取得到他们的配合。减少负面情绪，提升治疗依从性，使患者能够在最佳生理和心理条件下接受治疗，以获得最佳治疗效果。部分患者可能会出现创伤后应激障碍，表现为躁狂、焦虑等，医护人员给予患者尊重和理解，必要时请心理医生进行干预治疗。

11.3.4 护理风险管理

护理风险管理包括镇静镇痛风险管理、维持液体平衡风险管理、发热风险管理、感染风险管理（图 11.4）。

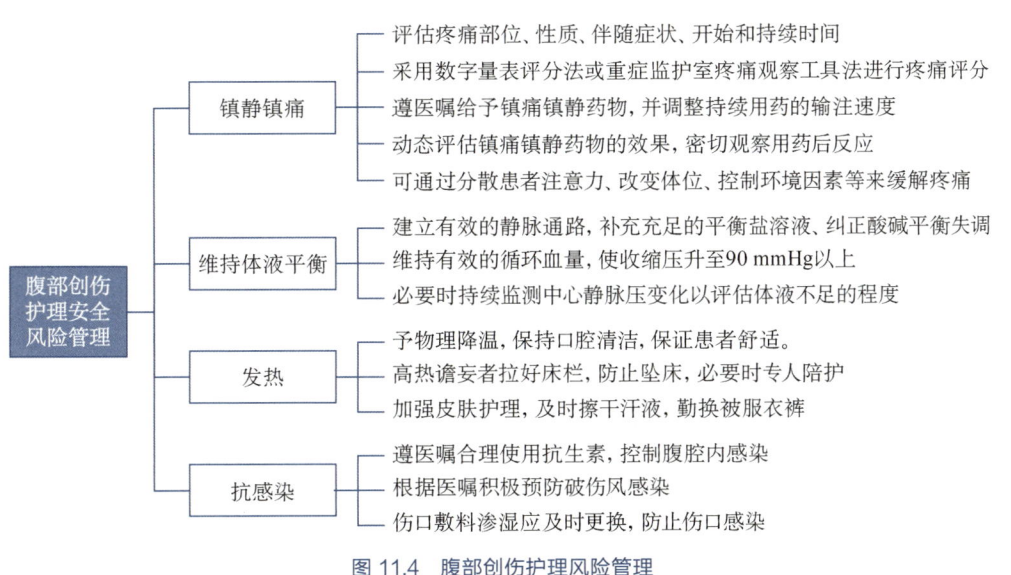

图 11.4 腹部创伤护理风险管理

参考文献

［1］李倩，韩文婷，姜文立.5M因素法结合的临床护理路径干预在急诊腹部损伤患者急救中的应用［J］.国际护理学杂志，2024，43（1）：81-84.

［2］杨晓媛.灾害护理学［M］.北京：军事医学科学出版社，2009.

［3］寇红，陈群.创伤急救护理在严重腹部创伤患者中的应用效果［J］.血栓与止血学，2021，27（5）：862-863.

［4］张远正.急诊一体化护理在腹部创伤患者中的应用效果及对生活质量的影响［J］.中外医学研究，2023，21（18）：120-123.

［5］Lynda Juall Carpenito-Moyet.护理诊断手册［M］.景曜，译.西安：世界图书出版社，2008.

［6］陈桂冰.1例腹部以下大面积毁损性创伤并发严重感染及脓毒血症病人的护理［J］.全科护理，2023，21（24）：3454-3456.

［7］邓婵，张敏，兰细香.一体化急救结合院内预见性护理干预模式在严重创伤患者救治中的应用研究［J］.现代医药卫生，2023，39（6）：1036-1039.

［8］何海燕，张方征，曾登芬.腹部创伤护理［J］.创伤外科杂志，2015（4）：382-385.

［9］甄永祺，叶向红，王玲玲.严重腹部创伤患者护理查房清单体系的构建［J］.护理学报，2021，28（3）：15-19.

［10］马云丽，罗娟，叶向红.腹腔开放患者肠内营养支持的研究进展［J］.护士进修杂志，2020，35（9）：789-792.

第12章
泌尿系统损伤护理及风险防控

【案例分析】

病例介绍：患者，男，38岁。因城市发生交通事故，于4 h前发生连环车祸时腹部被方向盘挤伤，主诉腹痛，紧急转送急诊科入院。

入院查体：T 36.4℃，P 90次/min，R 22次/min，BP 101/70 mmHg。神志清，腹部检查显示中上腹、左上腹部疼痛，腹肌紧张、头晕、恶心、呕吐。给予心电监护，10 min后患者渐出现血压下降。神志淡漠，测 T 36℃，BP 62/41 mmHg，P 92次/min，呼吸浅快，面色苍白，皮肤湿冷，痛苦面容，全腹压痛，肌紧张，听诊肠鸣音消失。

辅助检查：彩超示：腹腔积液，腹部抽出不凝血。

治疗经过：普外会诊后急送手术室行剖腹探查术，术中吸出不凝血约2 000 mL，见肝、胆、脾、胰、肠均无破口，后见盆腔有大量血凝块，清除后发现膀胱有一不整齐横行裂口，请请泌外会诊见膀胱顶壁、后壁裂伤长约10 cm。

诊断：膀胱破裂。

12.1 概述

泌尿系统损伤在各系统损伤中的发生率相对较低，据统计占比为2.5%～10%。在泌尿系统损伤中，男性尿道损伤较为常见，其次是肾脏和膀胱损伤，输尿管损伤最为少见。泌尿系统各器官损伤可分为开放性损伤和闭合性损伤两类。由于肾脏、输尿管、膀胱和后尿道受到周围组织和器官的良好保护，通常不易受伤。泌尿系统损伤大多伴随胸、腹、腰部或骨盆的严重损伤。因此，在处理上述部位的严重损伤时，应注意排查泌尿系统损伤的可能性；在确诊泌尿系统损伤时，也应注意是否有其他脏器的合并损伤。

肾损伤常是严重多发性损伤的一部分，多见于成年男性。膀胱损伤（injury of bladder）是指膀胱壁在外力作用下发生浆膜层、肌层、黏膜层的破裂，导致膀胱腔完整性破坏和血尿外渗。膀胱为腹膜外器官，空虚时位于骨盆深处，受到周围筋膜、肌肉、骨盆及其他软组织的保护，不易受到外界暴力损伤。膀胱充盈时壁紧张而薄，伸展高出耻骨联合至下腹部，此时更易遭受损伤。尿道损伤（urethral injury）是泌尿系统中最常见的损伤，尤其多见于男性。男性尿道以尿生殖膈为界，分为前、后两段。前尿道包括球部和阴茎体部，后尿道包括前列腺部和膜部。

12.2　泌尿系统损伤护理评估与诊断

1. 焦虑与恐惧

与外伤打击、害怕手术和担心预后不良等因素有关。

2. 组织灌流量改变

与泌尿系统损伤或其他脏器损伤引起的大出血有关。

3. 疼痛

与外伤有关。

4. 知识缺乏

与缺乏泌尿系统损伤知识有关。

5. 自理缺陷

与活动受限、身体中留置引流管有关。

6. 潜在并发症

包括休克、感染、尿道狭窄等。

12.3　泌尿系统损伤护理及风险防控

12.3.1　紧急救援

对于大出血休克患者、重度肾损伤或合并其他脏器损伤的情况，由于严重失血常发生休克，可能危及生命。应迅速进行输液、输血和积极复苏处理。一旦病情稳定，尽快进行必要的检查，以确定损伤的范围、程度及有无合并其他器官损伤，并做好急诊手术探查的准备。休克的护理风险防控要点如图 12.1 所示。

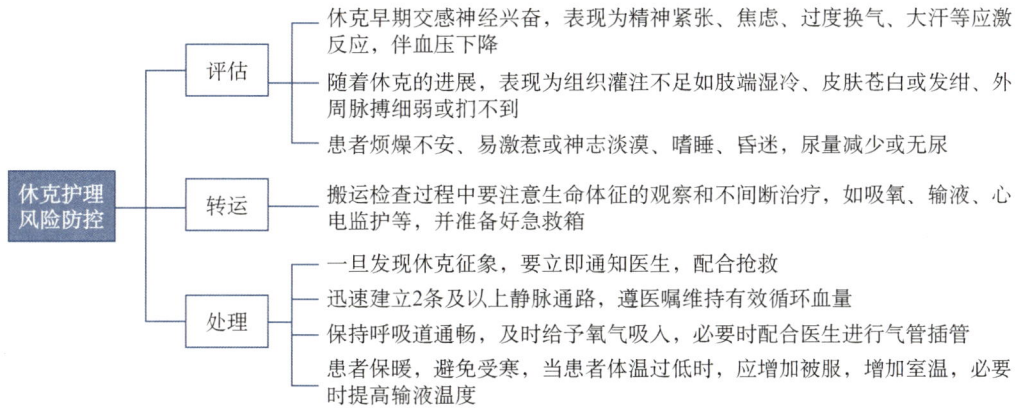

图 12.1 休克护理风险防控

12.3.2 密切观察病情变化

1. 术前风险防范

因为肾脏血流丰富，挫裂伤后容易发生大量出血，可能诱发失血性休克，因此需密切监测患者的血氧饱和度、呼吸、脉搏、血压等生命体征。同时，应观察尿量、颜色，腹肌紧张度、腹痛、腹胀等的变化，并详细记录。

2. 血尿的观察

大多数患者有血尿，但血尿的程度与损伤的严重性并不完全一致。肾挫伤或部分裂伤可能导致明显的肉眼血尿；而肾血管断裂、输尿管断裂或血块堵塞输尿管时，可能仅表现为镜下血尿，甚至无血尿。若放置导尿管，需定时挤压以防导管被血块堵塞，确保引流畅通。每 30 min 至 2 h 留取尿液于编号的试管内，观察尿色深浅变化，若颜色加深，说明存在活动性出血。

3. 疼痛的观察

应观察疼痛的部位、程度及腰腹部肿块范围的变化。肾包膜下血肿、肾周围软组织损伤、出血或尿外渗等可能引起患侧腰、腹部疼痛。血液、尿液进入腹腔或合并腹腔内器官损伤时，可能出现腹膜刺激征、腹痛等。血块通过输尿管时，可能引起同侧肾绞痛。若患者疼痛较轻，可通过听音乐、看电视和聊天来分散疼痛感；若疼痛加重，护理人员应及时与主治医生联系，采取药物止痛并进一步检查。在护理操作过程中应动作轻柔，避免牵拉、按压以免增加疼痛和损伤。

4. 排尿困难风险防范

膀胱破裂后，尿液可能流入腹腔和膀胱周围，患者虽有尿意，但不能排尿或仅排出少量血尿。尿道挫裂伤后，可能因局部水肿或疼痛性括约肌痉挛而发生排尿困难。尿道断裂时，可能导致尿潴留。

5. 出血风险防范

应动态监测血红蛋白和血细胞比容的变化，以评估出血情况。

6. 术后护理观察

需观察患者的生命体征，引流液的颜色、性状及量，准确记录 24 h 尿量。

7. 局部血肿风险防范

肾损伤时，血液、尿液渗入周围组织可使局部肿胀，形成肿块。

12.3.3 泌尿系统损伤专科护理管理

1. 生活护理

肾损伤患者须绝对卧床休息 2～4 周，并限制活动以防止患侧受力或受压导致继发性出血。待病情稳定、血尿消失后，患者可离床活动。肾损伤后需经 4～6 周才趋于愈合，过早或过度离床活动可能引起再度出血。肾部分切除术后患者须绝对卧床休息 1～2 周，以防继发性出血。保持床单位清洁平整。定时按摩双下肢、背部，被动活动下肢，促进血液循环，预防压疮及血栓形成。同时，做好口腔和会阴护理，保持皮肤清洁。

2. 饮食护理

提供清淡饮食，多食用富含维生素、优质蛋白和纤维素的食物，确保每日身体所需的热量和营养。饮食应少量多餐，减轻胃肠负担，确保大便通畅。若患者出现便秘，不宜过度用力，可使用开塞露、缓泻剂等对症处理，同时避免引起肠蠕动剧烈增加，以防加重肾出血的风险。

3. 术前准备

有手术指征者，在抗休克的同时，紧急做好各项术前准备。协助患者完成术前常规检查，特别注意患者的凝血功能是否正常；尽快做好备皮、配血等，条件允许时行肠道准备。

4. 尿瘘护理

开放性损伤可能导致体表伤口与膀胱相通而出现漏尿。若与直肠、阴道相通，则可能经肛门、阴道漏尿。闭合性损伤后，尿外渗继发感染可能破溃形成尿瘘。护理时应保持引流通畅和局部清洁，瘘口处填塞覆盖凡士林油纱，瘘口周围皮肤涂氧化锌软膏保护，加强营养，促进愈合。

5. 膀胱造瘘管护理

保持引流管通畅，指导患者在卧床休息或翻身时注意造瘘管位置，避免压迫管身，影响引流，防止逆行感染；观察记录引流液的颜色、性状、量及气味；保持造瘘口周围皮肤清洁、干燥，定期换药。膀胱造瘘管一般留置10日左右拔除；拔管前需先夹管，待患者排尿情况良好后再行拔管，拔管后用纱布堵塞并覆盖造瘘口。

6. 尿道狭窄护理

留置导尿管2～3周以上，拔出尿管后，遵医嘱定期行尿道扩张术，1个月以内每周1次，1个月后视情况可适当延长扩张尿道的间隔时间。尿道扩张术后嘱患者多饮水，如有疼痛、出血，遵医嘱给予止痛、止血、抗感染等治疗。

7. 引流管护理

肾脏手术后常留置肾周引流管以引流渗血和渗液。应妥善固定，标识清楚，严格执行无菌操作，保持引流管通畅，观察、记录引流液颜色、性状与量，一般于术后2～3日、引流量减少时拔除。

8. 心理护理

泌尿系统外伤多涉及患者隐私部位，可能增加患者的术前焦虑、抑郁等不良情绪，影响手术进程与效果。医护人员应主动关心、安慰患者及家属，倾听患者心理需求，通过榜样树立法、深呼吸训练、肢体触摸法等方式，引导患者合理宣泄情绪，减轻焦虑与恐惧，树立治疗信心。通过播放教育短片、发放宣传手册、开展专题讲座等形式，向患者普及相关疾病知识，说明手术的重要性与安全性，并告知可能出现的术后并发症，提高患者对相关知识的了解程度，提高治疗依从性，同时帮助患者提前做好心理准备；指导患者提前掌握术后相关护理与康复训练的方法，锻炼其自护能力。

12.3.4 护理风险管理

1. 用药护理

建立静脉通路，遵医嘱及时输液，必要时输血，以维持有效循环血量，保证组织有效灌注量。合理安排输液种类和速度，及时补充液体和电解质，以维持水、电解质及酸碱平衡。疼痛严重的患者应及时遵医嘱给予药物止痛。肾损伤术后应合理调节输液速度，避免加重健侧肾脏的负担。

2. 感染护理

血肿及尿外渗易继发感染，可能导致发热，通常为低热。若继发肾周围脓肿或化脓性腹膜炎，患者可能出现高热、寒战，并伴有全身中毒症状；严重者可能并发感染性休克。应加强伤口护理，每日定时检查患者的伤口情况，观察伤口表面是否出现出血、脓肿、渗出等，并及时更换敷料，对伤口进行清洁消毒，以避免细菌感染。及早发现感染征象，若患者体温升高、伤口疼痛，并伴有白细胞计数和中性粒细胞比值升高、尿常规示白细胞计数增多时，提示可能存在感染。依据医嘱应用抗生素，并鼓励患者多饮水。

3. 尿外渗区切开引流护理

尿道断裂后，用力排尿可能导致尿液从裂口处渗入周围组织，形成尿外渗。应加强尿外渗区切开引流的护理，保持引流通畅；定时更换切口浸湿敷料；抬高阴囊，以利于外渗尿液吸收，促进肿胀消退。

4. 尿管护理

尿道吻合术与尿道会师后均需留置导尿管以引流尿液。

（1）妥善固定：导尿管一旦滑脱，通常无法直接重新插入，须再行手术放置，这将直接影响损伤尿道的愈合。应妥善固定导尿管于大腿内侧，并减缓翻身动作，防止导尿管脱落。

（2）有效牵引：尿道会师术后行尿管牵引，有利于促进分离的尿道断面的愈合。为避免阴茎阴囊交界处尿道发生压迫性坏死，需掌握牵引的角度和力度。牵引角度为尿管与体轴成45°，牵引力度约0.5 kg，维持1～2周。

（3）保持通畅：血块堵塞是导致导尿管堵塞的常见原因，需及时清除。

（4）预防感染：严格执行无菌操作，定期更换引流袋。留置导尿管期间，每日清洁尿道口两次。

（5）拔管：尿道会师术后导尿管留置时间一般为1～2周，创伤严重者可酌情延长留置时间。

参考文献

[1] 杨晓媛.灾害护理学[M].北京：军事医学科学出版社，2009.
[2] 李乐之，路潜.外科护理学[M].6版.北京：人民卫生出版社，2017.
[3] Lynda Juall Carpenito-Moyet.护理诊断手册[M].景曜，译.西安：世界图书出版社，2008.
[4] 罗娜，霍晓茜，吴晶.综合护理干预对闭合性肾损伤保守治疗患者焦虑、抑郁情绪的影响[J].实用临床医药杂志，2015，19（10）：121-122.
[5] 杨青.探讨外伤性闭合性肾挫裂伤非手术治疗的临床护理体会[J].中国伤残医学，2021，29（14）：61-62.
[6] 吴丽梅.外伤导致闭合性肾损伤的保守治疗护理体会[J].大理大学学报，2021，6（10）：91-93.

[7] 万艳娜,刘伟鹏,张华秀,等.尿道狭窄患者膀胱造瘘管综合护理研究[J].中国当代医药,2023,30(19):163-166.
[8] 黄庆彬,叶启燕.加速康复外科理念联合心理护理对泌尿外科手术患者术后康复质量、睡眠质量的影响[J].世界睡眠医学杂志,2023,10(1):114-116.
[9] 简桂霞,卢凤瑶,赵芬芬,等.心理健康教育与专科护理对泌尿外科患者术后并发症的影响分析[J].临床护理研究,2024,33(2):22-24.
[10] 崔颖,李国宏,杨霞,等.手术室亚专科体温保护标准化管理方案在泌尿外科机器人手术中的应用研究[J].解放军护理杂志,2021,38(6):13-16.
[11] 于小平,赵琪,林春丽,等.快速康复护理联合中医辨证施护对泌尿外科后腹腔镜手术患者术后康复的影响[J].现代中西医结合杂志,2022,31(4):557-560.

第13章
骨盆、四肢骨折护理及风险防控

【案例分析】

病例介绍：患者,男,60岁,在城市地震灾害中因办公楼倒塌,导致双下肢被水泥板压迫超过6h,造成全身多处受伤,送入急诊科。入院时患者面色苍白,意识淡漠,表现出痛苦的面容。

入院查体：T 36.0℃,P 134次/min,R 28次/min,血压测不出,血氧饱和度80%,皮肤湿冷。可见患者左小腿内侧远端有长约13 cm斜形皮肤裂伤,深达骨质,胫骨内侧有2 mm宽骨质缺损,深达髓腔,创面见肌腱断端、坏死组织及衣物碎屑等杂质,皮缘挫伤重,血运差,左踝、左足活动受限,末端感觉血运好。股动脉搏动触及不到,骨盆挤压征及分离实验(+)。

辅助检查：CT示左小腿胫腓骨干骨折、骨盆骨折。

诊断：创伤性休克、骨盆骨折、左小腿胫腓骨干骨折。

13.1 概述

灾害事件,如地震、塌方、交通事故和火器爆炸等,对人类构成严重威胁和灾难。在这些灾害中,骨折是最常见的伤害之一。对国内几次地震伤情统计分析显示,骨折伤员占比为55%~58%,其中四肢骨关节损伤占比为35.7%~42.3%。骨盆骨折约占全身骨折的1.5%,常合并静脉丛和动脉大量出血,以及盆腔内脏器损伤。

骨盆骨折是一种严重的外伤，车祸、高处坠落及严重挤压为主要致伤原因，半数以上骨盆骨折伴有合并症或多发伤，致死和致残率极高。大多数骨盆骨折为闭合性损伤，而战争可导致开放性骨折，常合并腹腔脏器损伤，引发失血性休克。开放性骨盆骨折的死亡率为30%~50%，闭合性损伤的死亡率为10%~30%。因此，密切观察病情、识别有意义的症状和体征，及时发现并发症，紧急抢救危重患者是非常重要的。四肢骨折包括肱骨、股骨等，其中肱骨干骨折和肱骨髁上骨折多由间接暴力引起；直接暴力常由外侧打击肱骨干中部，导致横形粉碎性骨折；间接暴力常由手部或肘部着地，外力向上传导，加上身体倾倒所产生的剪切应力引起，多导致肱骨中下1/3骨折。股骨颈骨折常与骨质疏松导致的骨质量下降有关，使患者在遭受轻微扭转暴力时发生骨折。患者多在走路时滑倒，身体发生扭转倒地，间接暴力传导至股骨颈导致骨折。直接暴力容易引起股骨干的横形或粉碎性骨折，同时伴有广泛软组织损伤。高处坠落、机械扭转等间接暴力常导致股骨干斜形或螺旋形骨折，周围软组织损伤较轻。

13.2　骨盆、四肢骨折护理评估与诊断

1. 疼痛

与骨折、软组织损伤有关。

2. 躯体移动障碍

与骨折引起的组织损伤有关。

3. 废用综合征

与长期卧床、肢体制动、畸形愈合等因素有关。

4. 有感染的风险

与侵入性固定装置有关。

5. 自理能力缺陷（特定的）

与骨折引起的活动受限有关。

6. 知识缺乏

缺乏关于手术治疗方式、并发症预防、康复训练等疾病相关知识。

7. 有皮肤完整性受损的危险

与卧床、活动限制、固定压迫等有关。

8. 有周围神经血管功能障碍的危险

与骨折损伤、外固定、牵引等有关。

9. 潜在并发症

包括休克、脂肪栓塞综合征、骨筋膜室综合征、静脉血栓栓塞症等。

13.3 骨盆、四肢骨折护理及风险防控

13.3.1 紧急救援

应及时采取有效的救治措施稳定病变的骨骼，控制出血，并提供高级创伤生命支持。急救原则如下：当存在危及生命的并发症时，应先抢救生命；对于休克患者，应先进行抗休克治疗，然后处理骨折（图 13.1）。

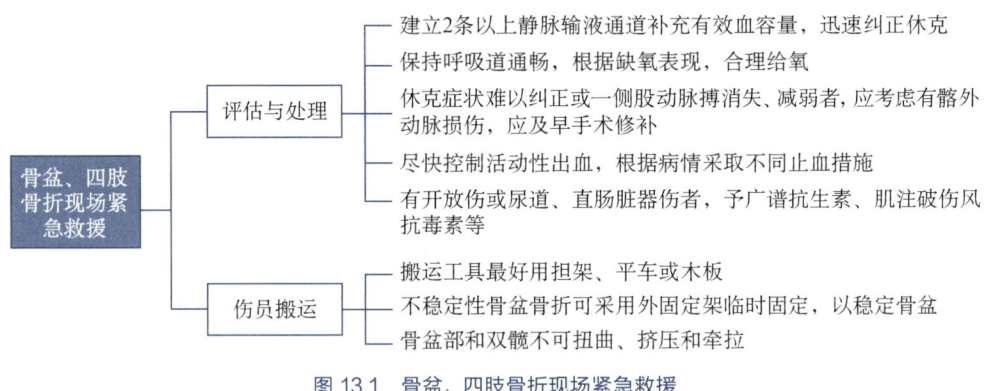

图 13.1 骨盆、四肢骨折现场紧急救援

13.3.2 密切观察病情变化

应密切监测患者的意识和生命体征，注意有无低血容量性休克、神经损伤、盆腔内脏器损伤风险。一旦发现异常，应立即通知医生，遵医嘱及时采取护理防控措施（图 13.2）。

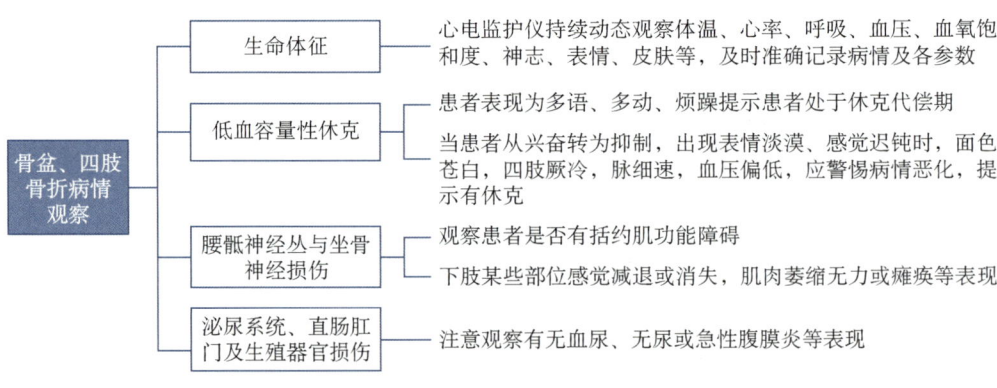

图 13.2 骨盆、四肢骨折病情观察

13.3.3 骨盆、四肢骨折专科护理管理

1. 疼痛护理

骨折本身及手术创伤引起的疼痛可能严重影响患者的心理状态和术后康复干预的依从性。应使用疼痛数字评分法评估患者疼痛程度，对于轻度疼痛患者，提供疾病知识教育以提升其认知水平，并进行及时的心理疏导；对于中度疼痛患者，指导其进行放松训练，包括深呼吸、冥想、渐进性放松训练等，并邀请患者家属参与；通过视觉分散（如阅读、打游戏、看电影等）和触觉分散（如按摩、冰敷）等方法分散患者注意力以缓解疼痛，同时给予止痛药物，并每日早晚评估患者疼痛；对于重度疼痛患者，除了上述干预外，利用专业知识和丰富的临床经验疏导患者负面情绪；强化认知行为干预，使用疼痛意念分散法、渐进性肌肉松弛训练等方式缓解患者疼痛；鼓励患者家属参与术后护理，让患者感受到家庭支持，树立起康复决心，提高自我护理能力；在使用镇痛类药物时需严格控制剂量，并将药物作用告知患者及其家属。

2. 牵引护理

通过对骨折处进行牵引，可以促进复位或保持稳定。临床主要采用皮肤牵引和骨牵引两种方式。牵引期间，需要实施有效的护理干预措施以保持有效牵引。

（1）保持反牵引力：下肢牵引时，抬高床尾 15～30 cm。若身体移位，抵住床头或床尾，及时调整。

（2）牵引重锤保持悬空：牵引期间，牵引方向与被牵引肢体长轴成直线，不可随意放松牵引绳，不可随意增减或移除牵引重量。

（3）出现移位及时调整：皮牵引时，检查胶布、绷带、海绵牵引带有无松脱，扩张板位置是否正确，若出现移位，应及时调整。

（4）避免过度牵引：每日测量被牵引的肢体长度，并与健侧进行对比，也可通过X线检查了解骨折对位情况，及时调整牵引重量。

（5）防止牵引针、弓脱落：定时检查牵引弓有无松脱，并拧紧螺母，防止其脱落。

3. 体位护理

对于上肢骨折患者，建议上臂呈自然下垂，腕关节背伸30°，肘关节屈曲60°，前臂保持中立位，半手握拳，使用三角巾悬吊固定。对于下肢骨折患者，护理人员辅助患者髋关节屈曲 15°、外展 20°，膝关节屈曲 15°，踝关节背伸 90°，保持足间向上状态。若患者为股骨颈骨折或股骨粗隆骨折，则嘱患者保持患侧外展中立位。

4. 腹膜后血肿的护理

腹膜后血肿可能压迫刺激腹膜后神经丛，患者可能出现腹痛、腹胀等腹膜刺激症状。护士应协助医生进行腹腔穿刺术鉴别腹腔内出血。大出血可造成失血性休克，甚至迅速死亡。护士应严密观察患者生命体征和意识变化，立即建立静脉输液通路，遵医嘱输血输液，纠正血容量不足。若抗休克治疗后血压仍不稳定，应配合医生及时做好手术准备。

5. 盆腔内脏损伤的护理

（1）膀胱或后尿道损伤

盆前环骨折时，易损伤膀胱和尿道。可能是骨折端直接刺破，或骨折移位撕裂尿生殖膈而损伤后尿道膜部。尿道不完全断裂表现为尿痛、排尿困难、血尿；完全断裂则完全不能排尿，用力排尿时尿道外口可能有滴沥状血性物，下腹部膨隆、叩诊呈浊音。膀胱损伤表现为下腹部痛、胀、压痛，腹肌紧张，叩及移动性浊音，肠鸣音减弱或消失。膀胱和尿道损伤时均需行修补术，经手术修复后尿道狭窄的发生率较高，需定期进行尿道扩张术以避免尿道狭窄。

（2）直肠肛门及生殖器官损伤

直肠破裂后，粪便外溢可能导致直肠周围严重感染及盆腔蜂窝组织炎或弥漫性腹膜炎。早期注意观察肛门处有无渗血、下腹部疼痛或里急后重感，早期的直肠指检及直肠镜检查，女性的阴道镜检查都有助于诊断及鉴别诊断。应要求患者禁食，遵医嘱静脉补液，合理应用抗生素。由于行直肠修补术时还需做临时的结肠造瘘，以利于直肠恢复，因此应做好造瘘口护理。

6. 骨筋膜室综合征的护理

（1）发生骨筋膜室综合征时，需做好患者及家属的心理护理，多与患者沟通、交流，消除患者紧张、焦虑的情绪。未确诊前，慎用止痛剂以免掩盖病情，一旦确诊，可遵医嘱使用镇痛剂并尽快完善术前准备，手术切开减压。

（2）四肢骨折患者骨筋膜室内的肌肉可能发生被动牵拉疼痛，张力增高，压痛明显，肌肉活动障碍，并且患者存在持续性、渐进性、无法缓解的疼痛。一旦发生，应通知医生及时处理。骨筋膜室综合征护理要点如图 13.3 所示。

7. 早期康复护理

早期康复护理是一种根据患者病情恢复状况，及时、尽早进行力量、平衡及协调等康复训练的护理模式。对于四肢骨折患者，早期功能锻炼有助于促进肿胀消退，加速骨折愈合，预防肌肉萎缩、关节僵硬及下肢深静脉血栓形成。早期康复护理在缓解疼痛、提高术后康复锻炼依从性方面发挥着积极作用。早期功能锻炼应循序渐进，根

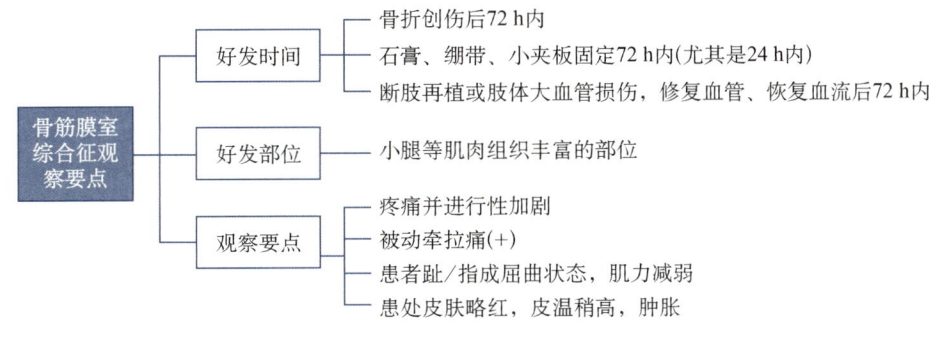

图 13.3　骨筋膜室综合征观察要点

据骨折愈合的具体情况逐渐增加活动范围和延长持续时间。功能锻炼的要点如图 13.4 所示。

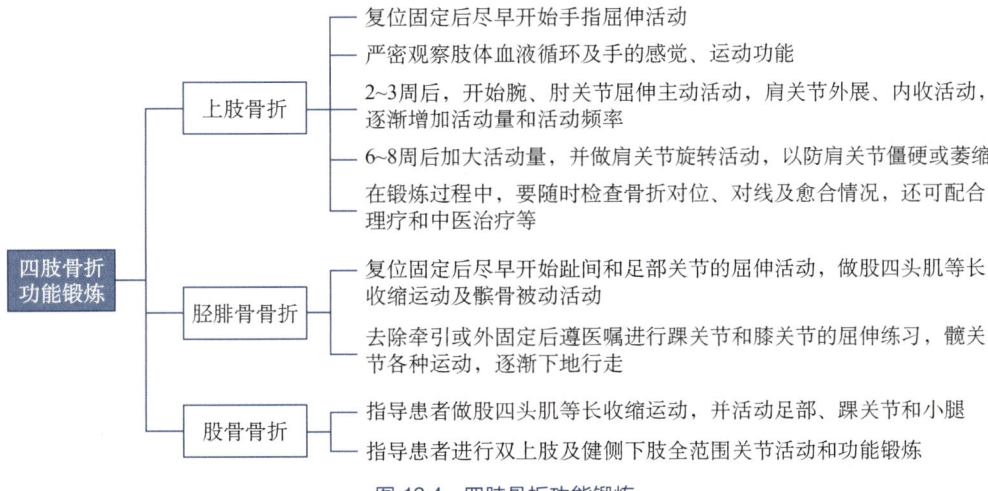

图 13.4　四肢骨折功能锻炼

8. 心理护理

通过评估患者焦虑和抑郁程度，分析症结所在，并制订针对性的心理干预计划，包括人文关怀、转移注意力、正念冥想、家庭支持和疾病教育。同时，指导家属持续关注患者的情绪变化。通过榜样激励式教育，帮助患者避免护理误区，吸收正确、有帮助的经验信息。这有利于患者克服心理障碍，缓解心理和精神压力，增强心理弹性和术后适应能力。此外，这样的心理护理还能激发患者行为改变的动机，提升其自我效能感。

13.3.4　护理风险管理

1. 维持良好的血液循环护理

在进行皮牵引时，应密切观察患者患肢末梢的血液循环情况。检查局部包扎是否过紧、牵引重量是否过大。若局部出现发绀、肿胀、发冷、麻木、疼痛、运动障碍以及脉搏细弱等症状时，需详细检查、分析原因并及时报告医生。

2. 血管和神经损伤护理

血管和神经损伤多由骨牵引穿针时判断不准确导致，也可能由皮牵引包压过紧引起。护理时应密切观察创口敷料的渗血情况、患肢末梢血运、患者生命体征及肢体运动情况，并根据情况及时调整。

3. 牵引针眼感染护理

牵引针眼感染可能由未严格执行无菌操作技术、反复穿刺、未及时清除针眼处积血及分泌物或牵引针滑动引起。护理时，应在骨牵引针两端套上软木塞或胶盖小瓶；针眼处每日滴75%乙醇2次；及时擦去针眼处分泌物或痂皮；若牵引针向一侧偏移，消毒后调整。发生感染者应充分引流，严重时须拔去钢针，改变牵引位置。

4. 关节僵硬护理

最常见的是足下垂畸形，部分患者还可能出现膝关节屈曲畸形、髋关节屈曲畸形、肩内旋畸形等。这些情况主要与腓总神经受压及患肢长期固定、缺乏功能锻炼有关。在下肢水平牵引时，踝关节呈自然足下垂位，加之关节不活动，可能发生跟腱挛缩和足下垂。下肢水平牵引护理时，可在患者膝外侧垫棉垫，防止压迫腓总神经；可用垂足板将踝关节置于功能位；若病情许可，定时进行踝关节活动以预防足下垂。

5. 脂肪栓塞与静脉栓塞护理

（1）由于下肢长时间制动，静脉血液回流缓慢，以及创伤导致的血液高凝状态等，易导致下肢深静脉血栓形成；骨盆内静脉丛破裂及骨髓腔被破坏，骨髓脂肪溢出随破裂的静脉窦进入血液循环，引起肺、脑、肾等部位的脂肪栓塞。若患者突然出现胸痛、胸闷、呼吸困难、咳嗽、咯血、烦躁不安甚至晕厥时，应警惕肺栓塞的发生。

（2）鼓励患者勤翻身、抬高患肢，按摩下肢；早期进行功能锻炼、下床活动；适度补液、多饮水以避免脱水，改善生活方式，如戒烟、戒酒、控制血糖和血脂等；避免下肢静脉尤其是股静脉穿刺输液，必要时遵医嘱使用抗凝药物。

（3）一旦出现脂肪栓塞或静脉栓塞，嘱患者绝对卧床，予以高流量氧气吸入、抗凝、溶栓等处理，同时监测生命体征、意识、血氧饱和度、血气分析和出凝血时间等。

参考文献

[1] Walton A B, Leinwand G Z, Raheem O, et al. Female sexual dysfunction after pelvic fracture: a comprehensive review of the literature [J]. The Journal of Sexual Medicine, 2021, 18 (3): 467-473.
[2] 杨晓媛. 灾害护理学 [M]. 北京：军事医学科学出版社，2009.
[3] 胡秀英，成翼娟. 灾害护理学 [M]. 成都：四川大学出版社，2013.

[4] Lynda Juall Carpenito-Moyet.护理诊断手册[M].景曜,译.西安:世界图书出版社,2008.

[5] 李乐之,路潜.外科护理学[M].6版.北京:人民卫生出版社,2017.

[6] 尚静,黄敬敬.早期康复护理在四肢骨折患者术后的应用效果及对并发症风险的影响[J].临床医学工程,2024,31(2):221-222.

[7] 鲍冬梅,李鑫丹,于慧芳.损伤控制理念结合循证疼痛分级护理干预对骨盆骨折急诊微创手术患者自我护理能力的影响[J].国际护理学杂志,2024,43(10):1800-1804.

[8] 张小芳.以协同护理模式为导向的个性化护理对骨盆骨折病人术后自我效能及心理状态的影响[J].全科护理,2022,20(14):1953-1957.

[9] 谢红艳,毛秀玉,于志勇,等.基于FTS理念的萧氏双C护理在骨盆骨折行infix手术患者中的应用[J].齐鲁护理杂志,2021,27(22):39-42.

[10] 谭美林.针对性护理干预在四肢骨折术后肢体肿胀康复中的应用[J].中国伤残医学,2024,32(2):144-147.

第 14 章
肢（指）离断伤护理及风险防控

【案例分析】

病例介绍：患者，女，12岁，因地震灾害时教室倒塌导致左下肢被水泥板压迫超过6 h。因现场大型机械无法运至被困地点，仅能进行人力救援，且患者左下肢肌肉坏死，为抢救生命，立即实施大腿截肢手术。

入院查体：T 36.1℃，P 118 次/min，R 25 次/min，BP 86/48 mmHg。患者意识清晰，但精神状态差，面色苍白，表情痛苦，皮肤湿冷。左大腿紧急截肢手术后，面部及上肢有多处擦伤。诊断：左下肢离断伤。

14.1 概述

肢、指（趾）离断伤可见于各种自然和人为灾害中，包括完全性或不完全性离断的肢（指）体。若断肢（指）无任何组织相连，或虽有残存的少量组织相连，但在清创时必须切除，称为完全性断肢（指）；若断离的远端肢（指）仅通过少量皮肤和软组织与近端相连，且主要血管断裂或栓塞，需吻合血管才能使离断肢体存活，称为不完全断离。

14.2 肢（指）离断伤护理评估与诊断

1. 焦虑/恐惧

与患者对治疗效果和预后的担忧有关。

2. 疼痛

与创伤和手术相关。

3. 潜在并发症

包括失血性休克、感染、急性肾衰竭。

4. 组织灌注量改变

与血管痉挛、血管栓塞有关。

5. 有废用综合征的危险

与患者无法进行有效功能锻炼有关。

14.3 护理措施及风险防控

14.3.1 紧急救援

由于肢体断离现场往往远离医疗机构，现场急救对于再植的成功至关重要，需争分夺秒。

紧急救援措施包括抗休克、止血、包扎、保存断肢（指）及迅速转运（图14.1）。

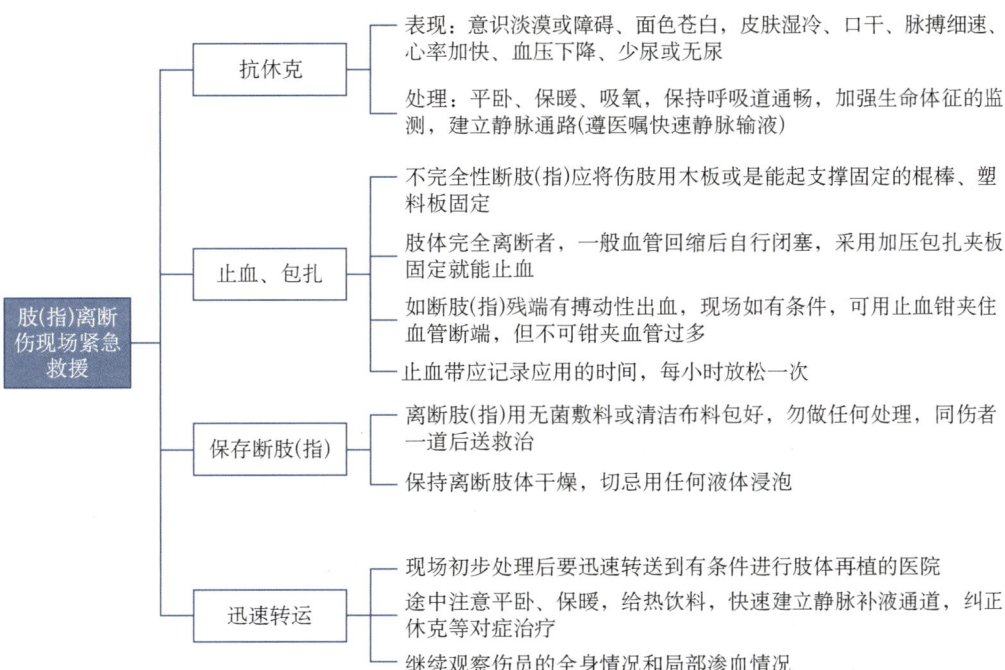

图 14.1 肢（指）离断伤现场紧急救援

14.3.2 病情监测与早期识别并发症

密切观察患者生命体征、再植肢体局部血液循环情况，以及是否有急性肾功能衰竭和脂肪栓塞的风险。一旦发现异常情况，应立即通知医生进行处理（图14.2）。

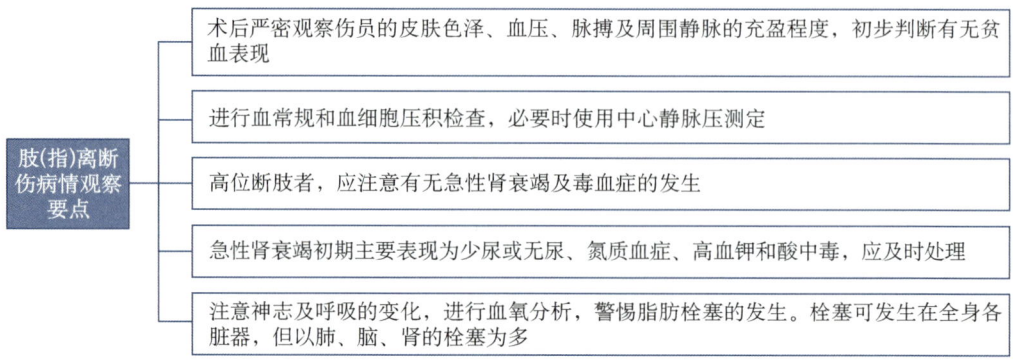

图 14.2 肢（指）离断伤病情观察要点

14.3.3 肢（指）离断伤专科护理管理

1. 再植肢（指）的局部护理

搬动患者要慢而轻，使其平卧，适当抬高患肢，略高于心脏水平。可将再植肢体置于床边特制的小木桌上，上铺无菌巾，并用护架遮盖。患肢需用敷料或石膏托妥善固定，包扎不宜过紧，指（趾）端暴露，覆盖无菌巾或纱布，以便观察血液循环。注意防止伤员入睡后移动肢体，以免血管受压痉挛。

（1）定时观察皮肤颜色、温度、指甲毛细血管充盈情况，并记录。肢体肿胀时可将肢体抬高，使用50%硫酸镁溶液进行湿热敷，外敷中药皮硝，静脉滴注白蛋白。高压氧治疗有助于改善肢体供氧状况，促进静脉回流。

（2）定时定点测定皮温：术后使用半导体皮温计测量肢体温度，一般术后10天内每小时测量一次。测温应在烤灯关闭后15 min进行，以避免误差。同时测健侧肢体的相应部位，记录对照。断肢再植后，患侧皮温通常比健侧高1℃左右，若低于健侧或皮温突然下降，则表明有血管危象存在，应立即报告医生并采取措施。

2. 血管危象护理

血管危象是指缝接吻合的血管发生通路受阻，从而危及再植体成活的一种病理现象，亦是影响断肢（指）再植成活的主要原因。及时有效地预防和处理血管危象对于再植体的成活至关重要。

（1）术后48 h内是血管危象的高发期，断肢（指）再植患者可能因为疼痛、寒冷、吸烟、精神因素等刺激而诱发血管痉挛，导致血管危象。

（2）血管危象分为动脉危险与静脉危象，动脉危象表现为皮温低于正常值5℃左右，指体颜色苍白，指腹无毛细血管充盈，张力降低，毛细血管充盈缓慢，指端侧方切口无血液渗出或血液渗出缓慢；静脉危象表现为皮温降低，指体颜色暗紫，指腹毛细血管充盈时间短，张力高，指端侧方切口有暗红色出血，量多。

（3）发生血管危象时，应立即通知医生，分析判断原因，检查肢体有无包扎过紧，皮肤综合张力是否过大，皮下有无血肿等。一般可拆除缝线，引流积血，降低肢体内张力，同时给予低分子右旋糖酐、罂粟碱、妥拉苏林等高凝解痉药物，并局部保温。若处理后未见好转，必须尽快手术探查。

（4）血管危象预防措施如下：①病房环境：术后应安排在舒适、安静、空气新鲜的病房休息、治疗。病室温度应保持在20℃～25℃，使用40～60 W侧罩灯局部照射，便于观察再植体色泽及湿热保暖，尤其在冬季。病房内必须备有保温设施。②患者体位：体位改变可影响再植肢体的有效循环血量，因此，断肢再植术后患者应平卧休息10～14天，卧床期间勿起床活动。告知患者平卧休息的重要性，并指导以平卧位、健侧卧位交替预防压力性损伤等并发症。同时避免患侧肢体受压，并将患肢抬高，有利于血液循环，减轻术后肿胀。③镇静止痛：精神紧张、情绪低落易引起血管痉挛。入院时即对患者进行宣教，使其认识到疼痛的危害及科学镇痛的重要意义。术前根据疼痛评分遵医嘱给予止痛药物，减轻患者疼痛。术后即刻（患者术后返回病房即刻进行评估，一般不超过10 min）及术后1～3天遵医嘱分别采用疼痛数字评分法对患者疼痛程度进行评估，并根据个体对疼痛和镇痛药物的反应，动态评估患者的疼痛程度，合理调整止痛药物，给予患者个性化镇痛。小儿患者哭闹时，可给予镇静剂。④排尿、排便：向患者详细讲解尿潴留及便秘的危害，增强依从性，使其积极配合治疗。为患者提供私密的环境，指导正确使用便器。同时，给予患者饮食指导，忌辛辣刺激饮食，鼓励患者多饮水，进食清淡、易消化的食物，给予患者富含膳食纤维和益生菌的饮食，促进胃肠道蠕动。必要时可遵医嘱口服乳果糖口服液，改善便秘患者的排便频率及粪便性状。

3. 再植肢（指）的功能恢复护理

功能锻炼是术后康复护理的重要环节。在肢（指）成活、骨折愈合拆除外固定后，进行主动或被动功能锻炼。遵循循序渐进、主动的原则，按计划进行，并适当辅以物理治疗，促进功能恢复（图14.3）。

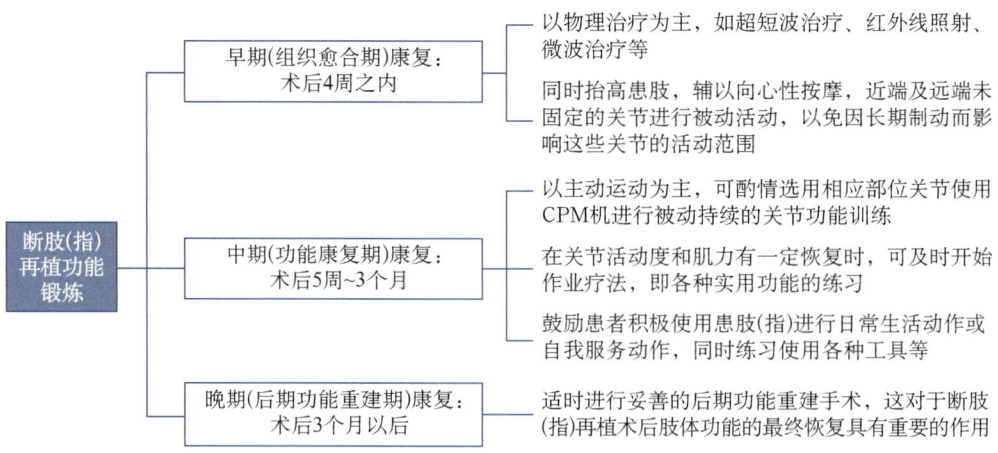

图 14.3 断肢（指）再植功能锻炼

14.3.4 护理风险管理

1. 用药护理

（1）应用抗生素预防感染：断肢（指）再植术后感染可能导致吻合血管栓塞、吻合口破裂或败血症等严重后果。因此，除了彻底清创和严格遵守无菌操作外，术中及术后应及时使用广谱抗生素预防感染。

（2）抗痉挛药物的应用：常用药物为盐酸罂粟碱，它具有解除血管平滑肌痉挛的作用。

（3）抗凝药物的应用：一般使用低分子右旋糖酐。由于肝素全身应用可能引起局部和其他部位出血，同时可能延迟伤口愈合，因此通常不推荐使用。然而，在吻合直径 2 mm 以下的小血管时，可考虑使用肝素。

2. 感染护理

观察切口渗出和愈合情况，若切口出现红肿、热痛、渗出物增多、脓性分泌物或切口裂开等症状，应立即通知医生。应做好切口护理以预防感染。保持切口清洁，换药时严格执行无菌操作。清洗切口时应从内侧向外侧进行，一旦敷料潮湿或受污染，应及时更换，避免切口受压或包扎过紧，以促进切口愈合。

参考文献

[1] 杨晓媛.灾害护理学［M］.北京：军事医学科学出版社，2009.
[2] 王占统，余州，丁健科，等.预扩张胸三角皮瓣修复面颈部瘢痕的效果评价［J］.中华整形外科杂志，2019，35（10）：953-960.
[3] Lynda Juall Carpenito-Moyet.护理诊断手册［M］.景曜，译.西安：世界图书出版社，2008.
[4] 李莉，袁婷婷，郭会，等.疼痛管理路径对断指再植患者夜间疼痛程度的影响［J］.中华显微外科杂志，2020，43（1）：91-94.

[5] 胡秀英,成翼娟.灾害护理学[M].成都:四川大学出版社,2013.
[6] 李乐之,路潜.外科护理学.[M].6版.北京:人民卫生出版社,2017.
[7] 陈婉红.27例断肢再植患者的围手术期护理体会[J].中国实用医药,2019,14(13):152-154.
[8] 李显勇,李平华,李章超.手指撕脱伤断指再植术后血管危象发生的危险因素分析[J].实用手外科杂志,2020,34(2):194-197.
[9] 梁中星.断指再植术后改良治疗方案对再植指成活率和血管危象发生率的影响[J].中国实用医刊,2017,44(4):103-105.
[10] 李岩.集束化护理在预防断指再植术后血管危象中的应用[D].石家庄:河北医科大学,2020.

第15章
挤压伤和挤压综合征护理及风险防控

【案例分析】

病例介绍：患者，男，16岁，学生。因城市地震导致房屋倒塌，双下肢被压榨12 h。紧急救援后，在当地医院接受左大腿、左小腿及右小腿的切开减压手术。17天后当地医院急会诊，转诊至上级医院。

入院查体：T 36.4℃，P 110次/min，R 28次/min，BP 100/56 mmHg。可见患者左大腿外侧、左小腿外侧、右小腿外侧及内侧有减压切口，切口内有较多坏死组织和明显渗出。

辅助检查：B超显示双肾增大，胰腺稍增大；臀部MRI显示左侧臀小肌、髋关节内侧深部软组织多个局灶坏死灶。

诊断：(1)挤压综合征；(2)急性肾功能衰竭（氮质血症期）；(3)双下肢挤压伤切开减张术后伤口感染；(4)挤压伤后多器官功能损伤（心脏、胰腺、肺）。

15.1 概述

挤压伤（crush injury）是指四肢、躯干等肌肉丰富的部位遭受重物长时间挤压后造成的肌肉机械或缺血损伤。挤压综合征（crush syndrome）是指机体组织受到持续性压力造成的肌肉机械性或缺血性损伤，当释放压力后，出现的以肌红蛋白尿、酸中毒、高血钾症和急性肾损伤为主要特点的全身炎症反应综合征。

在各种自然灾害（如地震、飓风、山崩等）或人为灾害（如战争、矿山事故和恐怖事件等）中，挤压伤是发生率较高的伤害之一。挤压综合征常见于工业事故、交通事故及自然灾害中，其病程进展迅速，死亡率极高。挤压综合征导致的急性肾损害是仅次于建筑物坍塌外伤的第二大死因。

15.2 挤压伤和挤压综合征护理评估与诊断

1. 疼痛

与挤压综合征有关。

2. 体液过多

与肾脏不能排出足够的液体和电解质有关。

3. 营养失调，低于机体需要量

与禁食、消耗增加有关。

4. 焦虑

与担忧疾病预后及疼痛有关。

5. 皮肤完整性受损

与软组织钝挫伤有关。

6. 潜在并发症

包括休克、肾功能衰竭、高血钾症、感染、酸中毒等。

15.3 挤压伤和挤压综合征护理及风险防控

15.3.1 紧急救援

挤压综合征患者的早期现场救治是降低早期死亡率最关键的措施。对于挤压伤的急救原则，应掌握图 15.1 所示的几个要点。

15.3.2 密切观察病情变化

1. 受压部位变化

严密观察肢体肿胀情况、皮肤颜色和温度，测量伤肢的周径，并在皮肤上做好标记。注意观察肢体远端脉搏情况。若出现患肢皮肤颜色苍白冰冷，足趾半屈位被动伸直时出现剧烈刀割样痛，无脉动，感觉迟钝，运动麻痹，这些是骨筋膜室综合征的

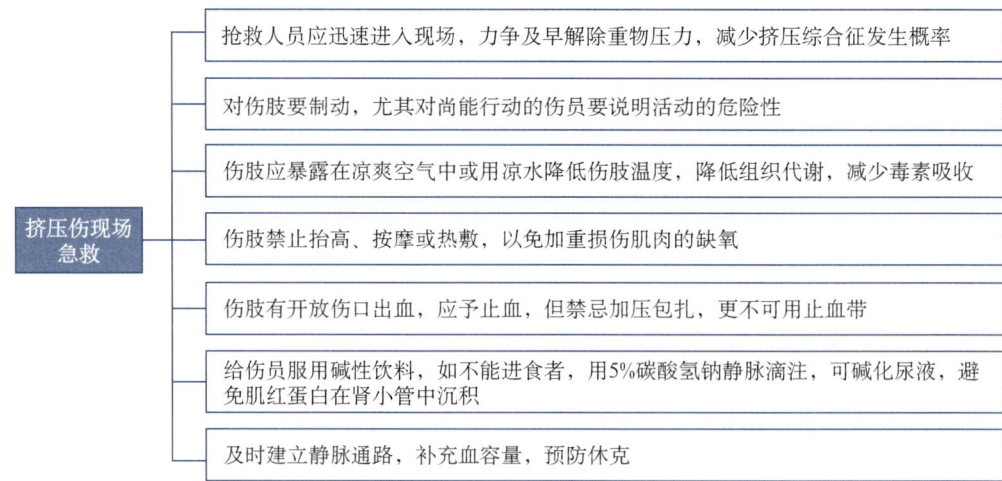

图 15.1 挤压伤现场急救

指征,应及时通知医生进行处理。

2. 生命体征变化

密切监测患者体温、脉搏、心率、血压、呼吸、血氧饱和度等变化,必要时给予吸氧,防止缺氧引起能量代谢障碍。血压是最常用的监测指标,但并不是反映休克程度最敏感的指标。通常认为收缩压<90 mmHg,脉压<20 mmHg 提示休克存在。休克早期血压变化不大,晚期则可能呈进行性下降或测不到。观察呼吸的频率、节律和深度可反映患者有无酸中毒和休克肺的发生。

3. 神志变化

神志和精神状态是反映脑组织血液灌流和全身循环状况的敏感指标。休克早期患者可能表现出兴奋状态或烦躁不安,随着休克加重,患者可能变得表情淡漠、意识模糊、反应迟钝甚至昏迷。肾功能不全时,患者可能表现为神志不清、呼吸深慢、烦躁不安、口渴、恶心等症状。

4. 尿液变化

尿量是判断休克程度和急性肾损伤的临床基本指标,也是最能反映血容量状况的指标之一。患者入院后应及时留置导尿管,并记录每小时尿量、尿色、尿比重、pH 值等。尿量的增减是少尿期、多尿期开始的信号,因此应准确记录尿量,为治疗提供可靠依据。

5. 电解质变化

定期监测电解质变化。由于患者受伤部位有严重挤压伤,肌肉坏死分解产物如肌红蛋白、钾、乳酸等进入血液循环,易导致高血钾及代谢性酸中毒。加上肾功能衰竭排钾减少,血钾骤然升高。高钾血症可能导致患者心搏骤停而突然死亡,是导致肾功能衰竭患者死亡的主要原因之一。

15.3.3 挤压伤的专科护理管理

1. 休克护理

（1）密切观察患者的神志、心率、血压和尿量变化。一旦发现休克体征，应立即通知医生，并迅速建立2条以上静脉通路，遵医嘱维持有效循环血量。

（2）保持呼吸道通畅，及时给予氧气吸入。必要时，配合医生进行气管插管。

（3）给予患者保暖，避免受寒。当患者体温过低时，应增加被服，提高室内温度，必要时提高输液温度。

2. 创面切开后护理

（1）切开后应保持伤口敞开，用油纱覆盖伤口，外敷无菌纱布，避免加压包扎。

（2）对于肌肉坏死严重的大面积创面，渗出液较多，须多次换药清创，及时清理坏死肌肉。注意观察伤口渗出液的颜色、气味和量等，并做好记录。

（3）必要时采用负压封闭引流技术，去除腔隙或创面的分泌物和坏死组织，促进创口愈合。

（4）如发现末梢温度降低，发绀、麻木、疼痛等症状逐渐加重，应立即通知医生，及时采取相应措施，避免因延误治疗时机而造成截肢、危及生命等严重后果。

3. 连续性肾脏替代治疗护理

挤压综合征的治疗过程中，早期发现、预防及积极治疗肾功能衰竭至关重要。及早进行连续性肾脏替代治疗（continuous renal replacement therapy，CRRT）对于挽救肾功能、抢救生命及改善整体预后具有重要意义。CRRT护理见图15.2。

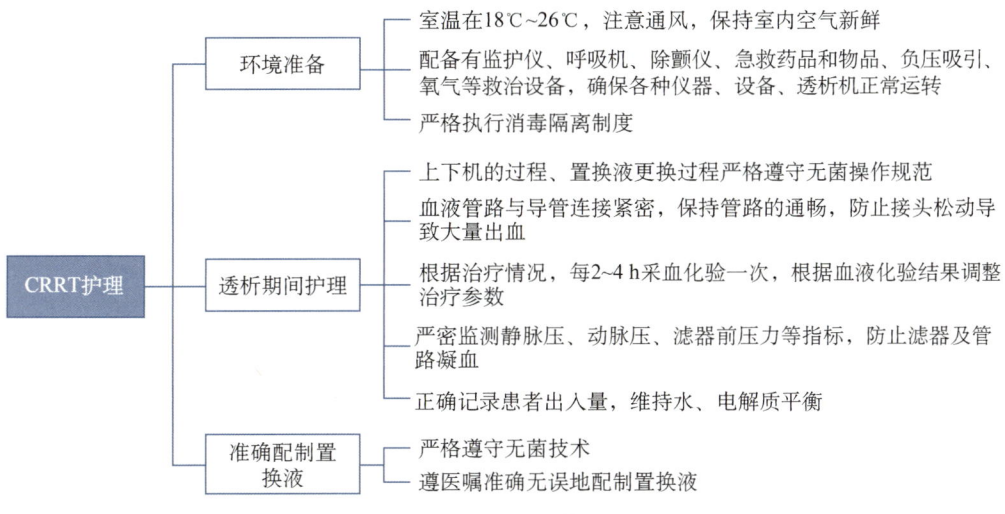

图 15.2 CRRT 护理

15.3.4 护理风险管理

1. 疼痛护理

及时准确评估疼痛。对于轻度疼痛者,实施心理护理,鼓励患者通过听音乐等方式转移注意力;对中度、重度疼痛患者,遵医嘱使用镇痛药。维持患者良好的体位,减轻或消除疼痛刺激。伤肢如轻度肿胀可适当抬高,中度肿胀时应放平肢体并适当固定,重度肿胀时禁止抬高、按摩及热敷。治疗护理过程中动作要轻柔,减少对患者的疼痛刺激。

2. 高血钾护理

挤压伤发生时,大量细胞内的钾离子转移到细胞外,代谢性酸中毒等都可能引起高钾血症,表现为神志淡漠、四肢瘫软,重症可出现心动过缓、心律不齐,甚至心搏骤停。护士应严密监测生命体征及心电变化,一旦发现心律失常,立即处理。严格控制含钾高的食物和药物,不宜输入库存血。如发现患者出现高钾血症状,及时报告医生,并给予 10% 葡萄糖酸钙静脉推注或静脉滴注。

3. 感染护理

倒塌的建筑物造成的挤压伤往往伴随皮肤损伤,各种致病菌容易侵入人体,引起组织的损伤,继发休克,甚至死亡。护理伤员时,要对伤口进行评估,创伤威胁生命时,应给予优先处理。皮肤伤口须及时消毒清创,清除假膜,控制感染,促进伤口愈合。适当抬高床头,取高坡卧位。在患者卧床期间,定时协助患者翻身,教会其深呼吸和咳痰方法,避免感染。严格进行各种导管护理,严密防治导管相关血流感染及尿管相关尿路感染等机会性感染的发生,并遵医嘱给予抗生素控制感染。

4. 压疮护理

给予患者使用气垫床,并定时协助患者翻身,叩背、按摩局部受压部位,防止水肿皮肤长期受压,保持床单位的清洁干燥,预防压疮。

5. 心理障碍护理

发生伤害时,患者可能表现出恐惧、烦躁、抑郁等心理变化。护士应正确评估患者的心理状况,主动关心和安抚患者,加强护患沟通,及时给予心理安抚,做好疾病宣教工作。尤其对缺乏医学知识的患者,告知各种治疗的目的及配合治疗的必要性。与患者分享同种病例治疗后康复出院的例子,增加其恢复的信心。同时和患者家属做好沟通,尽量满足患者的合理要求,使之产生依托与信任感,使其能积极配合治疗。耐心解答患者提出的各种问题,解除患者思想负担,消除患者恐惧感,树立战胜疾病的信心。

参考文献

[1] 胡英,张弘.1例挤压综合征并行右大腿截肢术患者的护理[J].当代护士(上刊),2022,29(6):153-155.

[2] 胡秀英,成翼娟.灾害护理学[M].成都:四川大学出版社,2013.

[3] 关晓红,韩瑞彩,万喜.挤压伤与挤压综合征救治与护理[C]//第三届世界灾害护理大会论文集,2014:349-350.

[4] Lynda Juall Carpenito-Moyet.护理诊断手册[M].景曜,译.西安:世界图书出版社,2008.

[5] 揭雪雪.1例行CRRT的挤压综合征肾功能衰竭患者的护理[J].当代护士(下旬刊),2018,25(4):130-132.

[6] 刘洪霞,唐娜,兰林,等.地震导致挤压伤/挤压综合征的临床诊治进展[J].创伤外科杂志,2021,23(11):871-874.

[7] 刘子泉,高阳,吕琪,等.地震现场挤压伤/挤压综合征救治技术研究[J].中国急救复苏与灾害医学杂志,2016,11(1):58-59.

[8] Karvellas C J, Farhat M R, Sajjad I, et al. A comparison of early versus late initiation of renal replacement therapy in critically ill patients with acute kidney injury: a systematic review and meta-analysis [J]. Crit Care, 2011, 15 (1): 72.

[9] Peiris D. A historical perspective on crush syndrome: the clinical application of its pathogenesis, established by the study of wartime crush injuries [J]. J Clin Pathol, 2017, 70 (4): 277-281.

[10] 陈世婵.挤压综合征致多脏器功能衰竭的急救与护理分析[J].药店周刊,2021(10):33.

[11] 丛美玲.应用负压封闭引流技术治疗小腿筋膜室综合征护理体会[J].齐鲁护理杂志,2019,25(15):119-121.

第 16 章
多发伤护理及风险防控

【案例分析】

病例介绍：患者，女，32岁，因城市地震自然灾害中房屋倒塌被压，全身多处受伤，主诉前胸、腰背部及双侧大腿根部疼痛。

入院查体：T 36.3℃，P 119 次/min，R 25 次/min，BP 104/56 mmHg，SpO_2 95%，神志清醒，格拉斯哥评分（GCS）15分，胸廓挤压征（＋），腹平软，下腹压痛，无反跳痛。脊柱无畸形，无压痛。骨盆挤压征（－），骨盆分离试验（－），双下肢肌力0级，感觉正常。

辅助检查：胸部 CT 显示胸 12 椎体骨折，双侧多发肋骨骨折，双侧胸腔积液。腹部 CT 显示肝包膜下积血积液，左肾挫伤，盆腔积液。

诊断：多发性创伤，包括双侧多发肋骨骨折。

16.1 概述

多发性创伤（multiple injuries），简称"多发伤"，指在同一致伤因素作用下，人体同时或相继有两个或两个以上的解剖部位损伤，其中至少一处损伤危及生命。根据我国首届全国多发伤学术会议建议，多发伤指单一因素造成两个或两个以上解剖部位（根据 AIs-90 版所指的 9 个部位）的损伤，其严重程度视损伤严重度评分（injury severity score，ISS）而定，凡 ISS＞16 者为严重多发伤。国外多发伤指 AIS≥3 的损伤超过 2 个部位，其 ISS≥18 分。多发伤需要与以下概念相区别：①多处伤指同一解剖部位或脏器发生两处或两处以上的创伤。②复合伤指两种以上的致伤因素同时或相继作用于人体所造成的损伤。

多发伤的病因多种多样，可为钝性损伤和锐器伤。平时多发伤以交通事故最常见，其次是高处坠落，还有挤压伤、刀伤、塌方等，其发生率占全部创伤的1%～1.8%。创伤发生后，在致伤因子作用下，为维持自身内环境的稳定，机体迅速产生各种局部和全身性防御反应。其病理生理特点如下。

1. 局部反应

表现为红、肿、热、痛的炎症反应，轻重程度与致伤因素的种类、作用时间、组织损害程度和性质、污染程度和是否有异物存留等有关。局部组织细胞损伤较重，组织破坏及细胞严重变性坏死，伤口常有污染、异物存留，局部微循环障碍、缺血、缺氧及各种炎性介质和细胞因子释放，造成的继发性损伤使局部炎症反应更为严重，血管通透性及渗出更加明显，炎症细胞浸润更为显著，炎症持续时间可能更长，对全身的影响将更大。

2. 全身反应

严重创伤通过炎症介质及细胞因子网络影响到全身，即致伤因素作用于人体后引起的一系列神经内分泌活动增强，继而引发全身炎症反应综合征（systemic inflammatory response syndrome，SIRS），由此产生各种功能和代谢改变，是一种非特异性全身性应激反应。

（1）神经内分泌系统变化：为创伤应激反应首要表现，机体在伤后对有害刺激所做出的维护机体内环境稳定的综合反应或防御反应，最终目的是保证重要脏器的有效灌注，但这种自我代偿能力有限。

（2）代谢变化：创伤应激反应通过神经内分泌系统，引起肾上腺皮质激素、儿茶酚胺、胰高血糖素等分泌增加，介导创伤代谢反应，表现为多发伤患者早期氧摄取、输送都明显增加，使机体处于高分解代谢、高能量消耗状态，一般持续14～21天。创伤后能量代谢可增加50%～100%，甚至更高。伤后葡萄糖异生增加，糖原分解加快，胰岛素分泌抑制加上胰岛素抵抗，导致血糖升高。脂肪分解加速，创伤早期由糖原提供能量，此后主要由脂肪、蛋白质提供能量。伤后早期蛋白质分解代谢增加，进入负氮平衡状态，至10天左右进入蛋白质合成期，进入正氮平衡状态。

（3）免疫功能变化：表现为免疫功能抑制，导致机体对感染的易感性增加，易发生脓毒症或过度的炎症反应损害引起SIRS，两者是创伤最常见和最严重的并发症，也是创伤后期患者主要死因。

（4）体温变化：发热是炎性介质作用于下丘脑体温中枢所致。若体温中枢直接受损可发生中枢性高热或体温过低。在创伤性休克时,体温可表现为过低;创伤后 3~5 天内可因大量的坏死组织产生吸收热,一般体温在 38.5℃以下;合并感染时体温则会明显升高。

(5) 多器官功能障碍综合征(multiple organ dysfunction syndrome,MODS):诱发 MODS 的机制是创伤直接损害内皮细胞的结构及功能、缺血和再灌注损伤,激活炎症细胞和体液因子,引起过度的应激和炎症反应,削弱或破坏机体的局部屏障和全身防御系统,导致感染或脓毒症。

16.2 多发伤护理评估与诊断

1. 清理呼吸道无效

与患者不能自行咳痰、痰液堵塞有关。

2. 气体交换受损

与肺挫伤、呼吸面积减少、肺氧合功能障碍有关。

3. 体温过高

与感染组织灌注不足有关。

4. 组织灌注不足

与失血失液导致血容量不足、循环功能下降有关。

5. 皮肤完整性受损

与微循环障碍、患者被动卧位、不能活动有关。

6. 急性疼痛

与组织损伤、外伤有关。

16.3 多发伤护理及风险防控

16.3.1 紧急救援

多发伤创伤部位多、伤情严重、组织破坏严重,患者病情变化快、伤情复杂、感染率高,导致患者死亡率较高。因此,患者入院后能否及时得到有效的救治和护理至关重要,应加强对患者生命体征、面色、液体出入量、意识监测,充分暴露受伤部位,迅速评估患者呼吸、循环功能,肢体状况及时报告给急诊医生,早期评估伤情(图 16.1),为急救争取时间。

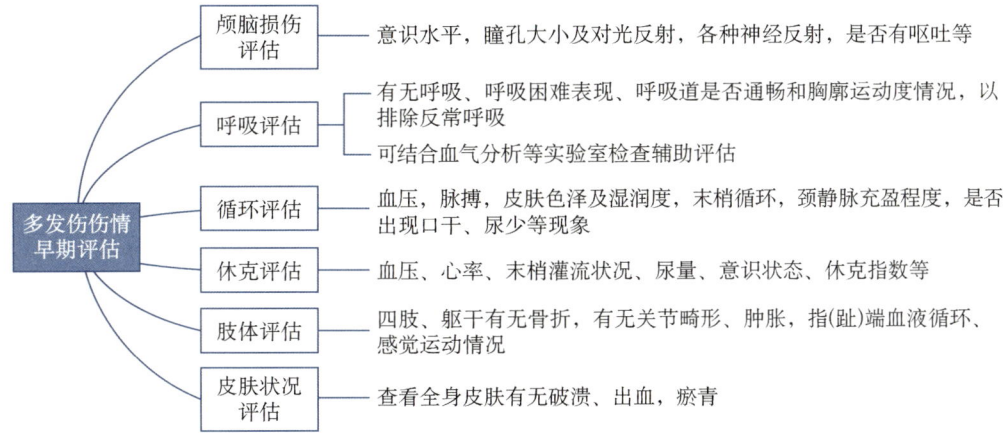

图 16.1　多发伤伤情早期评估

16.3.2　密切观察病情变化

1. 保持呼吸道通畅

低氧血症和失血是创伤患者早期死亡的最常见原因。在创伤救治中，应注意保持患者气道通畅，确保有效的氧供。及时准确评估并采取相应急救措施，可改善患者预后，可按照"CHANNEL 原则"进行评估（图 16.2）。

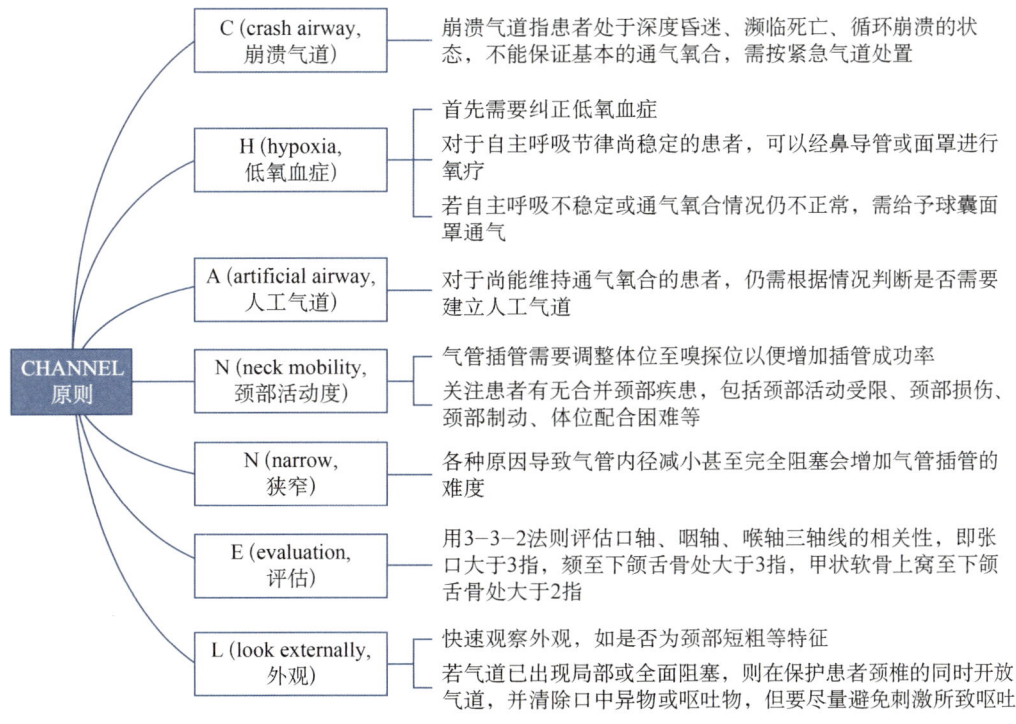

图 16.2　CHANNEL 原则

知识拓展

急诊气道最突出的特点是紧急性和不可预见性,这使得急诊气道有别于麻醉科气道。在面对紧急且不可预见的气道问题时,对困难气道进行准确评估可有效提高急诊患者气管插管的安全性。目前,临床上评估困难气道的方法有很多,包括Mallampati评分、改良Mallampati评分、Wilson风险评分、甲颏距离和胸颏间距等,这些方法多适用于麻醉科,而在创伤急救患者中的应用存在一定局限性,无法简单、快速、有效地预测困难气道。2016年,中国急诊气道管理协作组提出了一种适用于急诊患者的快速气道评估方法——CHANNEL评估原则,该原则能够较准确地评估急诊患者的困难气道。

2. 循环支持、控制出血

为患者建立2条或以上静脉通路,避开患侧肢体;立即采血、配血,并密切监测红细胞比容、血红蛋白及凝血指标,必要时监测中心静脉压。对于活动性出血的切口,给予无菌纱布填充止血;四肢活动性出血可采用加压包扎方式。采用限制性复苏补液方式,维持患者收缩压在70～90 mmHg,防止过度补液加重出血和肺水肿。对于大血管破裂出血患者,采用肢体近端橡皮止血带加压止血,每30～60 min松解止血带一次,避免缺血坏死。

3. 多发伤专科护理管理

1) 死亡三联征护理(图16.3)

在严重创伤状态下,机体可能出现低体温、酸中毒、凝血功能障碍,称为死亡三

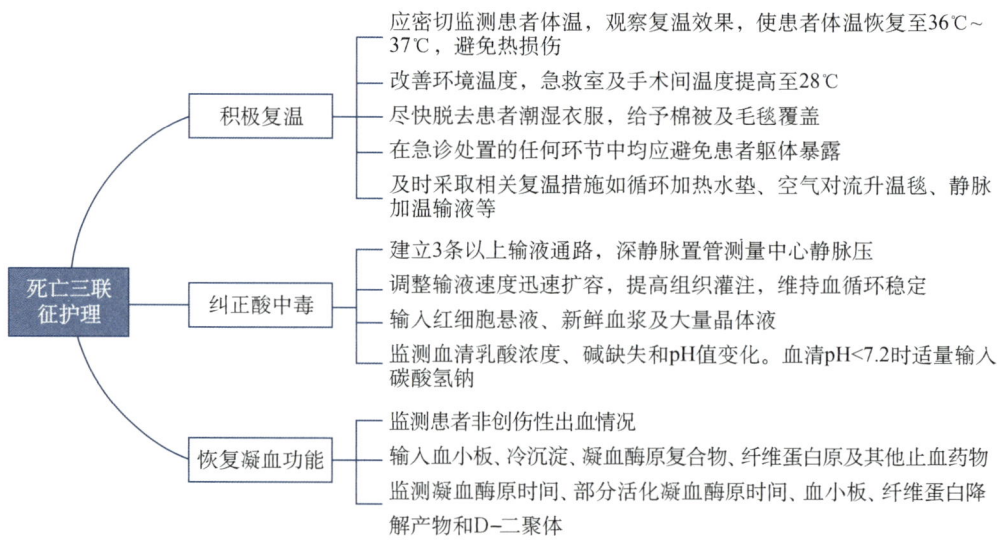

图16.3 死亡三联征护理

联征，严重影响预后。

2）损伤控制性复苏护理

在严重创伤处理中，损伤控制策略包括三个基本理念：避免再损伤和伤势恶化；暂时控制与分期处理；积极完全纠正或控制伤情发展。具体步骤包括：第一阶段为初始简化手术；第二阶段为 ICU 复苏治疗；第三阶段为确定性修复重建手术。损伤控制性复苏要求迅速识别大出血和潜在大出血的患者，积极寻找出血部位并控制出血；允许性低血压复苏；预防和识别低体温；预防和识别、纠正酸中毒；早期补充各种凝血药物，使用止血药，纠正创伤性凝血病等。

3）保温和复温护理管理

低体温、凝血功能障碍、代谢性酸中毒是导致严重创伤患者死亡的三大主要原因。低体温在很大程度上将导致或加重 DIC 和酸中毒的发生，是创伤患者一个重要的损伤机制，往往会增加其死亡率。对于已经低体温或高风险患者，除进行被动复温外，应积极采取被动复温和主动复温相结合的综合性复温方法，帮助患者恢复到正常体温。

16.3.3 护理风险管理

1. *疼痛护理*

早期使用镇痛联合镇静药物能改善多发伤治疗预后，提高患者生存率。无论患者是否清醒，护士在评估过程中均应注重患者疼痛评估及内心感受。疼痛是创伤的一个征兆，处理不当会引发心率加快、浅表血管收缩、面部肌肉收缩、恶心、呕吐等。应注意昏迷患者也可能感到疼痛。护士应观察患者的体征、面部表情、流泪等情况，及时发现患者不适及不安情绪。同时，护士可鼓励家属陪同患者，共同参与创伤患者救治。

2. *感染护理*

遵循无菌操作原则，按医嘱使用抗菌药物。开放性创伤需加用破伤风抗毒素血清治疗。避免误吸，及时清除呼吸道分泌物和呕吐物等，以防误吸导致肺部感染。按常规加强各种引流管的护理，如导尿管、胸腔引流管、深静脉导管护理。尽早给予适量的营养支持，增强机体抵抗力。

3. *皮肤护理*

在容易发生压疮的部位，例如足跟部、尾骶骨等放置棉垫，定时观察患者全身皮肤及血液循环状况。在患者大便后，注意保护肛周皮肤情况，并指导其勤剪指甲，避免抓挠皮肤。

4. 深静脉血栓护理

指导患者将肢体放置于功能位，并适当抬高下肢促进静脉回流。进行被动肢体运动或使用气压泵疗法。密切观察足背动脉、末梢血运和四肢皮温。遵医嘱使用抗凝药。

5. 人文关怀护理

人文关怀护理强调对人的关注及重视，在整体护理过程中，本着"以人为本"的护理理念，关注患者的需求，充分尊重、理解患者，切实地从患者的角度出发去考虑问题，让患者感受到被关怀和被尊重。护理人员在工作中通过语言安抚、心理压力缓解等措施，可促使患者充分感受自身想法被人理解与认同，在保护其自尊心的同时通过语言、肢体动作安抚提高其治疗信心。护士应积极主动地将患者的病情及病情变化情况及时、客观地告知患者，但应注意方式方法，对患者给予同情、安慰，告知患者积极配合抢救可有效改善其预后，促使患者积极配合抢救，提高抢救成功率。

参考文献

[1] 黄春花.全程无缝对接护理在急诊多发伤患者救治中的应用研究[J].中华灾害救援医学，2024，11(2)：223-225.

[2] 陆建红，郭健恒.急诊多发伤患者早期死亡的危险因素及其预测价值分析[J].浙江创伤外科，2023，28(9)：1702-1705.

[3] 洪小丽，许平，尤霞.一站式急救护理联合中医急救方法在多发伤急诊患者中的应用价值[J].中西医结合护理(中英文)，2023，9(4)：61-64.

[4] 邢梦.基于MEWS评分系统的急救护理方案在急诊多发伤患者中的应用[J].当代护士(中旬刊)，2023，30(3)：162-165.

[5] Lynda Juall Carpenito-Moyet.护理诊断手册[M].景曜，译.西安：世界图书出版社，2008.

[6] 杨晓媛.灾害护理学[M].北京：军事医学科学出版社，2009.

[7] 桂莉，金静芬.急危重症护理学[M].5版.北京：人民卫生出版社，2022.

[8] 张小红，王莎，肖涛，等.护士主导的早期综合康复在多发伤患者中的应用效果[J].护理实践与研究，2022，19(24)：3649-3654.

[9] 纪欢欢，侯涛，陆翠玲，等.颅脑外伤合并多发伤病人重度营养不良危险因素分析[J].护理研究，2021，35(19)：3566-3569.

[10] 薛德挺，潘志军.多发伤处理新理念[J].国际骨科学杂志，2024，45(2)：86-89.

[11] 杨志龙，王海兰，郭建华，等.镇痛联合镇静药物的早期应用对于多发伤患者生存的临床意义[J].上海医药，2023，44(16)：30-32.

[12] 白恒，梁祎鑫，刘思扬，等.多发伤合并休克患者临床治疗标准化措施的研究进展分析[J].中国标准化，2022(18)：241-244

[13] 孟媚，王育才，田甜.心理护理在骨折合并多发性创伤患者中的效果[J].国际精神病学杂志，2024，51(3)：969-972.

[14] 高文芝.人文关怀在多发伤患者中的应用效果研究[J].当代护士(下旬刊)，2017(2)：111-113.

[15] Lundstrom LH, Vester—Andersen M, Moiler AM, et al. Poor prognostic value of the modified Mallampati score. a meta-analysis involving 177088 patients [J]. Br J Anaesth, 2011, 107(5)：659-667.

[16] Etezadi F, Ahangari A, Shokri H, et al. Thyromental height: a new clinical test for prediction of difficult laryngoscopy [J]. Anesth Analg, 2013, 117(6)：1347-1351.

[17] Domi R. A comparison of Wilson Sum Score and Combination Mallampati, Tiromental and Sternomental Distances for predicting difficult intubation [J]. Macedonian Journal of Medical Sciences, 2009, 2：141-144.

第 17 章
复合伤护理及风险防控

【案例分析】

病例介绍：患者，女，30岁，因城市化工厂爆炸受伤，半小时后出现胸腹部疼痛，紧急转运急诊入院。

入院查体：T 36.3℃，P 100次/min，R 25次/min，BP 80/46 mmHg，动脉血氧分压 PaO_2 90%。神志淡漠，双侧瞳孔等大且对光反射存在，颈部柔软，面部及鼻腔出血，右上门齿断裂，面部及上肢皮肤大面积烧伤，胸廓积压试验阳性，右侧呼吸音明显减低，腹部柔软，骨盆挤压试验阳性，双侧巴宾斯基征（Babinski sign）未引出。

辅助检查：头颅MRI显示右额硬膜下出血伴蛛网膜下腔出血；CT显示双侧多发性肋骨骨折、肺挫伤伴双侧血气胸；B超显示脾脏血肿、肝破裂、胃与横结肠挫伤、双肾挫伤、后腹膜血肿；右侧耻骨上支骨折。

诊断：复合伤、失血性创伤性休克。

17.1 概述

复合伤（combined injury）是指两种或两种以上不同性质的致伤因素同时或相继作用于机体，所造成的复合性损伤。这类损伤常见于工矿事故、交通事故、火药爆炸、严重核事故等各类意外事件。复合伤的特点如下。

（1）一伤为主：主要致伤因素在疾病的发生和发展中起主导作用。

（2）复合效应：是复合伤区别于单一伤的最显著特点。它指的是机体在遭受两种或两种以上不同性质致伤因素的作用后，不同因素之间及致伤因素与机体之间发生的综合性反应。这种效应被称为复合伤的"复合效应"，它不仅仅是简单的叠加，而是包含了损伤与抗损伤、协同叠加和拮抗消减等病理反应的复杂综合变化。

致伤因素包括热能、射线、机械力、激光、微波、化学物中毒等。例如，在煤矿瓦斯、锅炉、鞭炮厂爆炸事故中，常常合并有烧伤、冲击伤和挤压伤。在交通事故中，常合并挤压伤、机械性损伤和烧伤。在核电站事故中，中重度以上放射病均合并烧伤。核爆炸中，复合伤的发生率高、伤类杂、伤情重、发展快、诊治难，是核爆炸导致人员伤亡的主要原因，因此，复合伤伤员也成为核爆炸事故中救治的重要对象。

17.2 复合伤护理评估与诊断

1. 气体交换受损

与呼吸面积减少、肺氧合功能障碍有关。

2. 营养失调，低于机体需要量

与禁食、消耗、体液丢失有关。

3. 体液不足

与术后消化液大量丢失及胃肠减压有关。

17.3 复合伤护理及风险防控

17.3.1 紧急救援

复合伤特点决定了其病情危急，伤情重，倘若救治不及时或者急救不当，会导致患者死亡。

1. 烧冲复合伤

烧冲复合伤（burn-blast combined injury）指人员同时或相继受到热能和冲击波的直接或间接作用，导致烧伤和冲击伤的复合型伤害。

急救原则：积极抗休克、纠正低血容量，同时防止继发损伤和处理危及生命的复合伤；依据现场条件及时处理大出血、窒息等危及生命的并发症；尽快将伤员转运至有条件的后方单位，接受进一步诊治。

2. 化学复合伤

化学复合伤（chemical combined injury）是指化学致伤因素与其他致伤因素同时或相

继作用于机体引起的损伤。这种情况多见于战时使用军用毒剂，也可见于民用化学致伤因素，最常见的是农药、强酸、强碱、工业有害气体与溶剂。化学复合伤中，毒剂伤和创伤会相互加重，导致机体抵抗力减弱，创伤部位的再生和修复减慢，伤口染毒后毒剂迅速经伤口吸收，危及伤员生命。所以在急救时必须抓住主要矛盾，采取相应措施。

急救原则：受伤后应立即使用抗毒剂，根据毒剂种类，可通过外涂、口服、吸入或者静脉等途径应用抗毒剂；为防止伤员继续中毒应采取防护措施；及时对伤员进行创伤止血、包扎、固定，尽快撤离染毒区，送外科或中毒中心处理。

3. 放射复合伤

放射复合伤（radiation combined injury）是指人体同时或相继遭受光辐射、冲击波、早期核辐射和放射性沾染等引起的两种或两种以上不同的复合伤，其中以放射损伤为主。

急救原则：重视抗休克和保护心功能，早期外科处理和创伤促愈，控制感染和调节免疫；控制肠源性感染和恢复肠道功能；保护造血和促进造血重建，尽早应用抗辐射药物。

1）自救互救措施（图17.1）

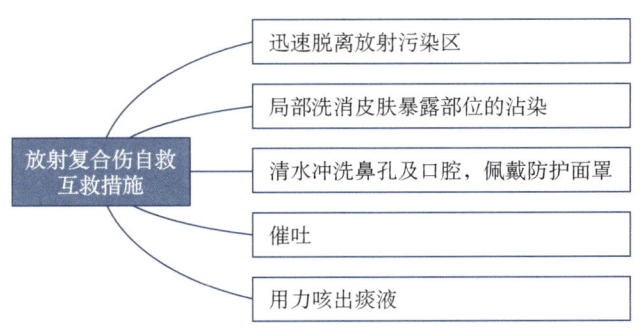

图17.1 放射复合伤自救互救措施

2）现场救护（图17.2）

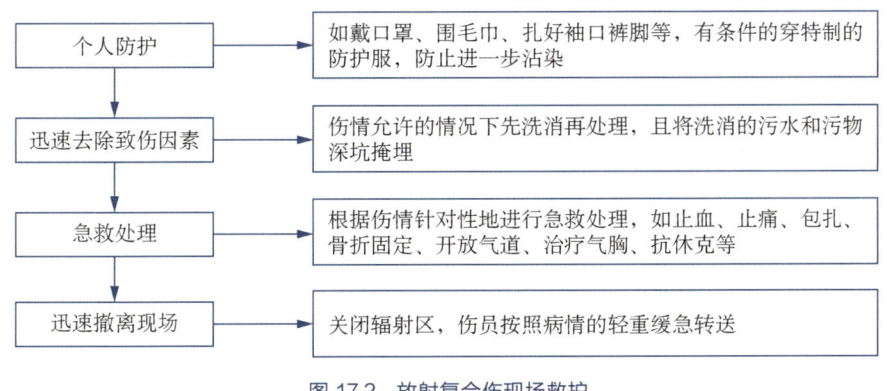

图17.2 放射复合伤现场救护

17.3.2 密切观察病情变化

在转运途中，应采用正确的搬运方法和科学摆放患者的体位。同时，需要密切观察并记录患者的瞳孔、尿量、出血量，并监测脉搏、血压、呼吸、体温和血氧饱和度等生命体征。这有助于了解患者的血压和缺氧情况，并据此调整吸氧浓度。应留置导尿管，并准确记录 24 h 出入量，一旦发现异常应立即通知医生处理。

（1）呼吸系统：观察患者的呼吸频率和深度，及时识别呼吸异常。保持呼吸道通畅，有效清除分泌物，避免气道阻塞。必要时，应使用呼吸机支持治疗以维持患者呼吸功能。

（2）肾脏系统：密切观察患者的尿量和尿色，并记录 24 h 尿量，以维持体液平衡和预防尿路感染。

（3）消化系统：每日评估排便情况，观察肠鸣音和腹胀情况，维持胃肠道功能，并提供适当的营养支持。同时，注重口腔护理，定期清洁口腔，以预防口腔黏膜损伤。

（4）心血管系统：观察患者的生命体征，包括心率、心律和血压的变化，并在发现异常时及时通知医生。维持有效的循环稳定，并建立静脉通路以保持患者有效血量的循环，必要时使用血管活性药物。

（5）保护重要器官功能：正压人工呼吸是维持中毒者生命，使其他救治措施能发挥作用的重要手段。在染毒区内，应通过配备复苏管的防毒面具进行口对口人工呼吸，或用带滤毒罐的风箱或复苏器。专用的复苏车可以同时为 10 人以上提供正压人工呼吸。在染毒区外，可以采用口对口人工呼吸或口对鼻人工呼吸法。对于昏迷伤员，应使用顺位引流、吸痰器等清除口、鼻、气管分泌物和呕吐物，必要时进行气管插管或气管切开。在出现呼吸困难、发绀时，应给予吸氧。心搏骤停时，应进行胸外按压，并在有条件的情况下使用除颤器。对于呼吸、循环功能抑制者，可以给予中枢兴奋剂和咖啡因。

17.3.3 复合伤专科护理管理

1. 烧冲复合伤的护理

烧冲复合伤不仅包括体表烧伤、创伤，且患者内脏也发生一系列病理变化，救治过程较单纯烧伤病例更为困难。护理要点如图 17.3 所示。

2. 化学复合伤的护理

1）立即清除毒物

各部位消除毒物措施如图 17.4 所示。

烧冲复合伤护理

- **现场救援**
  - 迅速脱离致伤环境，就近急救和转运
  - 热力烧伤时立即脱去着火的衣服，或就地迅速卧倒，慢慢滚动压灭火焰
  - 尽量避免剧烈活动，以减轻心肺负担和避免加重出血
- **伤情评估**
  - 及早判断复合伤的部位、类型、程度，做全面细致的检查
- **保持呼吸道通畅**
  - 清除口鼻分泌物，给氧
  - 呼吸停止者给予人工辅助呼吸
  - 对于舌后坠的昏迷患者可用口咽通气道维持通气
  - 对于有呼吸道烧伤、严重呼吸困难的伤员做气管切开
- **止血**
  - 有伤口出血者做加压包扎止血
  - 对肢体大动脉出血者可用止血带止血
  - 做好明显标记，优先后送
- **循环支持**
  - 迅速建立静脉通路，给予液体治疗
  - 复苏补液基本上可按单纯烧伤的预计量补充，但要适当补充晶体液及一定量的全血
  - 在复苏过程中密切监测尿量、血细胞压积、电解质、氧饱和度及血流动力学参数
  - 为改善烧冲复合伤早期心肌收缩力及心搏出量，可静脉滴注微量多巴胺或多巴酚丁胺等血管活性药物
- **创面处理**
  - 保护创面，减少渗出
  - 预防和控制创面感染，选用适当的创面外用抗菌剂
  - 尽快清除失活组织，并用各种方法封闭创面。
  - 积极预防烧伤后期瘢痕挛缩畸形，争取最大程度地恢复功能和外貌
- **抗感染**
  - 针对性地选用抗生素，调节机体免疫功能，尽快预防或控制感染
- **预防**
  - 在发现爆炸前如来不及躲避，应立即就地或在附近凹地处卧倒，足向爆炸点，这样可以使身体处在扇形冲击波以外的死角区，能够减轻或免遭冲击波的损伤

图 17.3　烧冲复合伤护理

各部位毒物清除措施

- **皮肤染毒**
  - 消毒时先用纱布、手帕等蘸去可见液滴，避免来回擦拭扩大染毒范围
  - 消毒剂对局部皮肤有一定刺激，消毒10 min后应用清水冲洗局部
  - 无消毒剂时，肥皂水、清水、碱水等都可以应急消毒使用
  - 大面积皮肤染毒时可以全身清洗消毒
- **伤口染毒**
  - 立即除去伤口内毒剂液滴
  - 四肢伤口上方扎止血带，用消毒液加数倍水或大量清水反复冲洗伤口
  - 简单包扎，半小时后放开止血带
- **眼染毒**
  - 立即用2%碳酸氢钠液或大量清水彻底冲洗
- **经口中毒**
  - 立即催吐，反复洗胃10余次
  - 洗胃后用活性炭粉10~20 g混于一杯水中吞服
  - 洗胃液及呕吐物及时予以消毒处理
- **经呼吸道吸入中毒**
  - 立即转移到通风环境，给氧，必要时给予高压氧吸入

图 17.4　各部位毒物清除措施

2）重要伤情的处理

当伤员出现危及生命的伤情时，必须及时采取救治措施。对于呼吸困难或呼吸停止的伤员，应立刻进行人工呼吸；对于有伤口出血的伤员，应采取包扎、止血、输血等措施；对于开放性气胸的伤员，应立即严密封闭包扎伤口。

3. 放射复合伤的护理

1）创面、伤口处理

（1）洗消，现场可以用大量清水冲洗污染伤口，并在伤口上方扎止血带以减少出血量。对于沾染伤口，应用剪刀剪去周围的毛发，避免使用剃刀；使用等渗盐水或1∶5稀释的漂白粉液彻底清洗，勿用乙醇；清洗消毒时，应先覆盖伤口，防止冲洗液将放射性物质带入伤口。

（2）清创后，伤口一般进行延期缝合。

（3）骨折应及早复位，固定时间应根据临床及 X 线检查结果适当延长。

（4）若需手术治疗，应及早在初期和假愈期内进行，争取在极期前实现创面、伤口愈合；极期时，除非紧急情况（如血管结扎术和穿孔修补术等），原则上禁止实施手术；凡能延缓的手术，应推迟到恢复期。

（5）麻醉时可选择静脉复合麻醉、局部麻醉和硬膜外麻醉，对于有严重肺冲击伤的伤员，避免使用乙醚麻醉，防止加重肺部症状。

2）早期抗辐射处理

遵嘱期使用抗辐射药物（如胱胺、半胱胺、雌激素类、中药制剂 408 片等）；还可应用阻吸收和促排泄的方法，如皮肤用盐水、苯扎溴铵、柠檬酸钠、二乙烯三胺五乙酸冲洗液等冲洗；胃肠道可选择含漱、催吐或洗胃、导泻或口服吸附沉淀剂（氢氧化铝、褐藻酸钠等）；呼吸道可用雾化吸入法、祛痰法等。促排泄可用促排灵、喹胺酸或巯基络合剂，并应多饮水和使用利尿剂。

3）支持性治疗和并发症管理

维持体液平衡和营养支持，积极抗休克，防治感染和出血。

17.3.4 护理风险管理

1. 感染防控

医护人员在进行任何操作前都需进行手消毒，并在操作中严格执行无菌操作技术，以减少细菌传播的风险。对于机械通气的患者，加强口腔护理和保持声门下负压吸引可以有效减少口咽部细菌的定植和感染。研究表明，在烧伤患者的死亡原因中，感染因素占 70%。烧伤病区的感染来源主要是环境表面，包括被传染性有机体污染的物品（如床栏、设备）、高频接触物体、通风系统和水源等。应在病房内配备酒精类湿巾纸和含氯消毒液，高频接触的物体表面每4 h擦拭消毒一次，一旦发现污染应立即擦拭，包括监护仪、呼吸机按钮、微泵按键、电脑键盘和床栏杆等。为了加强感染控制，烧伤ICU中使用的移动设备（如便携式X线机、超声仪）在进入病房前覆盖消毒单或者塑料保护套，并在离开时进行更换，同时使用1 000 mg/L含氯消毒液进行擦拭。同时，按常规加强各种引流管的护理，如导尿管、胸腔引流管和深静脉导管的护理。尽早提供适量的营养支持，以增强机体的抵抗力。

2. 并发症护理

如中毒性休克伴有肺水肿，禁忌输血和等渗盐水，可输入高渗葡萄糖、吸氧并注意保暖。当出血性休克和中毒性休克同时存在且无血液浓缩时，除了输液外，也应考虑输血。对于有电解质和酸碱平衡紊乱或脱水征象的患者，应根据具体情况进行输液，但输入量不宜过多、过快，以防脑水肿和肺水肿的发生。同时，应注意纠正电解质和酸碱失衡，以利于抗毒剂发挥疗效。

知识拓展

Glasgow昏迷评分法（GCS）（表17.1）是医学上评估患者昏迷程度的方法，由英国格拉斯哥大学的两位神经外科教授Graham Teasdale与Bryan J. Jennett在1974年共同发明。Glasgow昏迷评分法主要用于评定患者（如头部外伤）的神经功能状态，即对意识障碍的患者，通过睁眼反应（4分）、语言反应（5分）、运动反应（6分）三方面进行评估，总分15分，分数越低表明意识障碍越严重，预后越差。

表17.1 Glasgow昏迷评分法

项目	状态	分数
睁眼反应	自发性睁眼反应	4
	声音刺激有睁眼反应	3
	疼痛刺激有睁眼反应	2
	任何刺激均无睁眼反应	1
语言反应	对人物、时间、地点等定向问题清楚	5
	说话混淆不清，不能准确回答有关人物、时间、地点等定向问题	4
	言语不当，但字意可辨	3
	言语模糊不清，字意难辨	2
	任何刺激均无语言反应	1

续表

项目	状态	分数
运动反应	可按指令动作	6
	能确定疼痛部位	5
	对疼痛刺激有肢体退缩反应	4
	疼痛刺激时肢体过屈（去皮质强直）	3
	疼痛刺激时肢体过伸（去大脑强直）	2
	疼痛刺激时无反应	1

量表总分范围为3～15分，正常为15分，总分<7分为浅昏迷，<3分为深昏迷，评分在3～6分者预后差，7～10分为预后不良，11～15分为预后良好。应用时分测3个项目并计分，再将各个项目的分值相加求总和，即可得到患者意识障碍的客观评分。

参考文献

[1] 杨晓媛.灾害护理学[M].北京：军事医学科学出版社，2009.
[2] 沈洪，刘中民.急诊与灾难医学[M].2版.北京：人民卫生出版社，2013.
[3] Lynda Juall Carpenito-Moyet.护理诊断手册[M].景曜，译.西安：世界图书出版社，2008.
[4] 黄艳群.50例复合伤患者整体急救与护理对策[J].养生保健指南，2020（21）：196.
[5] 胡秀英，成翼娟.灾害护理学[M].成都：四川大学出版社，2013.
[6] 桂莉，金静芬.急危重症护理学[M].5版.北京：人民卫生出版社，2022.
[7] 严海龙.急诊危重症患者进行整体性急诊急救护理的效果[J].医学信息，2018，31（1）：267-267.
[8] 袁俊强，姚娟.爆炸致创伤严重复合伤患者精细化护理[J].现代医药卫生，2023，39（16）：2835-2838.
[9] 曾妃，封秀琴，赵锐祎，等.群体大面积烧爆复合伤患者单元化感染防控的实践及成效[J].中华急危重症护理杂志，2021，2（2）：123-126.
[10] Baj J, Korona-Glowniak I, Buszewicz G, et al. Viral infections in burn patients: a state-of-the-art review [J]. Viruses, 2020, 12（11）：1315.
[11] Palmieri TL. Infection prevention: unique aspects of burn units [J]. Surg Infect (Larchmt), 2019, 20（2）：111-114.

第 4 篇

老年人护理风险防控

城市作为人类社会高度集聚的区域,在面临自然灾害或人为事故时,其复杂性、密集性尤为凸显。据文献报道:2000 年中国 65 岁及以上人口占比超过 7%,标志着中国开始进入老龄化社会;2021 年,这一比例超过 14%,中国进入深度老龄化社会。2022 年和 2023 年,65 岁及以上老年人口占比分别达到 14.9% 和 15.4%,且老年人口数量仍在不断增加。中国疾病预防控制中心的调查数据显示,我国 60 岁及以上老年人群中,有 75.8% 的人至少患有一种慢性病,且多病共存的老年人非常多见。在老年急症患者住院期间,他们面临生理功能下降和医源性并发症的风险,包括跌倒、压疮和谵妄等。老年人慢性病急症已经成为严重威胁老年人群健康、影响经济社会发展的公共卫生问题,65 岁以上的老年人构成了医院的"核心业务"。尽管近年来我国临床医务工作者一直被告诫要警惕老年急症患者相关并发症的识别和管理,但目前这些问题并未得到及时有效的关注,其根本原因在于缺乏有效的健康管理模式。在新冠疫情全球流行期间,美国疾控中心统计数据显示,美国因新冠病毒累计死亡病例数接近 100 万,其中约 3/4 都是 65 岁及以上的老人。因此,在城市突发公共事件中,这部分人群尤其值得关注。老年人作为社会的弱势群体,在应对突发事件时可能缺乏足够的资源和能力,需要特别的关注和保护。许多老年人依赖他人照顾,如果公共事件导致家庭成员或照顾者无法提供帮助,老年人的健康状况可能会迅速恶化。在公共卫生事件中,如传染病暴发,老年慢性病患者可能更容易受到感染,并可能因免疫力低下而成为疾病传播的"桥梁",关注这一群体有助于控制疾病的蔓延。老年慢性病患者需要定期服用药物和接受医疗护理。在突发公共事件中,医疗资源可能会变得紧张,老年慢性病患者的这些需求可能难以得到满足。老年人由于生理功能退化,同时合并各种慢性病,如高血压、糖尿病、心脏病等。在突发公共事件中,这些慢性病可能会加剧,导致更高的发病率和死亡率。本篇就城市突发公共事件下老年人的护理风险防控进行阐述。从老年人的护理风险评估,到老年人常见症状风险管理,再到关注老年慢性病护理风险防控,遵循护理程序从护理评估到护理诊断,从护理措施到护理评价,详细介绍灾害条件下应急处理及并发症护理、慢性病急变病情观察、专科护理管理、护理安全管理等。

第18章
老年人护理风险评估

【案例分析】

病例介绍：患者，男，75岁。因地震影响，不慎跌倒并被困于废墟6 h后救出。急诊拟"左外踝骨折"收治，轮椅入院。患者面色苍白，神疲乏力，反应迟钝。既往有高血压20余年，糖尿病10年、慢性阻塞性肺疾病3年。入院后，予以降压、抗感染、防血栓等治疗，拟择期手术。

入院查体：T 36.4℃，P 76次/min，R 18次/min，BP 180/90 mmHg。腹平软，无压痛及反跳痛，肝脾未触及，双肾区无叩击痛。

辅助检查：左足肿胀明显，左外踝处可见一约3 cm×3.5 cm的软组织挫伤区域，已结痂，局部有压痛(＋)。左足MRI检查显示：左外踝骨折。

诊断：左外踝骨折、高血压、糖尿病、慢性阻塞性肺疾病。

18.1 概述

老年人由于年老，视力、听力、记忆力等能力下降，特别是体弱多病的老年人，在应对地震、火灾等自然灾害和恐怖袭击等人为灾害时，反应能力减弱。一方面，在灾害中他们容易受伤，心理上产生强烈的应激反应，这种反应在灾后可能持续较长时间；另一方面，灾害可能导致老年人家人受伤或遇难、家庭财产损失、住宅受损，以及供水、供电、供气等公共设施破坏，通信不畅通，公路、桥梁、轨道、机场等交通设施损毁。这些因素在灾害本身带来的影响之上，对老年人群的健康和生命安全构成二次威胁，尤其是居住在避难所或板房的老年人，他们的身心健康均受到威胁。

研究表明，灾后 90% 的居民存在不同程度的健康问题，其中 80% 为 60 岁以上的老年人，过半数为高龄老年人。灾害中的伤亡率随年龄增长而增加。老年人是灾害时的重点保护对象，需要特别医疗救援。对于老年人，尤其是高龄、患有慢性病、在灾害中受伤或失去家人的老年人群，除了灾害发生时的紧急应对外，还应关注灾后的中长期护理。

随着年龄的增长，老年人身体功能逐渐衰退，各系统功能下降，内环境趋于不稳定，常多病并存。在灾害恶劣的生存环境下，容易使原有疾病加重或者发生新的疾病。加之老年人脑血流量减少，注意力不集中，反应迟钝，基本感觉不够灵敏，导致很多症状不典型，常常延误治疗，加速病情进展。因此，对于灾后老年人应该注重其健康评估，及时发现其身心健康问题，为健康干预提供依据。

18.2　老年人护理评估与诊断

1. 有受伤的危险

与次生灾害有关。

2. 营养失调

与灾害后食物分配不均、食物单一或不适合老年人身体需求有关。

3. 睡眠型态紊乱

与痛苦的记忆及灾害后的环境有关。

4. 焦虑、恐惧

与已发生灾害场景、现状和未知预后有关。

5. 有应对无效的危险

与灾害后和很多不认识的人共同生活，无法处理现状问题，不能确定预后有关。

6. 活动能力减退

与活动身体的机会减少有关。

7. 有处理治疗方案不当或无效的危险

与缺乏灾害知识有关。

18.3 老年人护理及风险防控

18.3.1 并发症护理风险防控

1. 感染

（1）在医生指导下合理使用药物，观察用药反应。

（2）预防交叉感染。

2. 营养不良

（1）避难所提供的食物可能不适合老年人，因此需要观察他们的摄取量和剩饭量，并了解原因，应尽可能想办法让他们多吃。摄取量少的时候，可以在饭里加一点汤，让食物变软，或是采用把饭菜热一下等方法让食物更容易下咽。如果条件允许，可以跟食物供应者合作，传达老年人的饮食要求，如"饭软一点""味道清淡一点""分量稍微少一点"，以及"少脂肪和肉类，经常变换花样，提供一些面食"等。同时，还可以向政府机构和志愿者传达食物的需求信息，多配发一些适合老年人吃的食物，比如高蛋白质食品（如鱼罐头、豆类罐头等）、高热量食品及饮料类（保证水分摄取量）等。

（2）针对需要食疗的老年人，要确定调节饮食的自理能力，如有必要，要帮助他们合理饮食。没有义齿或是牙齿脱落造成咀嚼困难时，应尽可能请口腔科医务人员提供帮助。很多老年人喜欢过多地收纳食品，为了防止食物中毒和传染病的发生，应仅提供适当的分量，并在配送食物时回收上次剩余的食物，丢弃过期食物。同时，留意暴食倾向及因饮食油腻引发的高血压，定期测量体重和血压。

3. 活动能力减退

（1）灾后不应仅将老年人视为被支援对象，以免他们被动接受支援。护理人员应创造机会让老年人活动身体，鼓励他们做一些力所能及的事情，如摆放食物等。应遵循奥瑞姆的自护理论，首先对老年人的生活能力进行综合评估，并根据他们的特点制订计划，以发挥其主观能动性。

（2）对于活动能力明显减退的老年人，护理人员应及时与医疗机构沟通，讨论是否需要住院或接受短期护理。

18.3.2 慢性病急变病情观察

1. 生命体征观察

（1）体温的变化：体温低于35℃，多见于休克及极度衰竭老年人，体温持续低于正常常是病情危险的征兆。体温突然升高，多见于急性感染，过高的发热（40℃以上）及持续高热，均是病情严重的表现。

（2）脉搏的变化：测量脉搏的过程中，要注意脉搏的快慢、强弱、节律是否正常，如发现脉搏＜60次/min或＞140次/min，当间歇脉、脉搏短促出现时，均说明病情有变化。

（3）呼吸的变化：主要观察呼吸的频率、深浅、节律、声音，各种原因引起的肺内气体交换障碍，均可发生呼吸改变。当呼吸严重抑制时，可出现点头样或潮式呼吸。如呼吸频率＞40次/min或＜8次/min，都是病情严重的表现。

（4）血压的变化：对高血压和休克老年人观察血压具有特殊意义。若舒张压持续高于160 mmHg，或收缩压持续低于90 mmHg，或时高时低，都是不正常的现象。

2. 瞳孔变化观察

（1）瞳孔对光反应：用拇指和食指分开上下眼睑，露出眼球，用电筒光直接照射瞳孔，观察瞳孔对光线的反应是灵敏、迟钝或是消失。正常人对光反应灵敏，当光线照射瞳孔时，瞳孔立即缩小，移去光线或闭合眼睑后又可增大。危重或昏迷老年人，根据程度的不同，对光的反应表现为存在、迟钝或消失。

（2）瞳孔大小：在自然光线下，正常瞳孔直径为2.5～4 mm，两侧等大，呈圆形。瞳孔直径小于2 mm为缩小，大于5 mm为扩大。双侧瞳孔扩大，见于颅内压增高；双侧瞳孔缩小，常见于有机磷农药、吗啡等药物中毒；危重老年人的瞳孔突然扩大，常是病情急剧变化的标志。

3. 一般情况观察

（1）营养状况：根据皮肤、毛发、皮下脂肪和肌肉发育的程度来判断。

（2）表情和面容：疾病的轻重缓急及疾病的性质，都可以影响老年人的表情和面容。急性传染病或热性病（即有发热的疾病）的早期，如患流感、肺炎球菌肺炎，常出现两颊潮红、口唇干燥、呼吸粗大、皮肤发热等征象，称为急性病容。相反，患有慢性消耗性疾病的老年人，如肺结核、长期发热、癌症等，由于久病体虚、消耗多、营养情况差等原因，老年人表现为消瘦无力，面色苍白；或有色素沉着，说话费力，精神萎靡，双目无神，称为慢性病容。

（3）姿势和体位：老年人的动静姿势、体位和疾病密切相关。不同疾病可使老年人采取不同的体位，休息时老年人大多安静平卧、活动自如，称为自动体位。神志不清、意识丧失或极度衰弱者，因不能随意移动其躯干和四肢，需要由旁人搬动，称为被动体位。由于疾病的影响，老年人被迫采取某种姿势以减轻痛苦，称为强迫体位。

（4）皮肤黏膜：某些疾病的症状可通过皮肤黏膜的变化表现出来，要注意观察老年人皮肤的弹性、颜色、温度、湿度，以及有无皮疹、出血、水肿等情况。如巩膜和皮肤黄染，是黄疸的表现，大多是肝胆疾病的症状；口唇及四肢末梢发绀，是缺氧的表现。

4. 意识的观察

（1）意识模糊：对周围环境漠不关心，答话简短迟钝，表情淡漠，对时间、地点、人物的定向力完全或部分发生障碍。

（2）谵妄：意识模糊伴有知觉障碍和注意力丧失，表现为紧张、恐惧、烦躁不安、行为紊乱及定向力障碍。

（3）嗜睡：老年人整日处于睡眠状态，但可以唤醒，随即又入睡，可回答问题，但不一定正确。

（4）昏迷：昏迷的老年人对周围事物及声光刺激均无反应（如呼喊或言语刺激），但对强烈的刺激（如压迫眶上神经）可出现痛苦表情；各种反射均存在，如瞳孔对光反射、角膜反射、咳嗽反射、吞咽反射等。

18.3.3 慢性病专科护理管理

1. 保持呼吸道通畅

昏迷的老年人常因呼吸道分泌物、唾液等积聚喉头，而引起呼吸困难甚至窒息。应使老年人头偏向一侧，及时清除呼吸道分泌物，保持呼吸道通畅。

2. 补充营养和水分

危重老年人分解代谢增强，需要补充营养和水分。对水分损失较多的老年人，如有大量引流液或额外体液丧失情况，应及时补充水分。

3. 用药护理

用药护理见图 18.1。

（1）受益原则：有适应证；用药的收益/风险比值大于 1；有些病症可以不用药物治疗，则不要急于用药，如失眠、多梦等。

（2）5 种药物原则：了解药物的局限性；抓住主要矛盾，选主要药物治疗；选用具有兼顾治疗作用的药物；重视非药物治疗；减少和控制服用补药。

（3）小剂量原则：一开始用成人量的 1/4～1/3，然后根据临床反应调整剂量，直至出现满意疗

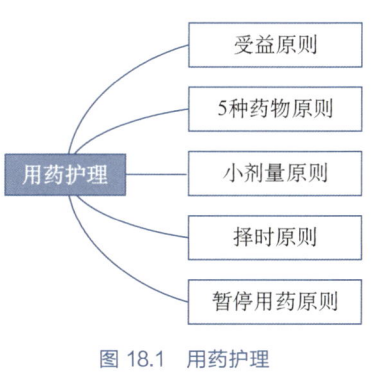

图 18.1 用药护理

效而无不良反应为止。

（4）择时原则：选择最佳时间服药。主要根据疾病的发作，药代动力学和药效学的昼夜节律变化来确定最佳用药时间。

（5）暂停用药原则：老年人在用药期间，应密切观察，一旦出现新的症状，应考虑为药物的不良反应或是病情进展。前者应停药，后者则应加药，对于服药的老年人出现新的症状，停药收益可能大于加药收益。

4. 谵妄护理

（1）要注意意识丧失、谵妄、躁动的老年人的安全，应使用保护具，防止摔伤。

（2）牙关紧闭抽搐的老年人，要用压舌板裹上数层纱布放于上下臼齿之间，以防咀嚼肌痉挛而咬伤舌头。

（3）工作人员动作要轻，避免由于外界刺激而引起抽搐。

18.3.4 安全护理管理

1. 预防跌倒

（1）应该保持地面无障碍物，避免老年人被椅子、电线等物品绊倒。

（2）清理过道、地面上的不平之处。

（3）固定好地板上的东西。

（4）厕所等处设有明显的标识。

（5）确保必要通道（如厕所）的通畅等。

2. 预防肺炎、压疮和血栓

（1）鼓励老年人定时深呼吸或轻拍背部以帮助分泌物咳出。

（2）经常变换老年人体位，加强受压部位的护理。

（3）保持老年人肢体的功能位置，防止发生肌腱、韧带退化，出现肌肉萎缩的情况。

（4）病情许可时，每日为老年人做2~3次肢体被动运动，如伸屈、内展、外旋等。

（5）帮助老年人按摩，以促进血液循环，增加肌肉张力，帮助功能恢复，也可预防静脉血栓的形成。

3. 预防误吸

（1）保持口腔卫生，餐后应进行认真细致的口腔清洁。

（2）选择合适的体位。意识清楚的老年人，取坐位或半卧位；意识障碍的老年人，取侧卧位，保持气道通畅或头偏向一侧。

（3）调整饮食，尽量选择容易消化、营养丰富的食物，避免食用刺激性食物和饮料。

（4）指导老年人进行改善吞咽功能的日常锻炼，包括练习发声、说话、唱歌等。

（5）保持大便通畅，减少因便秘引起的腹部压力增加，从而降低误吸的风险。

4. 灾害安全教育

（1）针对本地常见灾害做好紧急处理的方案。

（2）训练老年人的紧急情况呼救、自我急救及逃生技能。

（3）日常教授常见灾害损伤、跌倒损伤的防范等知识。

18.3.5 营养、睡眠、情绪功能维护

1. 营养功能

（1）饮食摄取状况：知晓食物的摄取量、食物的营养（糖类、蛋白质、脂肪、维生素等营养素的均衡性）和食疗的必要性。除此之外，还要留意老年人是否因吃腻配发的食物，导致摄取量减少。在需要食疗时，要观察配发的食物是否会引发不良的健康问题。

（2）营养状态：与灾害前相比，观察老年人体重有无增减、皮肤的弹性和光泽度、整体的精神活力、下肢有无水肿及程度等。

2. 睡眠功能

（1）安排有助于睡眠和休息的环境（图 18.2）。

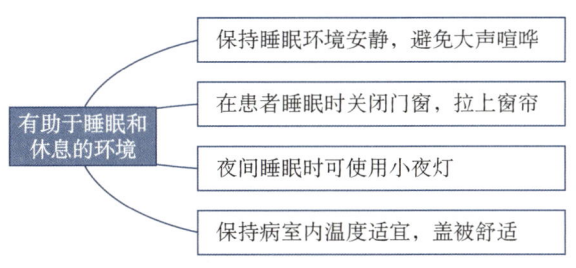

图 18.2 有助于睡眠和休息的环境

（2）尽量创造条件，以满足患者以前的入睡习惯和入睡方式。

（3）建立与以前相类似的比较规律的活动和休息时间表。

（4）有计划地安排好护理活动，尽量减少对患者睡眠的干扰。

（5）提供促进睡眠的措施，如图 18.3 所示。

3. 情绪功能

（1）应根据老年人的文化水平和接受能力，使用通俗易懂、简洁、温馨的语言或

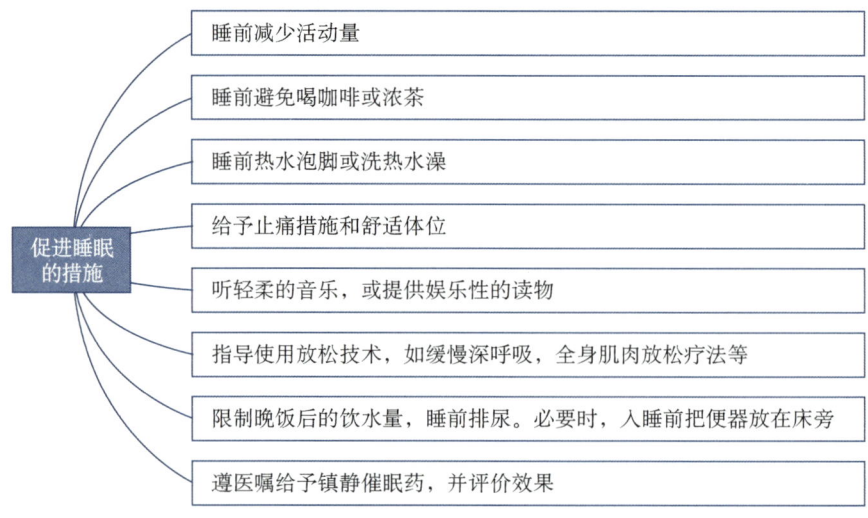

图 18.3　促进睡眠的措施

者通过拥抱、握手等身体语言进行辅助疏导。

（2）理解老年人的痛苦情绪，鼓励他们表达悲观、焦虑等负性情绪，以帮助老年人实现精神上的解脱，增强克服创伤的信心，并让他们感到安全。

（3）压抑对灾害的不愉快记忆可能导致创伤后应激障碍（PTSD）、其他焦虑障碍、抑郁和药物依赖（药物成瘾）。应引导老年人认识到这些心理问题，并鼓励他们积极投入到工作、学习中，参加各种健康的社会活动，调整生活方式，以消除抑郁和自卑情绪。这有助于他们正视自己的疾病和灾害带来的影响，坚定战胜疾病和灾害的信心。

（4）通过集中或个别的方式介绍关于灾害的科学知识和应对方法。

（5）教会老年人缓解压力的方法（图 18.4）。

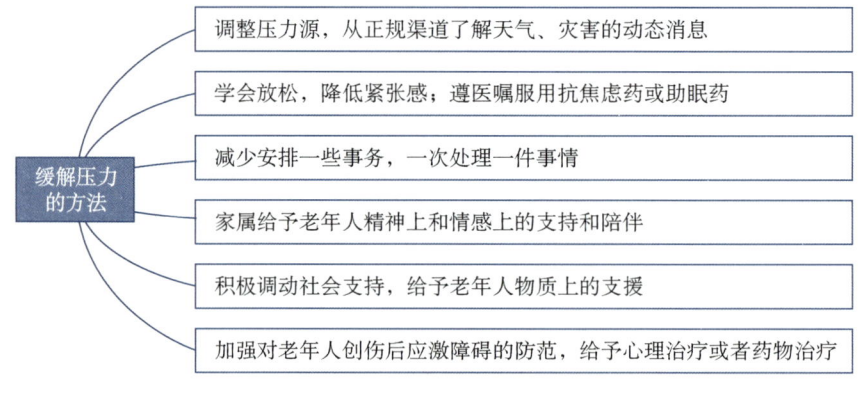

图 18.4　老年人缓解压力的方法

参考文献

[1] 马存根.临床医学心理学［M］.北京：中国科学技术出版社，1999，78-79.
[2] 王建荣，刘玉春，马燕兰.老年护理新观念及老年人特殊问题的护理［J］.中华护理杂志，2003，38（12）：959-961.
[3] 栾克东，翟文静.老年患者心理特点及心理护理［J］.中华现代护理杂志，2008，5（10）：950-951.
[4] 何玉兰.老年患者的心理护理［J］.当代医学，2010（7）：122.
[5] 张卫东，董海涛，汤玲莉，等.上海老年人的心理状况及精神文化生活［J］.中国老年学杂志，2002，（2）：83-85.
[6] 姚景鹏.老年护理学［M］.北京：北京医科大学出版社，2002：15-21.
[7] 毛丽娟，戴宝珍.实用老年护理学［M］.上海：上海医科大学出版社，1999：5.
[8] 吴振云，许淑莲，李娟，等.老年心理健康问卷编制［J］.中国临床心理学杂志，2002；10（1）：1-3.
[9] 林燕，吴卫利，章迎春.45例地震伤员的心理健康状况评估及护理［J］.中华护理杂志，2008，43（12）：1067-1069.

第 19 章
老年人常见症状风险管理

19.1 日常生活能力的丧失

【案例分析】

病例介绍：患者，男，80岁，车祸后出现左侧额顶叶脑出血，右侧肢体无力，活动障碍，持物不稳，不能行走，无饮水呛咳，无意识障碍，焦虑，烦躁，睡眠差，饮食可，大小便正常。日常生活能力障碍，Barthel 指数评分 55 分，穿脱衣服、转移需辅助下完成，洗澡、步行、上下楼梯无法完成。

19.1.1 概述

日常生活活动能力（activities of daily living, ADL）的概念由 Sidney Katz 于 1963 年提出，是指一个人为了满足日常生活的需要每天所进行的必要活动。日常生活能力的丧失可分为短暂性失能和永久性失能。短暂性失能经过积极处理可完全恢复功能，永久性失能通常需要长期的医疗及照护支持。在城市突发公共事件中，老年人有时会丧失日常生活技能或难以完成各项日常活动。

19.1.2 护理评估

1. 病因评估

（1）外伤、急性传染病、慢性病急性发作。

（2）疾病：如关节炎、帕金森病、脑卒中等。

（3）视觉或听力改变。

（4）认知改变：抑郁症、阿尔茨海默病、药物不良反应。

（5）其他：感染、脱水等。

2. 能力评估

（1）日常生活能力丧失：沐浴、如厕、穿衣、梳理、起床、吃饭、吃药等。

（2）工具使用能力丧失：使用电话、洗衣、做饭、购物等。

（3）行走能力丧失：移动、步行、爬楼等。

（4）交流能力丧失：阅读书报、书写、识别环境标记、使用辅助交流工具等。

（5）社会认知能力丧失：社会交往、解决问题的能力、记忆力等。

19.1.3 护理诊断

（1）活动无耐力：与卧床造成的身体状况变差有关。

（2）躯体移动障碍：与运动敏捷性下降或肌无力有关。

（3）自理缺陷综合征：与灾害带来的躯体损伤有关。

（4）沟通障碍：与疲劳、焦虑或疼痛引起的注意力下降有关。

（5）社交障碍：与灾难后社交形态改变有关。

19.1.4 护理管理方案

（1）环境调整：尽量去除妨碍日常生活行为的因素，或调整环境以补偿机体功能的缺损，从而促进独立生活能力的提高。

（2）日常生活护理：鼓励老年人充分发挥其自理能力，同时注意保护他们的安全，尊重他们的个性和隐私。

（3）沟通：注意根据老年人的特点选择有效、可操作的沟通方式。

（4）皮肤清洁与衣着卫生：做好皮肤护理，保持皮肤清洁，确保衣着卫生。

（5）饮食和排泄：保持营养平衡，确保摄入足够的优质蛋白、低脂、低糖、低盐、高维生素和适量的含钙、铁的食物。对于排泄功能异常的老年人，应给予理解和帮助。

（6）休息与活动：老年人相对需要较多的休息，应注重休息质量。根据个人能力和身体状态选择合适的活动项目及强度。

19.1.5 护理评价

1. 基础性日常生活活动能力

Barthel 指数评定表不仅可以用来评定治疗前后的日常生活活动状况，而且可以预测治疗效果、住院时间及预后（表 19.1）。

表 19.1 基本日常生活自理能力评估（Barthel）

项目	完全独立	需部分帮助	需极大帮助	完全依赖
进 食	10	5	0	
洗 澡	5	0		
修 饰	5	0		
穿 衣	10	5	0	
控制大便	10	5	0	
控制小便	10	5	0	
如 厕	10	5	0	
床椅移动	15	10	5	0
平地行走	15	10	5	0
上下楼梯	10	5	0	

注：自理能力等级评价：重度依赖≤40 分，中度依赖 41~60 分，轻度依赖 61~99 分，生活自理 100 分。

2. 工具性日常生活活动能力

Lawton-Brody 工具性日常生活活动量表是对个体是否能够独自完成生存活动的评估量表，对于有基本活动能力但有更高社会活动需求的个体有一定实用性（表 19.2）。

表 19.2 Lawton-Brody 工具性日常生活活动量表

项目	要求
您购物的情况是怎样的	3= 能独立完成所有购物需求 2= 能独立完成小额购买（如日常生活用品） 1= 每一次上街购物都要有人陪伴 0= 完全不上街购物
您做家务的情况是怎样的	4= 能独立做所有家务，或在做繁重家务的时候偶尔需要协助 3= 能做日常的家务，如洗碗、整理床铺等 2= 做日常的家务，但不能达到可被接受的整洁程度 1= 所有家务都需要协助 0= 完全不能做家务
您处理财务的情况是怎样的	2= 能独立处理财务，如制订计划、支付租金、账单，去银行，接收并查询收入等 1= 能完成日常购买，但与银行往来或大宗买卖需要协助 0= 不能处理财务
您做饭的情况是怎样的	3= 能独立筹划、烹煮并摆好一顿饭菜 2= 如果准备好原材料，能做好一顿饭菜 1= 能加热饭菜，或虽做好饭菜但不能保持饭菜的质和量 0= 完全不能做

续表

项目	要求
您外出和使用交通工具的情况是怎样的	4= 能独自搭乘公共交通工具，或自己开车、骑车 3= 能独自搭乘计程车，但不能搭乘其他公共交通工具 2= 能在别人的陪同下乘公共交通工具 1= 在别人的陪同下只能乘出租车或汽车 0= 不会搭乘交通工具
您能使用电话吗	3= 能独立使用电话，包括查电话簿、拨号等 2= 仅能拨打熟悉的电话号码 1= 仅能接听电话，不能拨打电话 0= 完全不能使用电话
您能自己洗衣服吗	2= 能洗所有衣服 1= 只能洗小件衣服，如袜子 0= 完全依赖他人
您能自己服药吗	3= 能自己服药，即能在正确的时间，服用正确剂量的药物 2= 需要提醒或少量协助 1= 如果预先准备好需服用的药物，可自行服用 0= 完全依赖
总分	

注：评分越低，失能程度越大。

19.2 攻击行为

【案例分析】

病例介绍：患者，男，75岁，既往有额颞叶痴呆病史，此次因流感住院。住院期间，患者出现过2次复杂部分性癫痫，流感恢复期间患者出现攻击行为。表现为有时候故意找医务人员帮忙，然后借机攻击他们；有时会攻击在旁边病床睡着的病友；有时会突然袭击病区内的其他工作人员。为避免患者再次攻击周边人群，患者被安置在医院的侧楼，与其他患者分开，但不被限制去室外。

19.2.1 概述

攻击行为可以是身体上的或言语上的，目标可能是他人、物体或个体自身，包括击打、踢、咬、侮辱、指责或威胁等。这些攻击行为可能在常规护理、体格检查、社会交往时出现，甚至在没有明显触发因素的情况下也可能发生。

19.2.2 护理评估

1. 病因分析

（1）身体方面：疼痛或其他不适、便秘、疾病、药物不良反应、视听改变、癫痫、脑卒中、脑血管意外、脑栓塞、疲劳或睡眠障碍、脱水。

（2）情境方面：恐惧/暂时性焦虑，渴望被关注，渴望获得权力，疲乏，性欲未得到满足或受挫，环境过于空旷、杂乱、繁忙、嘈杂、陌生或环境说明不充分，任务混乱或太复杂。

（3）精神方面：抑郁、痴呆。

2. 临床表现

（1）言语改变（如重复、声音变大、语速增快）；不停地重复单词、短语、声音、动作或其他行为。

（2）行为模式改变（如无法集中注意力参加活动、摇来晃去、抵触照护）；坐立不安（如摇来晃去、不停踱步、用手敲打腿部或桌子）；躁动或躁动增多；怀疑和偏执。

19.2.3 护理诊断

（1）调节障碍：与灾害后患者心理生理的问题相关。

（2）焦虑：与实际的或认知到的环境改变有关。

（3）恐惧：与失控和后果不可预测有关。

（4）悲痛：与身体功能改变、灾难后朋友家人的丧失有关。

（5）创伤后反应：与经历灾害造成的伤害有关。

（6）沟通障碍：与灾难后社交形态改变有关。

19.2.4 护理管理方案

（1）找出导致攻击行为的原因，针对原因采取措施，防止类似事件再发生。

（2）尽量不改变患者的生活习惯。以免造成患者生理上的不适，保证老年人的睡眠时间和质量。

（3）使用平静的语气，提供安抚和安慰。

（4）一旦发生攻击行为，保持镇定，尝试引开患者的注意或冷处理。

（5）在保障自身安全、他人安全和患者安全的情况下，让患者宣泄情绪。

（6）如果攻击行为变频繁，与医生商量，给予药物控制。

19.2.5 护理评价

柯恩-曼斯菲尔德激越情绪行为量表（Cohen-Mansfield agitation inventory, CMAI, 以下简称柯氏量表）对于评估受灾老年人群异常情绪及行为有良好的信度及稳定性（表19.3）。评定七个水平的频率，从1（从来没有）到7（每小时数次），不推荐计算总分，单个项目的分数或分析可以提供更有意义的信息。

表 19.3 柯恩-曼斯菲尔德激越情绪行为量表

问题	从来没有	每周至少1次	每周1次或2次	每周数次	每天1次或2次	每天数次	每小时数次
1. 重复说话或提问							
2. 切题地打断别人谈话或打扰别人的活动							
3. 不切题地打断别人谈话或打扰别人的活动							
4. 发出异常声音（奇怪的笑声、抽泣或哭泣）							
5. 尖叫、叫喊或哀号							
6. 投诉或抱怨							
7. 为求注意或帮助而做出无理要求							
8. 不合作或不愿意参与活动							
9. 咒骂别人或在言语上恐吓或侮辱别人							
10. 随意吐痰							
11. 口头指使或勉强别人							
12. 提出口头性要求							
13. 性欲动作表现							
14. 烦躁或坐立不安							
15. 往返踱步或游荡							
16. 无故离去，或擅自进入其他地方							
17. 不适当地穿衣或脱衣							
18. 重复动作（摇动身子、摩擦身体或对象、轻敲物件、轻扯皮肤）							
19. 不适当地处理东西（乱搜抽屉、擅取别人的物件或摸不该摸的东西）							
20. 抢别人的东西							
21. 贮藏或收藏过多或不当的物品							
22. 藏匿物件							
23. 动怒							
24. 打人或自己或物件							
25. 踢人或物件							
26. 乱掷物品（包括食物）或从桌面上扫落物品							

续表

问题	从来没有	每周至少1次	每周1次或2次	每周数次	每天1次或2次	每天数次	每小时数次
27. 撕破或者毁坏物件							
28. 警告或抓紧别人							
29. 推开别人							
30. 咬人或物件							
31. 破坏物件							
32. 弄伤自己							
33. 弄伤别人							
34. 故意跌倒							
35. 吃喝非食品类的东西							
36. 不能安睡（常常起床走动）							
37. 指控别人							
38. 扬言要自杀							
39. 不停投掷物体							
40. 不停寻找东西							
41. 不停吃东西或要求吃东西							
42. 不停使用或要求使用洗手间							
43. 其他异常行为							

19.3 意识混乱

【案例分析】

病例介绍：患者，男，68岁，城市地震后出现胡言乱语、行为紊乱，表现为在家中大喊"有人要来拆房子了"，患者告知在家中看见有很多工人，莫名把被子搬到煤气灶台，把电视放在地上，在房间里大小便，夜间不睡觉。患者事后不能回忆，对自己做过的事予以否认，意识时而清楚时而模糊，对时间、数字有关的事情均存在障碍。

19.3.1 概述

意识混乱是指大脑高级皮层功能的变化，如记忆、注意力及思维，以及维持注意力集中的能力下降。意识混乱的意识水平呈波动性变化。意识混乱的严重程度不一，从轻度、短期记忆紊乱至对环境联系能力及传入感觉过程的完全丧失，其中最严重的状态是谵妄。许多疾病会引起意识混乱，但通常可以治疗、可以逆转。如果漏诊意识混乱会耽误治疗，甚至造成永久性损伤。

19.3.2 护理评估

1. 病因评估

（1）痴呆。

（2）抑郁症。

（3）尿路感染。

（4）疼痛。

（5）药物不良反应。

（6）脱水。

（7）视听觉的改变。

（8）谵妄等。

2. 临床表现

（1）易疲劳、困倦，对正常活动不感兴趣，情绪低落。

（2）坐立不安，烦躁，出现攻击行为，合作性差。

（3）进食、穿衣、如厕、换乘交通工具及个人卫生等日常生活能力下降。

（4）肠道或膀胱功能失调。

（5）睡眠紊乱，如夜间清醒等。

（6）幻听或幻视。

（7）记忆障碍，如忘记熟悉的人、地点、事物，或忘记如何做事。

（8）言语沟通困难。

（9）出现反社会行为。

19.3.3 护理诊断

（1）沟通障碍：与混乱、不现实的思维有关。

（2）应对无效：与环境发生改变有关。

（3）有受伤的危险：与脑功能改变有关。

（4）感知觉紊乱：与灾害引起的病理生理改变有关。

（5）自理缺陷综合征：与认知缺陷有关。

（6）思维过程异常：与生理变化有关。

（7）有暴力行为的风险：与狂躁、情绪激动有关。

19.3.4 护理管理方案

（1）日常生活护理：包括穿衣、进食、睡眠，提高老年人的自理能力，以维护他们的尊严。

（2）用药护理：服药时必须有人在旁陪伴，以免遗忘或错服，并细心观察有无不良反应，以便及时报告医生。对伴有抑郁症、幻觉和自杀倾向的失智老人，一定要做好药品管理。

（3）安全护理：提供较为固定的生活环境，外出时佩戴身份信息标识。防止跌倒、烫伤、自伤等意外发生。

（4）心理护理：鼓励家人多陪伴、关心老人；遇到老年人情绪悲观时，多安慰、支持、鼓励老年人。

（5）康复训练：如记忆训练、智力锻炼、理解和表达能力训练、社会适应能力训练。

19.3.5 护理评价

快速意识混乱计分（quick confusion scale，QCS），用于急诊快速评估患者意识损害（表19.4）。

表 19.4 快速意识混乱计分

项目	评分
今天的年份？	正确1分，错误0分
今天的月份？	正确1分，错误0分
重复以下短语"约翰，布朗，市场街，42号，纽约"（不计分）	
现在的时间？	正确1分，错误0分
从20倒数到1	正确2分，错1个1分，错2个0分
倒数月份	正确2分，错1个1分，错2个0分
重复前面的短语	0~5分（每答对1个得1分）

19.4 睡眠障碍

【案例分析】

病例介绍：患者，女，65岁，因踩踏事件桡骨骨折受伤入院。患者因持续性入睡困难长期服用助眠药10余年。患者自觉除阿普唑仑外，其他助眠药物效果均不显著，然而此次住院服用 2 mg 阿普唑仑仍然不能入睡,且日间疲乏和嗜睡均明显。追问病史,患者诉夜间有较大的鼾声 10 余年。因此,给患者安排多导睡眠图(polysomnography,PSG)监测,结果显示睡眠呼吸障碍。

19.4.1 概述

睡眠障碍是指睡眠质量和数量异常并损害日间功能。研究表明,老年人的睡眠特点整体表现为睡眠-觉醒昼夜周期节律提前、夜间总睡眠时间减少和日间嗜睡。睡眠障碍容易引起注意力不能集中、记忆力下降、烦躁、焦虑、抑郁,甚至引发心理障碍和精神疾病。睡眠障碍分为原发性和继发性两种。原发性睡眠障碍常由衰老或内源性紊乱引起,如失眠症、阻塞性睡眠呼吸暂停低通气综合征、睡眠-觉醒昼夜节律障碍、与睡眠相关的运动障碍和异态睡眠。继发性睡眠障碍则由躯体、神经系统或精神障碍等影响睡眠的疾病所致,如尿频、心肺疾病引起的呼吸困难、抑郁症等。

19.4.2 护理评估

1. 病因分析

(1)尿路感染或前列腺增生引起的尿频。

(2)膀胱刺激征。

(3)疼痛或不舒服。

(4)心脏疾病导致无法平躺呼吸。

(5)意识混乱或定向障碍(痴呆)。

(6)抑郁症。

(7)阻塞性睡眠呼吸暂停低通气综合征。

(8)过度食用刺激性食物(咖啡、茶、苏打饼干、巧克力)。

(9)消化不良。

(10)腿痉挛。

(11)药物不良反应。

2. 临床表现

(1)入睡时间延长,夜间醒来。

(2)晨醒疲倦,白天频繁打盹,疲劳。

(3)易怒。

(4)注意力难以集中。

(5)注意力、记忆力有问题。

（6）夜间跌倒。

19.4.3 护理诊断

（1）焦虑、恐惧：与已发生灾害场景、现状和未知预后有关。

（2）疲乏：与大脑和机体无法得到充分休息有关。

（3）有呼吸功能受损的风险：与异常的呼吸方式有关。

（4）有受伤的危险：与睡眠不足引起的安全事件有关。

（5）记忆受损：与生化改变有关。

19.4.4 护理管理方案

（1）进行全面评估，找出睡眠障碍的原因进行对因处理。

（2）营造舒适的睡眠环境，维持环境的安静。

（3）帮助老年人养成良好的睡眠习惯。

（4）晚餐避免过饱，睡前不饮咖啡、酒、大量水，睡前如厕，以免夜尿增多干扰睡眠。

（5）向老年人宣传规律锻炼对减少应激和促进睡眠的重要性，指导其参加力所能及的日间户外活动。

（6）应尽量避免借助药物助眠，必要时可在医生指导下选择合适的药物。

19.4.5 护理评价

匹兹堡睡眠质量指数量表（Pittsburgh sleep quality index，PSQI）由美国匹兹堡大学精神科医生 Buysse 等在 1989 年编制，为主观评定自我睡眠质量的普适性量表，方便性较好，已广泛使用（表 19.5）。

表 19.5　匹茨堡睡眠质量指数量表（PSQI）

F1. 过去一个月你通常上床睡觉的时间是？　上床睡觉的时间是_____
F2. 过去一个月你每晚通常要多长时间（分钟）才能入睡？　多少分钟_____
F3. 过去一个月你每天早上通常什么时候起床？　起床时间_____
F4. 过去一个月你每晚实际睡眠的时间有多少？　每晚实际睡眠的时间_____
F5. 过去一个月你是否因为以下问题而经常睡眠不好：
（F5.1）不能在 30 分钟内入睡：
过去一个月没有（　）　　　　　　　　每周平均不足一个晚上（　）
每周平均一或两个晚上（　）　　　　　每周平均三个或更多晚上（　）
（F5.2）在晚上睡眠中醒来或早醒：
过去一个月没有（　）　　　　　　　　每周平均不足一个晚上（　）
每周平均一或两个晚上（　）　　　　　每周平均三个或更多晚上（　）

（F5.3）晚上有无起床上洗手间？
过去一个月没有（　） 　　　　　　　每周平均不足一个晚上（　）
每周平均一或两个晚上（　） 　　　　每周平均三个或更多晚上（　）
（F5.4）不舒服的呼吸：
过去一个月没有（　） 　　　　　　　每周平均不足一个晚上（　）
每周平均一或两个晚上（　） 　　　　每周平均三个或更多晚上（　）
（F5.5）大声咳嗽或打鼾：
过去一个月没有（　） 　　　　　　　每周平均不足一个晚上（　）
每周平均一或两个晚上（　） 　　　　每周平均三个或更多晚上（　）
（F5.6）感到寒冷：
过去一个月没有（　） 　　　　　　　每周平均不足一个晚上（　）
每周平均一或两个晚上（　） 　　　　每周平均三个或更多晚上（　）
（F5.7）感到太热：
过去一个月没有（　） 　　　　　　　每周平均不足一个晚上（　）
每周平均一或两个晚上（　） 　　　　每周平均三个或更多晚上（　）
（F5.8）做不好的梦：
过去一个月没有（　） 　　　　　　　每周平均不足一个晚上（　）
每周平均一或两个晚上（　） 　　　　每周平均三个或更多晚上（　）
（F5.9）出现疼痛：
过去一个月没有（　） 　　　　　　　每周平均不足一个晚上（　）
每周平均一或两个晚上（　） 　　　　每周平均三个或更多晚上（　）
（F5.10）其他原因，请描述：_____
过去一个月没有（　） 　　　　　　　每周平均不足一个晚上（　）
每周平均一或两个晚上（　） 　　　　每周平均三个或更多晚上（　）
F6. 你对过去一个月总睡眠质量评价：
非常好（　）　　　尚好（　）　　　不好（　）　　　非常差（　）
F7. 过去一个月，你是否经常要服药（包括从医生处或者在外面药店购买）才能入睡？
过去一个月没有（　） 　　　　　　　每周平均不足一个晚上（　）
每周平均一或两个晚上（　） 　　　　每周平均三个或更多晚上（　）
F8. 过去一个月你是否在开车、吃饭或参加社会活动时难以保持清醒状态？
过去一个月没有（　） 　　　　　　　每周平均不足一个晚上（　）
每周平均一或两个晚上（　） 　　　　每周平均三个或更多晚上（　）
F9. 过去一个月，你在积极完成事情上是否有困难？
没有困难（　）　　　　　　　　　　　有一点困难（　）
比较困难（　）　　　　　　　　　　　非常困难（　）

19.5　疼痛

【案例分析】

病例介绍：患者，男，71岁。患者头及颈部疼痛反复发作已1年，夜间加重，每次服用止痛药后症状能缓解，2～4 h后又复发。常年的疼痛使患者脾气暴躁，心情烦躁，长期服用止痛药物使其经常出现消化道不良反应（恶心、呕吐），严重影响日常生活质量。此外，近期出现暴风雨天气，恶劣的天气状况也加重了患者的疼痛发作频率和程度。

19.5.1 概述

疼痛是由感觉神经系统受到异常刺激或损伤引起的不愉快感觉、感受和反应。它是一种复杂的体验，受到多种因素的影响。慢性创伤后疼痛（chronic post-traumatic pain, CPTP）是组织损伤（包括烧伤在内的任何创伤）后发展或加重的慢性疼痛。疼痛既可局限于损伤区域，亦可投射到位于该区域的神经支配区。深部躯体或内脏组织损伤后，相应皮肤区域可能出现牵涉痛。

19.5.2 护理评估

1. 评估疼痛

评估患者疼痛的部位、性质、程度、发生及持续的时间，疼痛的诱发因素、伴随症状，既往史及患者的心理反应。应用疼痛评估量表评估疼痛的严重程度。

2. 临床表现

（1）声音反应：呻吟、哀号、鸣咽、哭泣、尖叫、叫喊。

（2）面部表情：皱眉，眉头紧锁；眼部改变（眯眼、睁大眼睛、焦眉皱眼）；嘴角下拉；嘴唇与舌头运动（缩唇、撅起、拉紧或微颤嘴唇，磨牙，伸舌）。

（3）情绪反应：不合作，暴躁，易怒，不开心；转移注意力难和（或）难以满意；离群，退出活动，独处。

（4）肢体语言：走动增加或减少；僵硬、痉挛、紧张。

（5）保护性反应：指向或触摸受伤部位；保护、支托受伤部位；躲闪或退缩，触觉敏感；因疼痛采取特定姿势（头后仰、垂手、蜷缩）。

（6）生理反应：面色改变（变红或苍白）；呼吸不规则（屏气或喘气）。

19.5.3 护理诊断

（1）沟通障碍：与灾难后社交形态改变有关。

（2）有受伤的危险：与次生灾害有关。

（3）营养失调：与躯体不适引起食欲减退有关。

（4）睡眠型态紊乱：与持续性躯体不适有关。

（5）焦虑：与机体生理改变有关。

（6）躯体移动障碍：与心理抵触，躯体产生的持续性不适有关。

（7）有自残的危险：与想缓解躯体不适而做出的不当行为有关。

19.5.4 护理管理方案

（1）去除引起疼痛的因素。

（2）积极采取促进患者舒适的措施，包括听音乐、分散注意力等放松技巧。

（3）急性疼痛：遵循"三阶梯止痛疗法"选择合适的止痛药，并做好用药评估和副作用的观察。

（4）慢性疼痛：根据主诉、相关症状、疼痛持续时间、疼痛部位、疼痛性质、加重因素、缓解因素、既往史、药物史、过敏史、详细的体格检查和必要的辅助检查等，作出相应判断。

（5）给予患者安静、舒适的环境。做好心理护理，缓解心理压力。

19.5.5 护理评价

根据疼痛评估表（疼痛评估数字分级法，numerical rating scale，NRS）鼓励患者主观表达当前自身感受，这为临床治疗成果的判断提供了更可靠的依据（图19.1）。

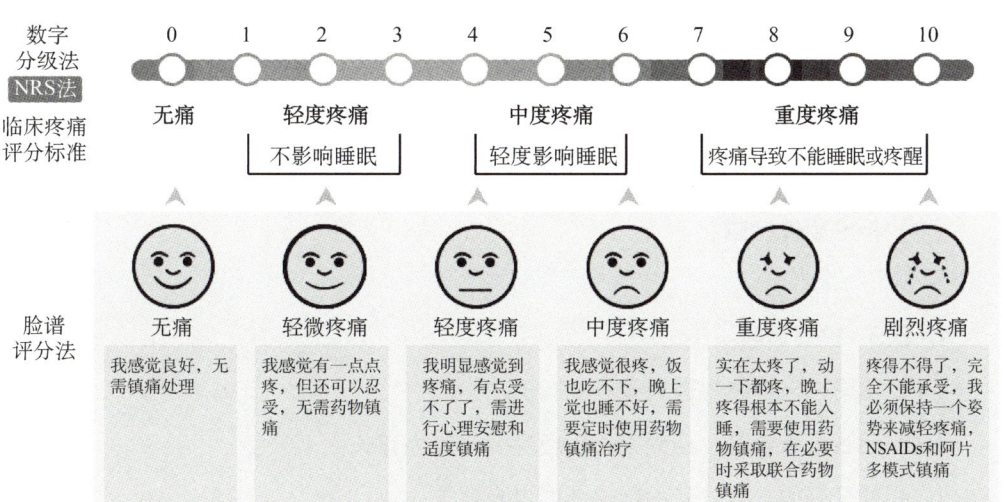

图 19.1 疼痛评估数字分级法

19.6 尿失禁

【案例分析】

病例介绍：患者，女，67岁，新型冠状病毒感染后出现剧烈咳嗽，咳嗽时出现不自主的溢尿现象。体征为腹压增加时，观测到尿液不自主地从尿道流出。尿动力学检查结果显示，在充盈性膀胱测压时，在腹压增加而无逼尿肌收缩的情况下，出现了不随意的漏尿，故诊断为压力性尿失禁。

19.6.1 概述

尿失禁（urinary incontinence，UI）是指储尿期膀胱内压力超过尿道阻力，造成尿液不受主观意志控制而从尿道口流出的现象。尿失禁可以发生于任何年龄和性别，特别是老年人及经历了极大躯体、神经创伤的患者，其中暂时性尿失禁较为多见。老年患者往往存在一种以上的尿失禁，称为混合性尿失禁，最常见的是老年压力性尿失禁和急迫性尿失禁并存。

19.6.2 护理评估

1. 病因分析

（1）精神心理因素，比如谵妄、痴呆、抑郁；活动受限。

（2）泌尿道感染或萎缩性阴道炎；大便嵌塞或严重便秘；增加尿量的疾病，比如糖尿病、尿崩症；应用利尿剂。

（3）使用部分药物，比如非甾体类抗炎药。

2. 临床表现

（1）神经持续保持紧张状态。

（2）尿液无法控制地流出。

（3）拒绝躯体触碰。

19.6.3 护理诊断

（1）焦虑：与躯体生理功能改变有关。

（2）自我形象紊乱：与受灾前后自身变化过大有关。

（3）社交障碍：与社交人群关注度过高有关。

19.6.4 护理管理方案

（1）去除诱因（比如避免摄入过多液体）、控制心力衰竭、治疗感染、调节血糖、改善便秘、停用相关药物等。

（2）急迫性尿失禁的治疗以非手术治疗和药物治疗为主，严重患者可以考虑手术治疗。非手术治疗包括行为疗法、盆底肌训练、生物反馈和电刺激治疗等。

（3）压力性尿失禁的治疗包括非手术治疗、药物治疗和手术治疗，三者可以序贯或组合使用，以综合改善患者的生活质量。

（4）综合治疗包括对患者的教育、生活环境的调控、如厕替代品的使用、医源性尿失禁因素的规避、利尿剂的调整、液体摄入的控制、对便秘的治疗及皮肤的保护等。

19.6.5 护理评价

国际尿失禁咨询委员会尿失禁问卷简表（International Consultation on Incontinent Questionnaire Short Form，ICIQ-SF）是一个用于评估尿失禁症状对生活质量影响的问卷（表19.6）。

表19.6 国际尿失禁咨询委员会尿失禁问卷简表（ICIQ-SF）

请结合患者近4周来的症状进行评估

序号	评估内容	评分细则	得分
1	您溢尿的次数？	0分=从来不溢尿 1分=1星期溢尿≤1次 2分=1星期溢尿2~3次 3分=每天大约溢尿1次 4分=1天溢尿数次 5分=始终溢尿	
2	在通常情况下，您的溢尿量是多少（不管您是否使用了防护用品）？	0分=不溢尿 2分=少量溢尿，常感会阴部是湿的，或用尿垫1块/天 4分=中等量溢尿（内裤常被尿湿，或用尿垫2块/天） 6分=大量溢尿（外裤常被尿湿，或用尿垫≥3块/天，或有时不小心尿液可沿大腿流下）	
3	总体上看，溢尿对您日常生活影响程度如何？	请在0（表示没有影响）~10（表示有很大影响）之间选择某个数字 没有影响　0 1 2 3 4 5 6 7 8 9 10　有很大影响	
4	什么时候发生溢尿？（请在与您情况相符的空格打√）（不打分） 1. 从不溢尿□　　　　　　　　2.在睡着时溢尿□ 3. 在活动或体育运动时溢尿□　4.在无明显理由的情况下溢尿□ 5. 未到厕所就会有尿液漏出□　6.在咳嗽或打喷嚏时溢尿□ 7. 在小便完和穿好衣服时溢尿□　8.在所有时间溢尿□		
评定总分			

参考文献

[1] 孙可，孙超，郝金娟，等.我国不同场所老年人失能状况的差异化分析：基于23 922例老年人的调查研究[J].中国全科医学，2024，27（7）：886-892.

[2] 赖锦玉.中文版柯恩-曼斯菲尔德激越情绪行为量表的研制[J].中华护理杂志，2010，45（6）：500-504.

[3] 王贵猛，崔香淑，于文婧，等.社区高龄老年人睡眠障碍研究的范围综述[J].中国全科医学，2024，27（27）：3446-3452.

[4] 彭莉娟，华震.老年人睡眠障碍评估量表的研究进展[J].中华老年医学杂志，2023，42（4）：489-492.

[5] 国家卫生健康委能力建设和继续教育中心疼痛病诊疗专项能力提升项目专家组.中国慢性创伤后疼痛诊疗指南（2023版）[J].中华疼痛学杂志，2023，19（4）：536-545.

［6］曾宪政，宋莉.规范化疼痛评估和管理可有效减少住院患者疼痛的发生［J］.中华疼痛学杂志，2024，20（1）：23-25.

［7］Stair TO, Morrissey J, Jaradeh I, et al. Validation of the Quick Confusion Scale for mental status screening in the emergency department［J］. Intern Emerg Med, 2007, 2（2）：130-132.

［8］黄健.2019版中国泌尿外科和男科疾病诊断治疗指南［M］.北京：科学出版社，2020.

第 20 章
老年慢性病护理风险防控

20.1 老年冠心病患者护理及风险防控

【案例分析】

病例介绍：患者，女，78岁，高速连环车祸后突然出现剧烈胸痛，呈压榨样疼痛伴冷汗，双肩部有放射性疼痛。既往有高血压病史10年，腔隙性脑梗死病史。

入院查体：T 37.3℃，HR 112次/min，心律齐，R 22次/min，BP 180/90 mmHg。

辅助检查：心电图示：$V_1 \sim V_4$ 呈 rS 型，$V_3 \sim V_4$ ST段略抬高，T波变化明显。心肌蛋白六项示：天门冬氨酸氨基转移酶 82 μmol/L↑，乳酸脱氢酶 252 μmol/L↑，肌酸肌酶 225 μmol/L，CK-MB 11.8 μmol/L↑，肌红蛋白 65.7 μmol/L，肌钙蛋白Ⅰ 4.52 μmol/L↑。

诊断：冠心病，急性广泛前壁心肌梗死，高血压。

20.1.1 概述

冠状动脉粥样硬化性心脏病（coronary atherosclerotic heart disease，CHD，简称冠心病），指冠状动脉发生粥样硬化引起血管腔狭窄、阻塞和（或）因冠状动脉功能改变（痉挛）导致心肌缺血、缺氧或坏死而引起的心脏病。冠心病是当代威胁中老年人健康的疾病之一，是造成中老年患者死亡的首要原因。目前，冠心病在我国的患病率呈上升趋势，并且患病趋于年轻化。在灾害发生后，人群处于应激状态，部分出现应激障碍，导致个体创伤后心身平衡紊乱，可导致冠心病加重出现急性冠状动脉综合征，甚至猝死。

心绞痛是指冠状动脉机械性或动力性狭窄致冠状动脉供血不足，心肌急剧、暂时缺血、缺氧所引起的以短暂胸痛为主要表现的临床综合征。心肌梗死是指在冠状动脉粥样硬化的基础上，冠状动脉内斑块破裂出血、形成血栓，发生冠状动脉急性阻塞，冠状动脉血供急剧减少或中断，相应心肌严重而持久地缺血，引起部分心肌缺血性坏死。

20.1.2 治疗原则

（1）一般治疗：休息、氧疗，心电监护，监测心律、心率变化。

（2）缓解疼痛：吗啡。

（3）扩冠：硝酸异山梨酯、硝酸甘油。

（4）营养心肌治疗：磷酸肌酸。

（5）降压治疗：缬沙坦、硝苯地平。

（6）利尿：呋塞米、螺内酯。

（7）抗血小板治疗：硫酸氢氯吡格雷、拜阿司匹林。

（8）手术治疗：经皮冠状动脉造影术。

20.1.3 常见的护理诊断/问题

（1）疼痛（胸痛）：与心肌缺血、缺氧有关。

（2）焦虑：与缺氧引起的胸痛有关。

（3）恐惧：与现状和未知预后有关。

（4）活动无耐力：与心肌氧供需失调，害怕胸痛复发而致活动减少有关。

（5）睡眠型态紊乱：与治疗和环境有关。

（6）有便秘的危险：与害怕胸痛而致活动减少造成便秘有关。

（7）知识缺乏：与缺乏病情、家务活动、饮食、药物治疗、危险因素、诱发因素及预防心绞痛发作的知识有关。

（8）潜在并发症：心律失常、休克、急性左心衰竭、猝死。

20.1.4 护理及风险防控

1. 灾害条件下应急处理及并发症护理（图 20.1）

灾害条件下，对于伴有呼吸道阻塞或外伤的冠心病患者，应优先恢复其生命体征，解除危及生命的致伤因素。在现场救护中，应尽量让患者保持安静，避免搬动，并停止一切活动。从而避免心脏血液大量流向四肢，加重心肌缺血的程度，使病情恶化。应立即帮患者舌下含服硝酸甘油1~2片，在有条件的情况下给予吸氧。

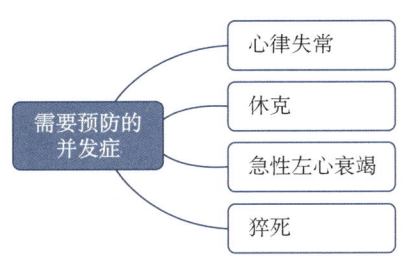

图 20.1 需要预防的并发症

1）预防心律失常

（1）避免过度劳累：避免不能胜任的体力劳动，不要抬举过重的物品，保持心态平和，控制情绪，防止情绪激动和精神紧张。

（2）避免暴饮暴食，避免进食大量高脂肪、高热量的食物。合理饮食，少食多餐，食物结构应包括少量脂肪，适量的蛋白质、水果、高纤维素食物。

（3）饭后不宜立刻进行运动，饭后迷走神经趋向兴奋，抑制心跳，可能导致缓慢性的心律失常，发生意外事故。

2）预防休克

（1）监测患者的血压，观察患者有无血压下降，是否伴有烦躁不安、面色苍白、皮肤湿冷、脉细而快、大汗淋漓、少尿、反应迟钝，甚至晕厥。

（2）一旦发现患者有血压下降趋势应及时汇报医生，遵医嘱给予升压、补液等处理。

（3）鼻导管给氧，增加心肌氧的供应，减轻缺血和疼痛，保证患者血氧饱和度在95%以上。

3）预防急性左心衰竭

（1）保持心情愉快，补充水分，但切忌过量。

（2）适当休息，保证睡眠，不干重体力劳动，不参加剧烈的运动。

（3）积极治疗原发病，主要是保持和维持心功能。

（4）心肌梗死患者要防止梗死面积扩大，缩小心肌缺血范围，及时处理严重心律失常和各种并发症。

4）预防猝死

（1）控制血糖、血压和血脂，抑制血小板聚集，减少粥样硬化斑块。

（2）对心绞痛、心律失常、心肌梗死等患者进行介入手术，通过心脏导管技术对狭窄或已经闭塞的冠脉进行疏通，改善心肌缺血缺氧，恢复心肌细胞功能，控制疾病发展。

（3）密切观察猝死前的先兆，有无室性心动过速、室性早搏等，如有异常及时就医。若出现心前区疼痛、心悸、呼吸困难、夜间咳泡沫样痰等，要立即就医，积极治疗，避免病情发展而导致猝死。

（4）患者出现昏迷、心跳呼吸停止，应立即进行心肺复苏。

2. 慢性病急变病情观察

1）冠心病患者需要定期测量血压、心率、呼吸，观察神志、心电图、胸痛程度等变化，及时发现异常变化。

2）急性心肌梗死患者发病最初几天，容易发生心力衰竭，应严密观察患者有无呼吸困难、咳嗽、少尿、颈静脉怒张、低血压、心率加快等症状。监测电解质和酸碱平衡情况。准备好急救药物和抢救设备，如除颤仪、起搏器等，随时做好抢救准备。

3）急性心肌梗死溶栓治疗后 24 h 内易发生再灌注性心律失常，特别是在溶栓治疗即刻至溶栓后 2 h 内应设床旁心电监测。发现心律失常现象，及时告知医生，遵医嘱使用利多卡因等药物，警惕室颤或心搏骤停、心源性猝死的发生。

4）保持排便通畅，切忌用力排便，以免缺氧诱发心绞痛。

3. 专科护理管理

对冠心病危险因素的治疗，需要综合考虑。在使用降压、降脂、降糖等药物治疗的同时，调整生活方式，如戒烟、禁酒等。

1）用药护理（图 20.2）

药物治疗是冠心病治疗方法中最基本、最便捷、最常用且有效的方法，可选用硝酸酯类药物，心率较快者可选用 β 受体阻滞剂、钙通道阻滞剂，可加用血小板抑制剂预防心肌梗死。合并心衰及心律失常时需加用纠正心衰及抗心律失常的药物。

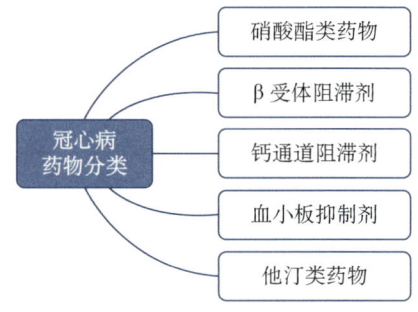

图 20.2 冠心病药物分类

（1）硝酸酯类药：采取舌下含服法能使药物快速抵达心脏。硝酸甘油有扩张心肌血管的作用，使血液大量回流心脏，营养心肌。对于口干的患者，在口服硝酸甘油前应先用水湿润口腔，再将药物粉碎置于舌下，这有利于药物的快速溶解和生效，有条件的最好使用硝酸甘油喷雾剂。首次使用硝酸甘油时，建议患者平卧，因为可能会出现减压反射，导致血容量降低。同时，注意观察患者有无头痛、面色潮红、心率反射性加快等不良反应。

（2）β受体阻滞剂：能抑制心脏β肾上腺素受体，从而减慢心律、减弱心肌收缩力、降低血压，并减少心肌耗氧量，可以降低心绞痛发作频率和增加运动耐量。长期应用还能降低心绞痛患者死亡和心肌梗死的风险。在使用时，应遵循剂量个体化的原则，从小剂量开始，并使心率维持在55次/min以上。对于年纪较大的患者，用药剂量应较中年人小，伴有慢性阻塞性肺疾病、心力衰竭或心脏传导病变的老年患者对β受体阻滞剂很敏感，容易出现副作用。因此，对于这些患者，应逐渐调整剂量，必要时停药。

（3）钙通道阻滞剂：本类药物能够扩张周围血管，降低动脉压，但可能引起低血压，应从小剂量开始使用。长效制剂如氨氯地平的血药浓度与肾功能损害无关，因此适用于合并高血压的心绞痛患者。维拉帕米有明显的负性肌力和负性传导作用，用于年纪较大心绞痛患者治疗时应密切观察其副作用。外周水肿、便秘、面部潮红是钙通道阻滞剂常见的副作用，同时，还需注意观察其他不良反应，如头痛、头晕、失眠和虚弱无力等。

（4）血小板抑制剂：能够预防心肌梗死，改善患者预后。常用的药物包括阿司匹林、氯吡格雷等，使用这些药物不会增加颅内出血的风险。在使用血小板抑制剂期间，应密切观察有无出血倾向，定期监测出凝血时间及血小板计数。阿司匹林的主要不良反应为胃肠道出血和过敏反应。

（5）他汀类药物：具有降脂、抗炎、稳定动脉粥样硬化斑块和保护心肌的作用。对于伴有高脂血症的患者，应坚持使用此类药物。但应定期检查肝功能，注意监测转氨酶及肌酸激酶等生化指标，及时发现可能引起的肝脏损害。

2）疼痛护理

（1）帮助患者查找疼痛的诱因，并加以避免。

（2）帮助患者正确描述疼痛的部位、性质、持续时间。

（3）嘱患者绝对卧床休息，限制探视，稳定患者情绪。

（4）加强病情观察，及时听取患者主诉。

（5）做好心电监护，观察心律、心率变化。

（6）给予吸氧治疗（2~4 L/min），以增加心肌氧供，减轻缺血和疼痛，保证患者血氧饱和度在95％以上。

（7）遵医嘱给予抗凝、扩冠、降压等治疗，并观察药物副作用。

3）溶栓的配合与护理

（1）协助评估患者是否有溶栓禁忌证。

（2）溶栓前先检查血常规、出凝血时间和血型。

（3）迅速建立静脉通路，遵医嘱应用溶栓药物。溶栓药物有非特异性纤溶酶原激活剂（链激酶和尿激酶）和特异性纤溶酶原激活剂阿替普酶。观察使用溶栓药物有无不良反应（如寒战、发热、皮疹、低血压、出血等），有异常情况及时通知医生。

（4）溶栓效果观察：可根据下列间接指标判断溶栓是否成功。①胸痛 2 h 内基本消失。②心电图 ST 段于 2 h 内回降大于 50%。③2 h 内出现再灌注性心律失常如窦性心动过缓、加速性室性自主心律、房室传导阻滞或者束支传导阻滞突然改变或消失。④cTnI 或 cTnT 峰值提前至发病后 12 h 内，血清 CK-MB 峰值提前出现（14 h 以内）。

4）经皮冠状动脉造影术护理

（1）术前护理：做好心理护理，训练床上大小便，术前遵医嘱口服抗血小板聚集的药物，做好备皮、碘试验。

（2）术后护理：①术后动脉穿刺部位按压 15～20 min 以彻底止血，加压包扎，沙袋压迫 6 h，绝对卧床 24 h，术侧肢体制动 4～6 h。患者需注意不能弯曲穿刺一侧的下肢，绝对制动期过后，可以在医护人员指导下适当活动。②加强监护：监测患者心率、心律、血压的变化，术后即刻查 12 导联心电图，与术前进行对比。③术后鼓励患者多饮水，以加速造影剂的排泄。④抗凝治疗的护理：常规给予低分子肝素皮下注射，注意观察有无出血倾向。⑤病情观察：密切观察患者血压、脉搏、呼吸，有无胸痛、剧烈咳嗽、呼吸困难，观察穿刺点有无渗血、渗液，以及穿刺点以下皮肤温度、色泽、肢端末梢循环情况，注意保暖。⑥饮食护理：心肌梗死起病后 4～12 h 予流质饮食，以减轻胃扩张；随后过渡到低脂、低胆固醇、清淡饮食。

5）休息与运动

（1）冠心病患者平时可进行适当的运动。适度运动可以改善心脏功能，增加心肌的耐受力。患者可在全面评估病情的基础上，结合自身的运动习惯，有针对性地制订运动计划，循序渐进地实施。

（2）心绞痛发作时应立即休息，一般停止活动后症状可立即消除。心肌梗死发病 12 h 内应绝对卧床休息，卧床休息和有效睡眠可以降低心肌耗氧量和交感神经兴奋性，有利于缓解疼痛。1 周后可以在床上活动，之后可以在周围缓步走动。

6）饮食护理

（1）高龄、男性、吸烟、高血压、高脂血症、糖尿病、精神紧张、膳食结构不合理等是冠状动脉粥样硬化的高危因素。

（2）应低盐、低脂、低糖、清淡饮食，戒烟限酒，多食蔬菜水果、粗粮等健康食物。

7）心理护理

（1）冠心病患者常常会因对疾病的不合理认知出现焦虑、抑郁等心理问题。应及时安慰患者，帮助他们缓解紧张焦虑情绪，以降低心肌耗氧量。

（2）应允许患者表达他们的内心感受，并提供目光交流、肢体接触和语言安慰等心理支持手段，以增强患者战胜疾病的信心。

4. 老年安全护理管理

1）睡眠型态紊乱

（1）去除导致患者睡眠困难的因素。

（2）帮助患者遵守以往的睡眠习惯。

（3）创造良好的病室环境，保持室内温湿度适宜，以利于患者休息。

（4）有计划地安排护理操作，尽量减少对患者睡眠的干扰。

（5）遵医嘱给予患者镇静催眠药，并认真观察疗效。

2）知识缺乏

（1）告知患者疾病主要病因及诱发因素。高血压、高血脂、肥胖、高龄、糖尿病、劳累、情绪激动，以及饱餐后均是诱发因素。

（2）告知患者疾病的临床表现。多数患者发病前数日及数周出现先兆症状，最常见的表现为既往无心绞痛者出现心绞痛，频繁发作，程度较重，持续时间长，及时就医可使部分患者避免发生心肌梗死。

（3）告知患者饮食注意事项。限制热量摄入，予以低盐、低脂饮食，戒除烟酒，适度进行体育活动，避免饱餐。

（4）告知患者保持良好情绪，避免情绪激动，改变不良的生活方式，不仅有利于疾病的康复，也有利于生活质量的提高。

（5）告知患者危机情况处理方式。心前区疼痛、夜间咳泡沫痰、心前区不适、心律失常等要积极就医。在家出现猝死及心律失常时，施救者须保持冷静，及时拨打急救电话等待救援，在等待救援时，及早进行心肺复苏操作，有条件者给予自动体外除颤（automated external defibrillator，AED）。

3）预防跌倒（脑供血不足导致）

（1）房间内要保持光线充足，夜间应该避免走道灯过暗。保持房间和周围安全、无杂物，地面保持干燥，避免湿滑。

（2）患者烦躁不安或者意识不清醒时，应给予保护性的约束，并使用床栏。

（3）避免穿着过于宽大的衣物，要穿合适的衣物。

（4）对于行动不便、偏瘫的患者，需要在陪护者帮助下下床活动。

（5）下床活动时动作宜缓慢，先在床上坐起，再在床边坐5~10 min，再站起，无头晕等不适时，再下床活动。

（6）将日常用品放在患者容易取到的地方，并教会患者操作床头灯和呼叫器。

4）预防误吸

（1）能在餐桌边就餐，就不要在床上；能坐起来就餐，就不要躺着。

（2）如患者无法坐起，床上就餐时应采取半坐卧位，床头抬高大于30°，头、颈部前屈，偏瘫侧肩部垫枕。

（3）老年人的进食应在安静的环境下缓慢进行，进食时集中注意力，不看书、电视，不要与人谈话及思索与进食无关的问题，以免精力分散引起呛咳。

（4）进食后不要立即躺下，如果病情不允许抬高床头时，可采取患侧卧位，有助于健侧功能的代偿。

5）预防压疮

（1）体位变换：定期改变体位，避免长时间受压，可以减轻局部压力，促进血液循环。

（2）皮肤清洁：保持皮肤清洁干燥，定期清洗身体，特别是受压部位的清洗。注意使用温和的清洁剂，避免刺激皮肤。

（3）减压设备：使用减压床垫、枕头或其他辅助设备，来减轻患者身体压力。

（4）营养支持：保证充足的营养摄入，特别是蛋白质和维生素C的摄入，以保持皮肤健康。

（5）功能锻炼：鼓励患者进行适当的肢体活动，以促进血液循环。对于病情允许的患者，可以进行坐起、床边活动等，减少卧床时间。

（6）个性化调整：预防压疮的护理措施应根据患者的具体情况进行个性化调整。对于高危患者，如长期卧床、行动不便或有其他健康问题者，需要更加密切的监测和护理。

6）预防血栓

（1）合理饮食：可以通过进食低脂、富含纤维素及优质蛋白的食物（如蔬菜、水果、糙米、鱼类等），并多饮水来降低血液黏稠度，从而降低血栓发生的概率，起到预防作用。

（2）适当运动：采取适当的运动方式如慢走、慢跑等有氧运动可以增强机体免疫力和促进血液循环，从而起到预防的作用。

（3）避免保持固定姿势：长时间保持固定姿势如长期伏案工作或长时间站立会使肢体肌肉活动不足，从而影响静脉回流功能，易诱发血栓，因此应尽量避免长期保持固定姿势。

（4）使用弹力袜：使用弹力袜可以对下肢施加压力，促进静脉和深静脉的血液回流，促进下肢的血液循环，从而起到预防血栓作用。

（5）长期卧床患者，可以让患者在床上进行双下肢的活动，并且多做踝关节的屈伸运动。这样能够促进下肢静脉血液的回流，避免静脉血液在下肢长时间的瘀滞。

（6）遵医嘱给予患者抗凝药，预防血栓。

20.2 老年慢性心力衰竭患者护理及风险防控

【案例分析】

病例介绍：患者，女，80岁。近日接触新冠肺炎发病患者后，出现畏冷发热，伴咳嗽咳痰，最高体温至38.7℃。后感到胸闷气促愈发加重，无明显胸痛，夜间出现呼吸困难，强迫性端坐位不能平卧。伴有心悸心慌、全身乏力、双下肢水肿。既往有冠心病史20余年，心功能不全（Ⅲ级）。

入院查体：T 37.8℃，P 82次/min，R 25次/min，BP 122/50 mmHg。心尖搏动弥散，心界明显向左下扩大，律不齐，心尖部可闻及Ⅱ级收缩期吹风样杂音，无传导。双下肢明显凹陷性水肿。

辅助检查：超声心动图检查：左心房、左心室明显扩大变薄伴整体收缩活动减弱LVEF 33%，二尖瓣中度反流，右心房扩大，中度肺动脉高压。心电图检查：房颤，频发室早，QRS波时限为106 ms。

诊断：肺部感染，慢性心衰急性发作。

20.2.1 概述

心力衰竭（heart failure）简称心衰，是指心脏的收缩功能和（或）舒张功能发生障碍，不能将静脉回心血量充分排出心脏，导致静脉系统血液淤积，动脉系统血液灌注不足，从而引起心脏循环障碍的一系列症状。

慢性心力衰竭是指持续存在的心力衰竭状态，可以稳定、恶化或失代偿，是各种病因所致心脏疾病的终末阶段，是一种复杂的临床综合征。主要特点是呼吸困难、水肿、乏力，但上述表现并非同时出现。一般均有代偿性心脏扩大或肥厚及其他代偿机制参与，常伴有静脉压增高导致的器官充血性病理改变，可有心房、心室附壁血栓和静脉血栓形成。心力衰竭根据临床表现分为左心衰竭、右心衰竭和全心衰竭；根据发病过程分为急性心力衰竭和慢性心力衰竭；根据发病机制分为收缩性心力衰竭和舒张性心力衰竭。

20.2.2 常见的护理诊断/问题

（1）气体交换障碍：与左心衰致肺循环淤血有关。

（2）体液过多：与右心衰致体循环淤血、水钠潴留、低蛋白血症有关。

（3）活动无耐力：与心排血量下降、日常活动时供氧不足有关。

（4）营养失调，低于机体需要量：与恶心、胃肠道静脉淤血和疲劳引起的厌食有关。

（5）有周围组织灌注不足的危险：与右心衰竭引起的静脉淤血有关。

（6）焦虑：与呼吸型态异常有关。

（7）恐惧：与病情进展有关。

（8）有持家能力受损的危险：与气喘和疲劳引起的不能完成日常活动有关。

（9）自理缺陷：与呼吸困难和疲劳有关。

（10）睡眠型态紊乱：与夜间呼吸困难和难以维持正常睡眠姿势有关。

（11）无能为力：与病情进展有关。

（12）有处理治疗方案不当或无效的危险：与缺乏低盐饮食、药物疗法（利尿剂、洋地黄类药物）、活动安排和并发症的症状及体征等知识有关。

（13）有皮肤完整性受损的危险：与长期卧床或强迫体位、水肿、营养不良有关。

（14）潜在并发症：深静脉血栓形成、严重缺氧、心源性休克、肝功能衰竭等。

20.2.3 护理措施及风险防控

1. 灾难应急与并发症护理

（1）呼吸道感染：确保室内空气流通，每日开窗通风两次，避免阵风，寒冷天气注意保暖，长期卧床者鼓励翻身，协助拍背，以防发生呼吸道感染和坠积性肺炎。

（2）血栓形成：由于长期卧床，使用利尿剂引起的血流动力学改变，下肢静脉易形成血栓。应鼓励患者在床上活动下肢和做下肢肌肉收缩，协助患者做下肢肌肉按摩。用温水浸泡下肢以加速血液循环，减少静脉血栓形成。当患者肢体远端出现局部肿胀时，提示已发生静脉血栓，应及早与医生联系。

（3）急性肺水肿：心内科急症之一。临床主要表现为突然出现严重的呼吸困难，端坐呼吸，伴咳嗽，常咳出粉红色泡沫样痰，烦躁不安，口唇发绀，大汗淋漓，心率加快，两肺满布湿啰音及哮鸣音，严重者可出现晕厥及心搏骤停。首先使患者保持镇静，取坐位或半卧位，双腿下垂，以减少静脉回流。给氧时使用20%～30%乙醇湿化，后续可采用无创正压通气，是改善心源性肺水肿和纠正低氧血症的一线治疗措施。根据病情应用利尿剂、血管扩张药,以降低心脏前后负荷和肺毛细血管压,进而减轻患者肺水肿;适当使用强心药物,以增强患者心肌收缩力。

(4)心源性休克:是心力衰竭的极端表现,其特点是心脏排血功能急剧下降,不能供应重要器官组织的血量。主要临床表现为血压下降、心率增快、脉搏细弱、全身软弱无力、面色苍白、皮肤湿冷、发绀、少尿或无尿、意识模糊、烦躁或昏迷。若不及时诊治,心源性休克的病死率极高,是心脏病最危重的征象之一。如患者突发休克,应立即取半卧位,保持气道通畅、吸氧,建立静脉通道,给予镇静和抗心律失常治疗,应用血管活性药物,限制补液量,并进行对症支持治疗。必要时,应考虑使用心脏机械辅助循环装置。

2. 慢性病急变病情观察

1)注意早期心力衰竭的临床表现,一旦发生应及时就医(图20.3)。

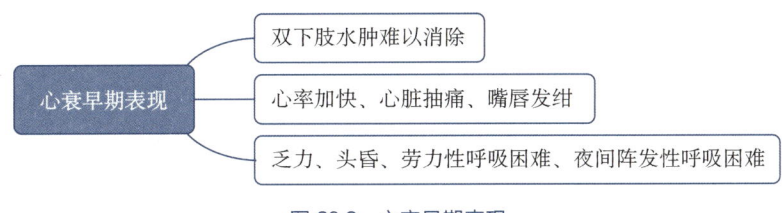

图20.3 心衰早期表现

2)定期监测血液电解质变化情况(图20.4)。

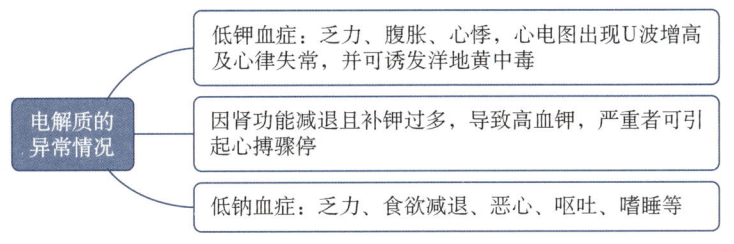

图20.4 电解质的异常情况

如果患者发生心衰突然加重,需要及时进行抢救,不及时可危及生命,在家中可参考如下步骤进行施救:

(1)施救者须保持冷静,及时拨打急救电话,等待急救。

(2)抬高患者上躯干(半卧位或高坐位),双腿下垂。

(3)有条件者立即给患者吸氧。

(4)把患者胸前衣物剪开或敞开,保证患者呼吸顺畅。

(5)对患者进行安抚、镇静。

（6）患者发生心搏骤停及时进行心肺复苏操作。

3. 专科护理管理

1）缓解呼吸困难

（1）协助患者取半卧位或坐位，鼓励自主咳嗽和深呼吸。必要时，给予2~4 L/min的氧气持续吸入，肺心病患者通常采取低流量、低浓度持续吸氧，给氧期间应注意保持鼻导管的通畅。

（2）休息与活动管理：休息可以减少组织耗氧量，降低心率和减少静脉回流，从而减轻心脏负荷，有利于心功能的恢复，缓解呼吸困难。但应注意长期卧床可导致下肢静脉血栓、肺栓塞、消化能力下降、肌肉萎缩等并发症的发生。故应根据患者的心功能情况，合理安排休息与活动（图20.5）。

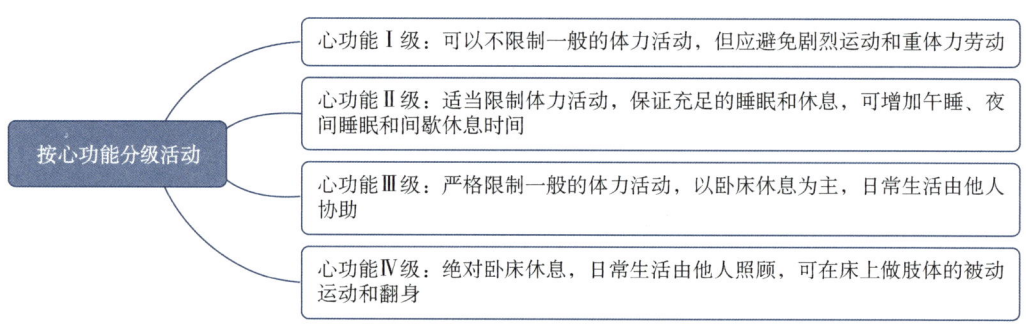

图20.5 按心功能分级活动

待病情改善后，应鼓励患者根据个体情况尽早逐渐恢复体力活动，督促患者坚持动静结合，逐渐增加活动量，同时监测活动中有无呼吸困难、胸痛、心悸、疲劳等症状，如有不适应立即停止活动，并以此作为最大活动量。

知识拓展

心力衰竭的严重程度常采用美国纽约心脏病协会（New York Heart Association, NYHA）的心功能分级方法。这一分级方法起源于1828年，NYHA依据患者的症状与活动能力制订该标准，它是最早的心脏功能分级方法，并被广泛沿用至今。这种分级方案简单易行，临床应用广泛，但它的缺点是仅凭患者的主观感受进行评价，因此其结果可能与客观检查结果不一致，且不同个体间的差异较大。

1994年，美国心脏学会纽约标准委员会对该分级法进行修订，增加了客观评价内容，即根据负荷试验、心电图、超声心动图、X线检查和放射学显像技术等检查结果进行客观评价分级，称为第9版NYHA心功能分级表（表20.1）。

表 20.1　美国纽约心脏病协会 NYHA 心功能分级（第 9 版）

心功能分级	依据及特点	分级	客观评价
Ⅰ级	患者有心脏病，但日常活动量不受限制，一般活动不引起乏力、呼吸困难等心衰症状	A	无心血管改变客观依据
Ⅱ级	体力活动轻度受限。休息时无自觉症状，但平时一般活动可出现上述症状，休息后很快缓解	B	有轻度心血管改变客观依据
Ⅲ级	体力活动明显受限。休息时无症状，低于平时一般活动量时即可引起上述症状，休息较长时间后症状方可缓解	C	有中度心血管改变客观依据
Ⅳ级	任何体力活动均会引起不适。休息时亦有心衰的症状，稍有体力活动后症状即加重	D	有重度心血管改变客观依据

2）用药护理

（1）洋地黄类药物：是治疗心力衰竭最常用的正性肌力药物，有增强心肌收缩力、心排血量和减慢心率作用。常用的有速效制剂（如毒毛旋花子苷 K、西地兰等），中效制剂（如地高辛），缓效制剂（如洋地黄毒苷）。严格遵医嘱给药并严密监测脉搏、心律，当患者脉搏＜60 次/min 或节律不规则时，应暂缓用药并通知医生。静脉给药时，务必稀释后缓慢静注，同时监测心率、心律及心电图变化。观察患者是否存在以下诱发洋地黄中毒的因素，如心肌缺血、缺氧；水、电解质和酸碱平衡紊乱，尤其是低钾、低镁、高钙；老年人；肝、肾功能不全；正在使用一些药物，如胺碘酮、维拉帕米、阿司匹林等可与洋地黄相互作用导致中毒。

洋地黄类药物的治疗剂量和中毒剂量接近，易发生中毒。常见的不良反应如下：胃肠道症状，如食欲下降、恶心、呕吐等；神经系统表现，如头晕、头痛、乏力、失眠及幻觉；视觉异常，可出现黄视、绿视、红视或视力模糊、闪光等症状；心血管系统症状，如室早二联律、房室传导阻滞、窦性心动过缓等各种心律失常，这是洋地黄中毒最严重的反应，其中以室性心律失常最为常见，可表现为二联律、三联律，严重时会出现室扑和室颤。一旦发生中毒，应立即停用洋地黄类药，并停用排钾利尿剂，遵医嘱积极补充钾盐，快速纠正心律失常。对于室性心律失常，常用的治疗药物是苯妥英钠；对于缓慢型心律失常，可使用阿托品治疗或安置临时起搏器。

（2）正性肌力药物：包括 β-肾上腺素受体激动剂，如多巴酚丁胺、多巴胺；磷酸二酯酶抑制剂，如氨力农、米力农等。长期应用此类药可引起心律失常，使用时应缓慢静脉滴注，注意观察心律、心率及心电图的变化。

（3）利尿剂

① 利尿剂通过排钠和排出体内潴留的体液减轻心脏前负荷，从而改善心脏功能。常用药物包括排钾利尿剂（如氢氯噻嗪、氯噻酮、呋塞米）和保钾利尿剂（如螺内酯、氨苯蝶啶等）。

② 用药前后观察水肿的变化、准确记录尿量或 24 h 液体出入量、定期测量体重，以了解利尿效果。观察不良反应，监测心率、脉搏、血压、水、电解质等。

③ 排钾利尿可引起低钾血症，严重者可出现碱中毒，应注意观察患者有无乏力、腹胀、心悸、肠鸣音减弱等表现，监测血钾变化，注意心电图有无 U 波增高。服用排钾利尿剂时，嘱患者补充含钾丰富的食品，如红枣、豆类、香蕉、橘子等，必要时遵医嘱口服或静脉补钾。

④ 应用保钾利尿剂时需注意有无胃肠道反应、嗜睡、乏力、皮疹、高血钾等，服用氨苯蝶啶者，应减少或避免摄入含钾高的食物。为避免影响患者休息，给药时间以早晨或日间为宜。

（4）血管扩张剂

① 血管扩张剂通过降低心脏前、后负荷以减轻肺循环淤血，增加心排血量，而产生一定的短期效应，目前仅在急性心衰和慢性心衰加重时短期使用。

② 血管扩张剂分为：扩张静脉类，如硝酸甘油、硝酸酯类（硝酸异山梨酯）；扩张小动脉类，如酚妥拉明、哌唑嗪等；扩张小动脉和静脉，如硝普钠。

③ 血管扩张剂的主要不良反应包括低血压、高血钾及干咳。严密观察血压、心率，如血压下降超过原有血压的 20% 或心率增加超过 20 次/min，应及时停药并报告医生处理。

④ 血管扩张剂的应用应从小剂量开始，依据血压和心率的变化调整剂量和滴速；静滴硝普钠应现用现配、避光，并避免长时间大量应用以防发生氰化物中毒；嘱患者在用药过程中动作宜缓慢，防止发生直立性低血压。

（5）β 受体阻滞剂

① 目前认为 β 受体阻滞剂，如拉贝洛尔、美托洛尔等可对抗心衰代偿中交感神经兴奋的不利影响，改善心室重构，保护心肌细胞。

② 主要应用于心功能 Ⅱ～Ⅲ 级患者。应用时，应从小剂量开始，逐渐加量。

③ 用药期间应观察不良反应，包括血压下降、低血糖、支气管哮喘、心律失常、高血脂及心功能恶化等。

3）水肿护理

（1）控制静脉补液速度和入量：一般为每分钟 1～1.5 mL（20～30 滴）。心力衰竭的补液原则是，应尽可能少地控制补液量，如果输液速度过快，可能会诱发或加重心功能衰竭。心力衰竭患者的主要病因是肺充血和全身循环充血，导致咳嗽、胸闷、下肢水肿、钠潴留等。

（2）利尿、减少钠盐的摄入：利尿可以清除多余的水分，减轻心脏负荷。过量的输液可能会加重心脏的容量负荷，从而导致心衰加重。因此，在输液管理上，需要尽量减少晶体液的摄入，因为钠盐摄入过多会增加身体的容量负荷，从而加重心功能衰竭。

（3）局部皮肤、黏膜水肿护理：见图20.6。

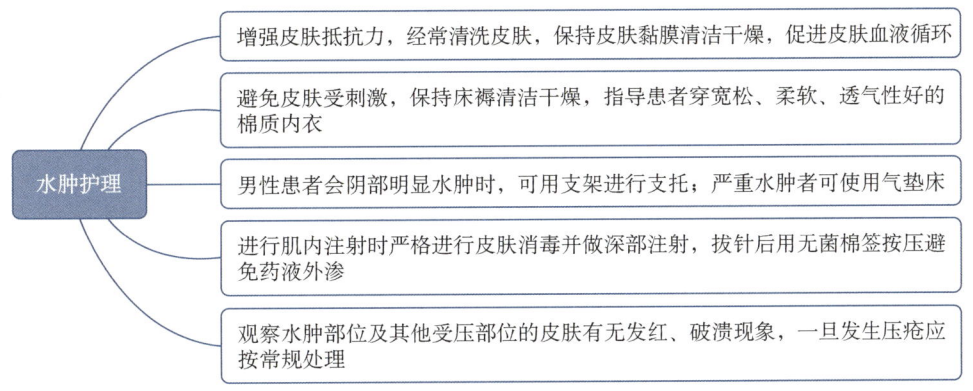

图20.6　水肿护理

（4）饮食护理

① 指导患者进食低热量、低盐、高蛋白、维生素丰富、清淡、易消化不产气的食物，避免刺激性食物，注意少量多餐，避免过饱。

② 低热量饮食可降低基础代谢率，减轻心脏负荷；若患者有胃肠淤血、食欲不振，饮食应清淡、易消化；应进食产气少的食物以免因胀气导致膈肌上移，从而避免呼吸困难加重；此外，少量多餐可减少每餐消化食物时的血液量，从而减轻心脏负担。

③ 控制钠盐的摄入可减轻心脏前负荷（图20.7），是控制心力衰竭的重要措施。

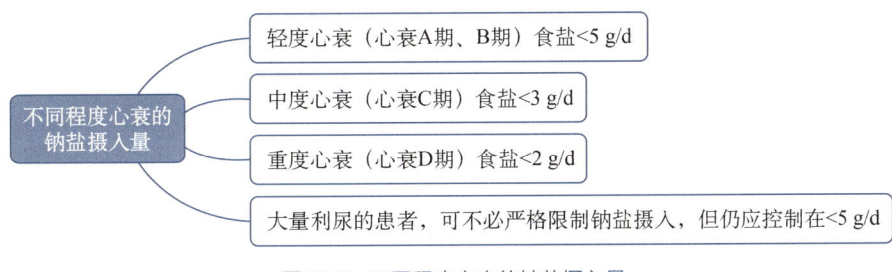

图20.7　不同程度心衰的钠盐摄入量

4）保持大便通畅

心衰患者因长期卧床、进食减少、胃肠道淤血、排便方式改变及焦虑等因素容易引起便秘。而用力排便可加重心脏负荷，甚至诱发心律失常，所以保持大便通畅非常重要。应指导患者避免用力排便，可通过训练每日定时排便、多摄入纤维素丰富食物、经常按摩腹部等促进排便，必要时服用缓泻剂。

4. 护理安全风险管理

（1）压疮：慢性心衰患者为了减轻呼吸困难常被迫采取端坐位或半卧位。端坐呼吸是一种强迫体位，又叫强迫坐位，可使下肢储存血增加，回心血量减少，心脏负担减轻，心功能不全的症状减轻。为防止压疮发生，避免骨隆凸处长时间受压，应定时帮助患者改变体位。对于长期卧床、年老等不便翻身的患者，应给予防压疮气垫床以缓解局部压力。

（2）跌倒：慢性心衰患者一般伴有长期低血压，因为心脏无法有效泵血，当心脏功能衰竭时，心脏无法将足够的血液泵送到全身，导致血压下降。在日常生活中，这些患者始终面临较高的跌倒风险。应指导患者定时观察血压变化情况，如发现血压过低可暂缓活动，量力而行。活动时动作应缓慢，起床或下地时双下肢活动片刻后再缓慢起立，可减轻晕眩感。患者要避免饮酒、高温环境、长时间浸泡在浴池或桑拿浴等可能诱发低血压的活动。患者用药必须严格遵循医嘱，慎用可能影响血压的药物。

（3）焦虑情绪：对存在焦虑情绪的患者，应鼓励其说出焦虑的感受及原因，与患者一起讨论可能遇到的问题，建立良好的护患关系。指导患者进行自我心理调整，如通过放松疗法、转移注意力等方法来帮助他们缓解烦躁、忧郁和过度思虑等不良情绪，从而增强他们战胜疾病的信心。对焦虑程度较重者可遵医嘱给予小剂量镇静剂。

20.3 老年慢性阻塞性肺疾病患者护理及风险防控

【案例分析】

病例介绍：患者，男，82岁。因经历了油罐车爆炸导致城市大火安全事件，左下肢胫腓骨骨折急诊入院。入院后第2天出现咳嗽、咳痰，同时伴有进行性胸闷，静息时也明显气促，伴有黄脓痰，无发热，无胸痛、心慌、头痛、头晕等。既往有COPD病史20余年，吸烟史30余年。

入院查体：神清、精神稍萎，气促，T 37.4℃，P 90次/min，R 28次/min，BP 150/100 mmHg。桶状胸，双肺呼吸音粗，双肺下区可及湿啰音及哮鸣音，心律齐，腹软，全腹无压痛、反跳痛，肝肾区无叩击痛，肝脾肋下未及。

辅助检查：肺功能测定：FEV_1/FVC 50%，FEV_1 占预计值 45%。血气分析：pH 7.35，PaO_2 58 mmHg，$PaCO_2$ 48 mmHg，血氧饱和度 90.6%。血常规：白细胞 $12.1×10^9/L$，中性粒细胞 84%。胸部 CT：两肺纹理增粗，胸廓前后径增大，肋间隙增宽。双肺肺气肿。

诊断：慢性阻塞性肺疾病急性加重，肺气肿。

20.3.1 概述

慢性阻塞性肺疾病（chronic obstructive pulmonary disease，COPD），简称慢阻肺，是一种具有气流阻塞特征的慢性支气管炎和（或）肺气肿，以气流受限为特征的可以预防和治疗的疾病，气流受限不完全可逆，呈进行性发展。临床主要症状为咳嗽、咳痰、呼吸困难。气流受限进行性发展，与气道和肺脏对有毒颗粒或气体的慢性炎性反应增强有关，吸入有害气体有害物质可以导致蛋白酶产生增多，或活性增强，而抗蛋白酶产生减少或灭活加快，同时氧化应激、吸烟等危险因素也可以降低抗蛋白酶的活性。气道肺实质及肺血管的慢性炎症是其发病机制，自主神经功能失调、营养不良、气温变化等都有可能参与 COPD 的发生发展。COPD 患者的氧化应激增加，氧化物可直接导致细胞功能障碍或细胞死亡，促进炎症反应。蛋白酶增多或抗蛋白酶不足均可导致组织结构破坏，导致肺气肿。

据文献报道，在美国，COPD 是第 4 大主要死亡原因，仅次于心脏病、癌症和脑卒中。COPD 好发于 40 岁以上人群，全球 40 岁以上人群发病率已高达 9%~10%。其具有高发病率、高致残率、高死亡率，常继发于慢性支气管炎，可进一步发展为肺心病和呼吸衰竭等疾病。因此，高危人群的教育已经成为一个重大的公共卫生问题。

20.3.2 常见的护理诊断/问题

（1）清理呼吸道低效：与支气管黏膜水肿、分泌物增多、痰液黏稠、无效咳嗽有关。

（2）低效性呼吸型态：与支气管痉挛、气道炎症、气道阻力增加有关。

（3）气体交换受损：与肺气肿导致的通气/血流比例失调、肺组织弹性下降、残气量增加有关。

（4）活动无耐力：与慢性支气管炎、肺气肿导致的肺活量下降、低氧血症、酸中毒有关。

（5）睡眠型态紊乱：与呼吸困难、咳嗽有关。

（6）知识缺乏：缺乏正确使用定量雾化吸入器药物的相关知识。如对病情、环境的危害（如吸烟、过敏原、天气）、预防感染、呼吸/放松锻炼、并发症的症状与体征、药物治疗、液体需要量、行为矫正及对每日记录哮喘发作情况等知识缺乏。

（7）恐惧：与气促及疾病反复发作有关。

（8）照顾者角色紧张：与疾病、能力丧失或需要治疗等各种限制，造成患者需要多种照顾有关。

（9）潜在并发症：肺源性心脏病、慢性呼吸衰竭、自发性气胸等。

20.3.3　护理措施及风险防控

1. 灾难应急与并发症护理

在 COPD 急性加重期，应立即给予糖皮质激素、抗生素、支气管扩张剂改善呼吸道症状，同时，给予低流量吸氧，补充液体和电解质、营养支持和排痰治疗。对于严重的呼吸衰竭病人，可使用机械通气治疗。通过呼吸生理治疗、药物治疗和吸氧，可以缓解疾病症状，改善缺氧等。心理教育可减弱患者焦虑、不安的情绪，可以帮助患者学会在呼吸困难发生时正确应对压力和放松的技巧。

1）预防肺源性心脏病

（1）戒烟：吸烟是导致 COPD 的主要原因之一，戒烟可以减少吸烟对肺部的损伤，在一定程度上可以预防 COPD 导致的肺源性心脏病。

（2）增强免疫力：COPD 患者的免疫力可能会有所降低，平时可以通过适当运动，比如慢跑、游泳等，增强自身免疫力，避免病毒感染。

（3）注意饮食健康，多吃新鲜的水果和蔬菜，避免食用辛辣油腻食物。

2）预防自发性气胸

（1）加强病情观察，观察患者呼吸型态。

（2）了解两肺呼吸音是否相同。

（3）遵医嘱使用祛痰液、解痉药、平喘药等。

3）预防肺动脉高压进一步恶化

（1）规律生活，按时作息，保持好生物钟的节律。

（2）外出时注意保暖，避免感冒，尽量不去人群密集的地方。

（3）情绪稳定，不大喜大悲，娱乐要有节制。

（4）注意饮食卫生，不暴饮暴食，不吃太油腻的食物。

（5）严密观察 COPD 的疾病变化，及时就诊。

4）预防呼吸道感染

（1）预防呼吸道感染是预防 COPD 急性发作的重要措施之一，可以通过适当运动增强自身免疫力，避免病毒感染。平时还需要注意保暖，避免受凉引起呼吸道感染。

（2）营养支持：良好的抵抗力以避免感染等，这就需要有良好的营养及好的饮食习惯来补充机体营养，提高免疫力。

（3）接种疫苗：及时接种肺炎疫苗、流感疫苗等，促使机体产生相应的抗体，抵抗病原体的侵犯，避免下呼吸道感染。

（4）注意居室环境卫生：注意保持居室环境清洁、卫生、安静，勤开窗通风，保持适宜的温湿度，降低下呼吸道感染的发病风险。

（5）预防鼻腔炎性疾病或鼻部症状：易过敏体质者避免接触过敏原，能够在一定程度上预防鼻炎。注意根据季节变化随时增减衣物，改掉不良个人习惯，避免经常抠鼻子。

2. 慢性病急变病情观察

（1）观察患者的症状。患者的咳嗽、咳痰、呼吸困难等症状是否缓解或者进一步加重。以及有无咯血等临床表现。特别注意观察患者有无抽搐等现象，因为COPD患者在病情晚期会出现肺性脑病。

（2）观察患者的体征。包括患者缺氧的表现及双肺啰音的改变。生命体征的改变，如呼吸频率、血压、血氧饱和度等。

（3）观察患者动脉血气分析的变化，是否提示了严重的酸碱失衡或者呼吸衰竭。

（4）观察患者的炎症指标是否升高或者下降。

（5）观察患者的心脏彩超是否提示出现了肺动脉高压。

（6）观察患者的肺功能有无变差或者好转等。

（7）观察患者的精神症状，是否有焦虑、产生幻觉等现象。

3. 专科护理管理

1）慢阻肺的病情严重程度评估

（1）肺功能评估：可使用 GOLD 分级进行评估，即吸入支气管舒张药后 $FEV_1/FVC<0.7$，再根据 FEV_1 下降程度进行气流受限的严重程度分级。

知识拓展

慢性阻塞性肺疾病全球倡议（global initiative for chronic obstructive lung disease，GOLD）项目最早启动于1998年（图20.8），其致力于根据现有的最佳科学信息制订COPD诊疗建议，第1份GOLD报告发布于2001年，自那以后，GOLD每年更新该文件，并且每5年出版一份主要报告。

肺功能是呼吸系统通气和换气等功能的总称,可运用特定的手段和仪器对其进行检测和评价,GOLD 将 COPD 诊断标准确定为:根据其定义、危险因素,肺通气功能检查吸入支气管舒张剂后 FEV_1 与用力肺活量(forced vital capacity,FVC)的比值<0.7,提示存在持续气流受限,除外其他疾病即可确诊 COPD,GOLD 2024 建议在 COPD 稳定期,应至少每年进行肺功能检查,以识别有无 FEV_1 快速下降。由此可见,肺功能评估在 COPD 的筛查与诊断、评估病情与预后、治疗与健康管理中发挥重要作用。

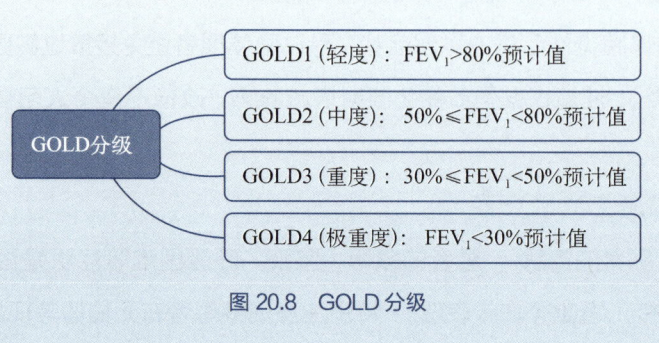

图 20.8 GOLD 分级

（2）症状评估：可采用改良版英国医学研究委员会呼吸困难问卷（mMRC 问卷）评估（表20.2）。

知识拓展

肺功能检查是诊断 COPD 的金标准。但在临床工作中,COPD 患者的通气功能并不能完全反映其呼吸困难程度或疾病严重程度,此时可用 COPD 症状评分作为肺功能检查的补充,有助于更全面地评估疾病。目前全球倡议指南提出采用改良版英国医学研究委员会呼吸问卷(modified British medical research council,mMRC)、圣乔治呼吸问卷(St. George's respiratory questionnaire,SGRQ)和 COPD 患者自我评估测试(COPD assessment test,CAT)问卷进行症状评估。其中临床上又以 CAT 评分及 mMRC 评分应用最为广泛。mMRC 评分越高,肺功能指标越差,其重复性、真实性及敏感性都较好。

表 20.2 mMRC 呼吸困难问卷

mMRC 0 级	只在剧烈活动时感到呼吸困难	☐
mMRC 1 级	在快走或上缓坡时感到呼吸困难	☐
mMRC 2 级	由于呼吸困难,走得比同龄人慢,或者以自己的速度在平地上行走时需要停下来呼吸	☐

		续表
mMRC 3 级	在平地上步行 100 m 或数分钟需停下来呼吸	☐
mMRC 4 级	因为明显呼吸困难而不能离开房屋或者换衣服时也感到气短	☐

注：mMRC 仅反映呼吸困难程度，0～1 分为症状少，2 分以上为症状多。

2）肺康复训练

（1）清理呼吸道痰液，改善缺氧和二氧化碳出潴留，控制呼吸道感染。保持舒适的姿势，取坐位或半坐卧位。协助翻身，观察体位改变对呼吸的影响。指导深呼吸和有效咳嗽、排痰的方法：尽可能采用坐位。深呼吸、胸腹式呼吸联合进行，目的是排出肺内残气及其代谢物、增加有效通气。腹式呼吸 5～6 次，然后深吸气至膈肌完全下降，屏气 3～5 s，然后缩唇呼吸，再深吸一口气屏气 3～5 s，身体前倾，从胸腔进行 2～3 次短促有力地咳嗽。咳嗽同时收缩腹肌，或者用手按压上腹部，帮助痰液咳出。可采取俯卧屈膝位，借助膈肌、腹肌收缩，增加腹部压力，咳出痰液。轻轻地拍背也有利于痰液咳出。痰液黏稠者可定时给予蒸气或氧气雾化吸入。无效者可使用负压吸引器吸痰。

① 给予充足的水分和热量，适当增加蛋白质和维生素的摄入。

② 遵医嘱给予抗生素、痰液稀释剂、解痉平喘药等治疗。

③ 保持舒适、洁净的环境，室温维持在 18℃～20℃，湿度维持在 50%～60% 为宜。

（2）纠正低效性呼吸型态，维持有效的换气量

① 遵医嘱给予解痉平喘药。

② 取坐位或半坐卧位，鼓励深呼吸。

③ 持续低浓度氧气吸入。

④ 遵医嘱定期检测动脉血气分析。

（3）增加活动耐力

① 进行呼吸肌功能训练：指导缩唇呼吸，腹式呼吸。正确的呼吸方式能有效地减少呼吸困难发生的次数。

② 鼻导管吸氧，1～2 L/min 吸入。

③ 协助制订合适的饮食计划。

④ 鼓励深呼吸和有效咳嗽，协助清除痰液。

（4）纠正睡眠型态紊乱

① 睡前协助放松，采取舒适的坐位或半坐卧位。

② 给予低流量吸氧。

③ 睡前使用支气管扩张剂或协助清除呼吸道分泌物。

④ 减少噪声，维持有利于睡眠的环境。

（5）有效氧疗

① 正确吸氧：给予低流量持续吸氧（1～2 L/min），每天不少于 15 h。必须经过湿化瓶湿化，夜间吸氧尤为重要。

② 做好护理，定期更换、清洁、消毒氧气管。

③ 指导患者和家属不要擅自改变氧流量。

④ 吸氧过程中观察鼻导管或面罩是否有效固定，以保证有效吸氧。

3）专科用药护理（图 20.9）

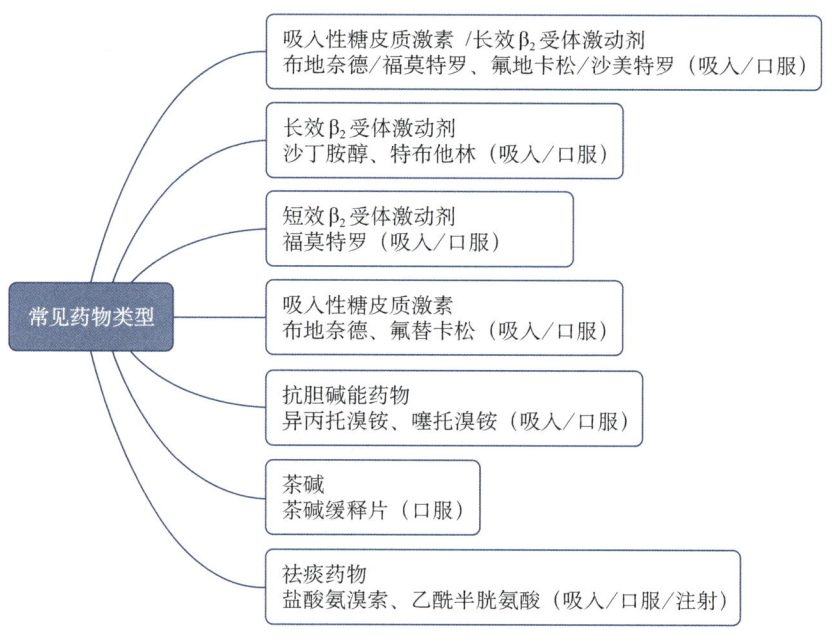

图 20.9　常见药物类型

（1）教会患者在雾化吸入治疗时应做深呼吸，同时用口腔吸气，鼻腔呼气。

（2）遵医嘱应用糖皮质激素，可减少疾病急性加重频率，改善患者生活质量。

（3）病情加重或发作时遵医嘱应用抗生素，注意观察疗效和不良反应。

（4）遵医嘱使用祛痰药物，降低痰的黏性，需注意使用前喝足够的水。

（5）使用吸入性糖皮质激素时，为避免口腔感染，每次使用后进行口腔冲洗或漱口。

4. 护理安全风险管理

1）预防跌倒

（1）通过呼吸肌训练和呼吸技巧训练，改善呼吸肌的力量和耐力，提高呼吸效率,减少呼吸困难症状。

(2)适当进行体能训练,包括有氧运动和无氧运动,如步行、骑自行车等,以提高运动耐力。

(3)将日常生活用品放于患者手边,方便取用。可将尿壶放于床旁,使患者不必频繁起身如厕。

(4)患者容易在起身时发生直立性低血压,应加强宣教,叮嘱患者起身动作要慢,且抓扶护栏后方可站起。

(5)安眠药物起效迅速、作用快,在患者临睡前处于卧位时方可嘱患者服药。叮嘱患者醒后不应立即起床,可睁眼静卧,适应周围环境灯光。

(6)建立跌倒报告制度及应急预案,一旦发生跌倒,以预案作为指南,快速处理。

(7)制订跌倒风险级别,根据分级制订低、中、高级干预措施。正确、全面、动态地评估跌倒因素,综合采取有效的护理措施。

2)预防误吸

(1)患者由于吞咽肌损害及呼吸与吞咽协调性差而容易发生吞咽障碍和误吸。误吸可能是 COPD 急性加重的诱因。

(2)餐具的选择:汤匙容量选择 5 mL,凹陷部分小;勺柄宜粗。杯子选择带有切口的纸杯,预防颈部过伸。吃饭时要细嚼慢咽,不要大口吞食,以免食物卡在喉咙里。进食后不要立即躺下,如果病情不允许抬高床头时,可采取患侧卧位,有助于代偿健侧功能。

(3)进食的体位:老年人或有吞咽困难的人,进食时坐姿端正,床上半坐卧位时上半身与下半身夹角应小于 150°,头、颈部前屈,偏瘫侧肩部垫枕;坐位时双膝关节屈曲 90°。能坐起来不要躺着,能在餐桌边不要躺在床上。

(4)老年人进食应在安静的环境下缓慢进行。进食时注意力集中,不看书、电视,不要与人谈话及思索与进食无关的问题,以免精力分散引起呛咳。避免在夜间进食或饮水,以免误吸。

(5)定期检查口腔和喉咙,及时治疗口腔和喉咙的疾病,如龋齿、扁桃体炎等。避免刺激患者咽喉部,加强口腔护理。

(6)紧急处理:当误吸发生时,应立即采取紧急处理措施,如拍打背部或施行胸部按压等,帮助受伤者咳出异物。

(7)呼吸道护理:当异物吸入肺部时,可能会引起肺部感染,因此需要对呼吸道进行护理。患者需要保持安静休息,避免大声说话或剧烈活动,同时保持通风和湿度,以帮助呼吸道排出异物。

3)心理护理

(1) COPD 患者由于反复发病,易发生心理问题,可表现为抑郁、焦虑、恐惧、性格改变(如悲观失望、孤独、敌对、易冲动、神经质、自卑等),或自主神经功能紊乱的表现(如出汗、头晕、胸闷、气短、心悸、食欲减退等)。

(2) 急性发作时,制订切实可行的治疗方案,减轻患者的心理负担,提高治疗信心和依从性。

(3) 缓解期加强与患者及家属的交流沟通,让他们了解 COPD 是常见病,并且是可以治疗的,帮助他们树立起治疗的信心和明确治疗目标。

20.4 老年慢性呼吸衰竭患者护理及风险防控

【案例分析】

病例介绍 患者,男,83 岁。因新冠病毒感染,出现发热、剧烈咳嗽、呼吸不畅的情况。主诉头痛难忍,变得异常烦躁,呼吸费力,出现剧烈咳嗽、呼吸不畅的情况。既往有慢阻肺病史,主诉咳、痰、喘 10 多年。

入院查体 T 39℃,P 116 次/min,R 32 次/min,BP 150/85 mmHg。

辅助检查 WBC $14.5 \times 10^9/L$,血气分析 PaO_2 43 mmHg,$PaCO_2$ 70 mmHg,pH 7.40,血氧饱和度跌至 89%。新冠病毒(+)。入院后予抗感染、机械通气、纠正酸碱平衡失调及合理氧疗等治疗。

诊断 慢性呼吸衰竭急性加重。

20.4.1 概述

呼吸衰竭(respiratory failure)是指各种原因引起的肺通气和(或)换气功能严重障碍,以致在静息状态下亦不能维持足够的气体交换,导致低氧血症伴(或不伴)高碳酸血症,进而引起一系列病理生理改变和相应临床表现的综合征。其临床表现缺乏特异性,明确诊断有赖于动脉血气分析,在海平面、静息状态、呼吸空气条件下,动脉血氧分压 $PaO_2 < 60$ mmHg,伴或不伴二氧化碳分压 $PaCO_2 > 50$ mmHg,并排除心内解剖分流和原发于心排出量降低等因素,可诊断为呼吸衰竭。

慢性呼吸衰竭指一些慢性病,如 COPD、肺结核、间质性肺疾病、神经肌肉病变等,其中以 COPD 最常见,造成呼吸功能的损害逐渐加重,经过较长时间发展为呼吸衰竭。早期虽有低氧血症或伴高碳酸血症,但机体通过代偿适应,生理功能障碍和代谢紊乱较轻，仍保持一定的生活活动能力，动脉血气分析 pH 在正常范围（7.35～7.45）。另一种临床较常见的情况是在慢性呼吸衰竭的基础上，因合并呼吸系统感染、气道痉挛或并发气胸等情况，病情急性加重，在短时间内出现 PaO_2 显著下降和 $PaCO_2$ 显著升高，称为慢性呼吸衰竭急性加重，其病理生理学改变和临床情况兼有急性呼吸衰竭的特点。

临床分型：呼吸衰竭是一种病理生理学诊断术语，临床上根据有无 CO_2 潴留分为两大类：①低氧性呼吸衰竭，即Ⅰ型呼衰，$PaO_2 < 60$ mmHg 正常或降低。②高碳酸-低氧性呼吸衰竭，即Ⅱ型呼吸衰竭，除低氧血症外，还有 $PCO_2 > 50$ mmHg。

20.4.2 常见的护理诊断/问题

（1）清理呼吸道低效或无效：与分泌物过多及黏稠有关。

（2）低效性呼吸型态：与不能进行有效呼吸有关。

（3）有营养失调的危险，低于机体需要量：与呼吸困难和疲劳引起的厌食有关。

（4）活动无耐力：与活动时供氧不足和疲劳有关。

（5）语言沟通障碍：与呼吸困难、极度衰弱、建立人工气道有关。

（6）焦虑：与气促和害怕窒息有关。

（7）无能为力：与失控感和活动方式受限有关。

（8）睡眠型态紊乱：与咳嗽、不能采取休息体位和环境刺激有关。

（9）有处理治疗方案不当或无效的危险：与缺乏病情、治疗、感染的预防、呼吸锻炼、危险因素及并发症的症状和体征等知识有关。

（10）潜在并发症：低氧血症、右心衰竭、重要器官缺氧性损伤、误吸等。

20.4.3 护理措施及风险防控

1. 灾难应急与并发症护理

1）纠正酸碱失衡：呼吸衰竭中常见的酸碱失衡包括呼吸性酸中毒、呼吸性酸中毒合并代谢性酸中毒、呼吸性酸中毒合并代谢性碱中毒。临床上除做到充分供氧和改善通气以纠正呼吸性酸中毒外，护士可遵医嘱静滴少量 5% 碳酸氢钠以治疗代谢性酸中毒，或通过采取避免 CO_2 排出过快、适当补氯补钾等措施缓解代谢性碱中毒。

2）控制上消化道出血：严重缺氧和 CO_2 潴留患者，应根据医嘱服用胃黏膜保护剂，如枸橼酸铋钾、硫糖铝等。出现黑便时，应予以小量温凉流质饮食；出现呕血时，可暂禁食，并根据医嘱静脉输入西咪替丁、奥美拉唑等。

3）低氧血症：指血液中动脉血氧分压（PaO_2）低于正常同龄人的下限，伴有血氧饱和度（SaO_2）的下降。患者可出现发绀、气急、咳嗽、呼吸困难等临床表现，严重者可有躁动、嗜睡、精神错乱、扑翼样震颤等症状，可诱发心律失常、心肌梗死甚至心搏骤停。治疗以氧疗为主，及时给予恰当的氧疗，纠正低氧血症，检查和保持患者呼吸道通畅，及时积极寻找病因。在氧疗中，应及时评估患者的呼吸频率、节律和深度，使用辅助呼吸机呼吸的情况，以及呼吸困难的程度，协助医生调整氧疗（图 20.10）。

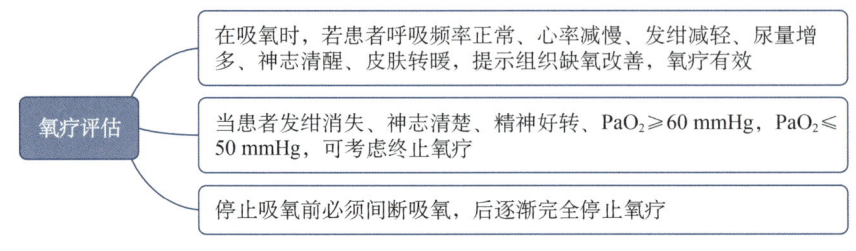

图 20.10 氧疗评估

2. 慢性病急变病情观察

观察病情变化，包括呼吸频率、节律、深浅，有无病理样呼吸；体温、脉搏、血压、神志；皮肤黏膜颜色，有无发绀、水肿。慢性呼吸衰竭急性发作的主要诱因如下。

（1）感染：慢性呼吸衰竭多以慢性阻塞性肺疾病为基础，常在冬季等气候寒冷时发生或加重。患者鼻子或者咽喉受到病菌感染，会进一步向下侵袭，导致呼吸道感染疾病，造成患者通气功能逐渐减弱，呼吸循环功能逐渐减弱，并有可能会随着病情的加重严重影响呼吸功能，进而导致慢性呼吸衰竭急性发作。通常使用抗生素来治疗或预防感染，常用的药物包括青霉素类、头孢类等。尽量避免出入空气流通不畅、人群拥挤的公共场所，避免与感冒患者的接触，防止交叉感染，从源头上减少呼吸道感染的概率。

（2）肺组织疾病：如肺炎、急性呼吸窘迫综合征、急性过敏性肺炎、急性肺水肿等，可导致慢性呼吸衰竭急性发作。患者会有进行性的呼吸困难，呼吸深快、费力、发绀，严重憋气。除氧疗外，使用呼吸兴奋剂能够刺激呼吸中枢和周围化学感受器，增加患者呼吸频率及潮气量，包括尼可刹米等药物。

（3）肺栓塞：肺血管栓塞之后，氧气可以到达肺，但是不能从肺泡转移到血液当中，使患者体内严重缺氧，也会引起慢性呼吸衰竭急性发作。大部分患者可能会呼吸困难，一般在活动后更明显。注意观察突发胸痛，通常在咳嗽时症状加重，伴有烦躁不安、惊恐，甚至濒死感。

3. 专科护理管理

1) 保持气道通畅

（1）及时清除气道分泌物：湿化痰液、适当补液、清除气道分泌物。对咳嗽无力者定时翻身拍背，对痰液黏稠者给予雾化吸入，对无力咳嗽或昏迷者用导管吸痰。注意及时清除口咽部分泌物或胃内反流物以防呕吐物反流入气管。

（2）建立人工气道：对于病情严重导致意识障碍，呼吸道大量痰液潴留伴有窒息危险，全身状态较差，咳嗽、咳痰无力，动脉血 CO_2 分压进行性增高的患者，应及时建立人工气道并给予机械通气辅助呼吸支持。机械通气护理如下。

① 保证呼吸机正常工作：机械通气能够改善血液中的 O_2 和 CO_2 含量，减少肺部不张、呼吸肌疲劳等。一般患者无法自理，护理人员需注意密切观察，保证呼吸机正常工作，避免出现意外脱管、呼吸机故障等。

② 人工气道护理：保证气管插管位置正确和人工气道畅通、湿润，并及时清理呼吸道中的内分泌物，保持呼吸道畅通，避免堵塞，也避免吸入，并加强气囊管理。

③ 预防感染：由于患者病情较重，抵抗力较弱，在进行护理时，要注意严格消毒和双手清洁，以降低患者感染的概率。

④ 吸痰护理：对于机械通气的患者应注意做好气道通气管理，对于存在痰液的患者要注意吸痰，否则容易导致痰液堵塞，造成患者缺氧。

2) 合理给氧

通过增加吸氧浓度，提高肺泡内氧分压，进而提高 PaO_2 和 SaO_2 以纠正缺氧和改善呼吸功能。目前多采用鼻塞、鼻导管或面罩给氧，配合机械通气可进行气管内给氧。不同呼吸衰竭类型，采用的氧疗方法不同（图20.11）。

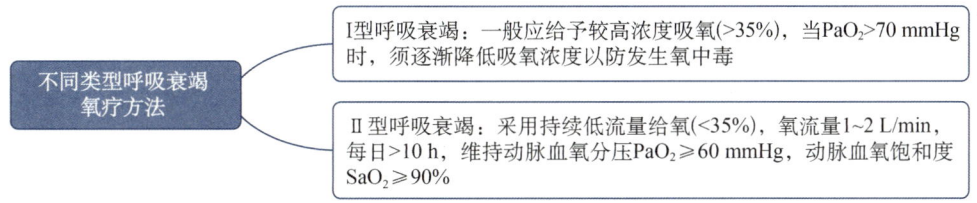

图 20.11 不同类型呼吸衰竭氧疗方法

3) 用药护理

（1）呼吸中枢兴奋剂：在使用呼吸中枢兴奋剂时，要密切观察患者的神志、呼吸频率、幅度和节律，以及动脉血气的变化。若出现恶心、呕吐、烦躁、颜面潮红、肌肉抽搐等现象，提示药物过量，应及时通知医生减量或停药。

（2）支气管扩张药物：常用的有茶碱类、β受体兴奋剂类和肾上腺皮质激素类，减小呼吸道阻力。

（3）抗生素：按时按量给药，用药后观察疗效及不良反应，尤其是使用广谱抗生素、加酶抑制剂抗生素者需注意菌群失调引起的二重感染。

4）休息与活动

协助患者取半卧位，以增加通气量，同时，确保室内空气清新、温暖。对于长期卧床的患者，应定时翻身、拍背、转换体位、及时吸痰，以减少肺内痰液的潴留。告知患者应避免吸入刺激性气体，并劝告吸烟者戒烟，同时避免劳累、情绪激动等不良因素的刺激，以免加重气急而诱发呼吸衰竭。保持大便通畅也是很重要的，以免因排便用力而加重病情。

5）饮食护理

呼吸衰竭时呼吸肌耗能增加，能量消耗处于高分解状态。应鼓励患者进高热量、高蛋白、高维生素易消化的饮食，必要时静脉补充，以提高机体的抵抗力。但应控制碳水化合物的摄入量，避免产生较多的 CO_2，加重 CO_2 的潴留。

6）心理护理

呼衰患者由于对疾病知识的欠缺，患病后易产生不良心理，如焦虑、忧郁、紧张等不良心理。不良情绪会使疾病加重，护理人员应注意观察患者的表现，发现患者出现不良心理表现时要及时进行沟通，并以亲切、热情、友好的态度面对患者，在和患者沟通时注意倾听患者的主诉，并从沟通交流中获取患者需求，并针对性地进行疏导。同时建立良好的护患关系，及时消除患者紧张、焦虑、抑郁等负面情绪，对于患者的合理要求尽量满足，给予患者情感支持和人文关怀。

4. 护理安全风险管理

1）压疮预防

（1）患者使用无创呼吸机时，使用鼻面罩容易在面部受压处发生压力性损伤。

（2）无创呼吸早期是发生鼻面部压疮的危险时期，应密切观察患者局部皮肤有无发红等异常。鼻面部皮肤会随着呼吸运动与面罩频繁摩擦，初用者与机器同步性差，烦躁，配合不佳，动作幅度更大，所以对开始使用无创呼吸机的患者，护理人员应做好健康教育，说明使用无创呼吸机的目的、作用机制和必要性，消除其紧张恐惧心理。

（3）压力性损伤部位多发生在鼻梁，鼻梁处皮肤较薄，又位于骨突出部位，容易发生压伤。据此，可采取图 20.12 所示预防措施。

2）误吸预防

（1）有效预防误吸，就可以降低患者感染率，减少呼吸衰竭急性发作。

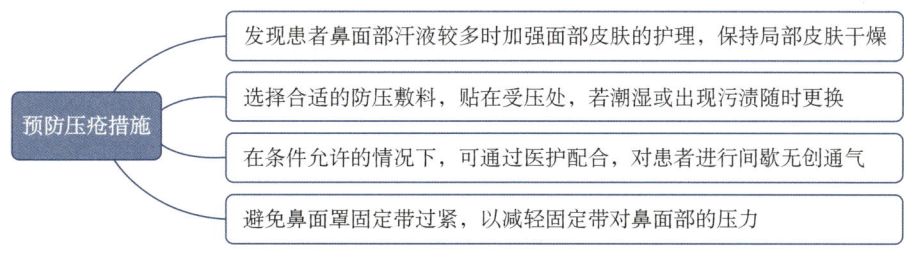

图 20.12　预防压疮措施

（2）评估患者的病情、体力、吞咽功能、咳嗽反射、咀嚼功能及意识状态等，根据病情选择进食途径，如经口进食或鼻饲喂养。为患者提供易吞咽的食物，食物应从流质向半流质、普食过度，患者进食时给予端坐或半坐卧位，保持体位舒适，鼻饲后保持半坐卧位 30～60 min 再恢复体位。

（3）协助患者进食，每日量不宜太多，给患者充足的时间咀嚼和吞咽，观察食物是否顺利咽下，指导患者进食时细嚼慢咽，不要讲话。进食后应检查口腔，如有食物残留，可指导进行多次空吞咽清除，必要时协助清除。

（4）鼓励患者进行咳嗽排痰和呼吸功能锻炼，以帮助恢复保护性生理反射，同时协助患者排痰，预防误吸。采取叩背、体位引流等方法帮助咳嗽能力减弱的老年人保持气道通畅。应在进食前或更换体位前清除口咽和气道分泌物，进食中及进食后 30 min 内不宜更换体位和进行气道吸引。

（5）对于流涎多的卧床老年人，应采取侧卧或头偏向一侧的姿势，流涎多者应及时清除。指导老年人进食过程中采用吞咽技术与方法，进行头部姿势与吞咽动作的调整。

（6）指导老年人进行改善吞咽功能的日常锻炼和康复训练，包括练习发声、说话、唱歌等。

20.5　老年糖尿病患者护理及风险防控

【案例分析】

病例介绍：患者，女，73 岁，因塌方致骨盆骨折，躯体移动障碍。临床突发恶心、呕吐、头痛、嗜睡、烦躁、呼吸深快有烂苹果味（丙酮），尿量减少，即刻测毛细血管血糖 25 mmol/L。既往 2 型糖尿病病史 12 年。

入院查体：T 39℃，P 112 次/min，R 25 次/min，BP 90/60 mmHg。

辅助检查：血糖 27 mmol/L，糖化血红蛋白 7.5%。

诊断： 糖尿病，酮症酸中毒，高渗高血糖综合征。

20.5.1 概述

糖尿病（diabetes mellitus，DM）是由遗传和环境因素共同作用而引起的一组以慢性高血糖为特征的代谢性疾病。因体内胰岛素分泌不足或胰岛素作用障碍，引起内分泌失调，从而导致物质代谢紊乱，出现高血糖、高血脂，蛋白质、水与电解质等紊乱的代谢病。糖尿病的发病与遗传、免疫、生活方式和生理性老化有关，尤其生活方式和生理老化。重症或应激时还可发生酮症酸中毒、高渗高血糖综合征等急性代谢紊乱。

世界重大灾害后续研究表明，超负荷的心理负担和刺激会令胰岛 A 细胞分泌超出 B 细胞处理能力的胰高血糖素，而引起糖尿病。这种灾后应急性糖尿病可导致身体多脏器的损害，如果得到有效的治疗，大多数患者可在 3 个月内痊愈。

20.5.2 常见的护理诊断/问题

（1）恐惧（个体、家庭）：与糖尿病诊断、糖尿病的潜在并发症、胰岛素注射和对生活方式的负面影响有关。

（2）营养失调，高于机体需要量：与摄入量超过消耗量，知识缺乏和应对无效有关。

（3）活动无耐力：与严重代谢紊乱、蛋白质分解增加有关。

（4）有感染的危险：与血糖升高，脂代谢紊乱，营养不良，微循环障碍等因素有关。

（5）有应对无效的危险（个体、家庭）：与慢性病的过程，复杂的自理计划和不能确定预后有关。

（6）有不合作的危险：与治疗计划的复杂性和长期性有关。

（7）有受伤的危险：与触觉减弱、视力下降和低血糖有关。

（8）有处理治疗方案不当或无效的危险：与缺乏关于病情、血糖自测、药物治疗、换算饮食、低血糖症的处理、体重控制、发病护理、锻炼计划、脚部护理、并发症等的症状及体征等知识有关。

（9）无能为力：与未来发生糖尿病并发症（失明、截肢、肾衰、神经痛）有关。

（10）潜在并发症：低血糖、糖尿病足、酮症酸中毒、高渗高血糖综合征等。

20.5.3 护理及风险防控

1. 灾害条件下应急处理及并发症护理

灾后人们可能会经历精神紧张、不安、心理压力大和过度疲劳等，这些因素会导致生活不规律、饮食结构发生较大改变，这些因素会影响到降糖药的按时按量服用和胰岛素的注射。多数糖尿病患者症状加重，低血糖、酮症酸中毒等糖尿病恶化症状出现，严重者出现各种反射迟钝甚至消失、昏迷，因此，灾害条件下的应急护理至关重要。同时，糖尿病并发症的预防也非常重要（图20.13）。

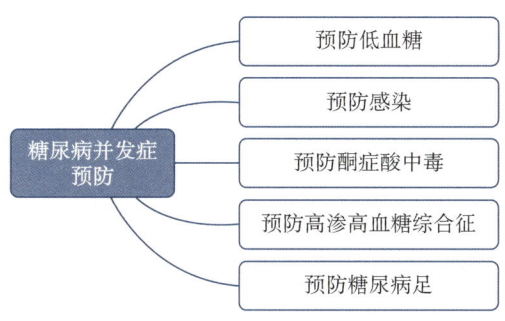

图 20.13 糖尿病并发症预防

1）预防低血糖

（1）及时检测血糖水平，特别是在运动、饮食或使用药物后，有助于及早发现低血糖的迹象并采取相应的措施。

（2）应定时进食，避免长时间空腹。

（3）少食多餐，帮助稳定血糖水平。

（4）选择低糖、高纤维的食物，避免过度摄入简单的碳水化合物。

（5）调整药物使用时要咨询医生，如低血糖是药物引起的，可根据需要调整药物剂量或进食时间。

（6）随身携带升血糖食物，如糖或者葡萄糖片。

2）预防感染

（1）积极治疗糖尿病；患者关注自己的体温及脉搏变化。

（2）注意保暖，避免与肺炎、上呼吸道感染、肺结核等呼吸道感染者接触。

（3）预防泌尿系统感染。勤用温水清洗外阴部并擦干，防止和减少瘙痒和湿疹的发生。因自主神经功能紊乱造成的尿潴留，可采用膀胱区热敷、按摩和人工诱导等方法排尿，导尿时应遵照无菌操作规范。

（4）保护皮肤黏膜，避免皮肤受损。

（5）在医生指导下合理使用抗生素，观察药物的作用。

（6）预防交叉感染。

3）预防酮症酸中毒

（1）要规律监测血糖，按时服用降糖药物及正确使用胰岛素注射。

（2）定期复查血糖，避免血糖过高。

（3）糖尿病患者因各种原因不能进食时，需要补充碳水化合物，避免因脂肪分解产生酮体，导致酮症酸中毒。

（4）如有严重感染或者重症的心脑血管疾病等，要及时预防和治疗。

4）预防高渗高血糖综合征

（1）及时发现和治疗糖尿病是预防高渗高血糖综合征的关键。

（2）提高对糖尿病的警惕性，经常进行自我监测，一旦发现糖尿病就要积极正确地治疗。

（3）高渗高血糖综合征常常由脱水引起，平时要注意多饮水，保持身体水分平衡，不要限制饮水，以免造成脱水和血液浓缩。

（4）预防感冒、泌尿系统感染等疾病，一旦感染，须及时治疗。

5）预防糖尿病足

（1）每天检查双足1次，观察足部皮肤有无颜色、温度改变，以及足部动脉搏动的情况。

（2）检查趾甲、趾间、足底部皮肤有无红肿、发绀、水疱、溃疡、坏死等。

（3）定期做足部保护性感觉的测试，及时了解足部感觉的功能。

（4）勤换鞋袜，每天清洗足部一次，不超过 10 min，水温在 37℃～40℃。

（5）指导患者不要赤脚走路，外出不要穿拖鞋，应选轻巧柔软、透气性好、圆头、鞋底平厚的鞋子。

（6）冬天不要用热水袋、电热毯或烤灯保暖，谨防烫伤和冻伤。

2. *慢性病急变病情观察*

1）定期检测：患者的血糖、尿糖，并根据进餐和用药追踪血糖的变化。

2）观察症状及诱因：患者口渴、多饮及多尿程度，排尿次数及尿量，疲劳程度，有无异常饥饿感、低血糖症状、视力障碍、神经痛、皮肤瘙痒、发热及水肿等，并根据症状变化，遵医嘱增减药物剂量及调换药物。

3）观察疗效：观察用药后或进行治疗后症状缓解情况，血糖、尿糖变化，饮食情况及运动量。

4）心理护理：压力可引起身体方面的症状，如失眠、头痛、胃痛、高血压、过度换气综合征等。指导患者保持积极的心态、缓解身体症状，不要过于紧张和焦虑，积极配合医生治疗。与家人和朋友保持联系和社交活动，可以缓解孤独感和抑郁心情。

5）注意营养：糖尿病患者应遵循医生的指导，根据每日所需的热量进食。建议准备些容易保存的食物，如冷冻的糖尿病食品等。灾后的精神紧张、不安等可能导致饮食生活不规律，应注意控制饮食的量。

3. 专科护理管理

1）专科用药护理

糖尿病患者应按时按剂量服用降糖药和注射胰岛素，不可随意增减剂量或停用，普通胰岛素应在餐前 30 min 使用。血糖高者需注意缓慢降糖，以防快速降糖带来的不适。同时，注意观察药物的不良反应，如磺脲类药物常见不良反应为低血糖，食欲减退、恶心等胃肠道反应为双胍类药物不良反应，出现不良反应后应采取相应措施。常见糖尿病药物分类见图 20.14。

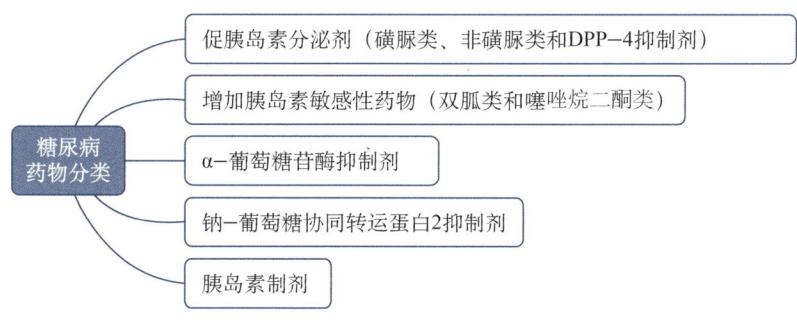

图 20.14　糖尿病药物分类

（1）促胰岛素分泌类药物（图 20.15）：服用此类药物时注意监测血糖，每天测量血糖 1~2 次，如出现心慌、手震颤、出虚汗等低血糖表现，应及时进食。尽量避免服药后驾驶车辆、操作精密仪器等。服药期间饮酒会引起低血糖，还会引起酒精戒断反应，因此要避免饮酒。

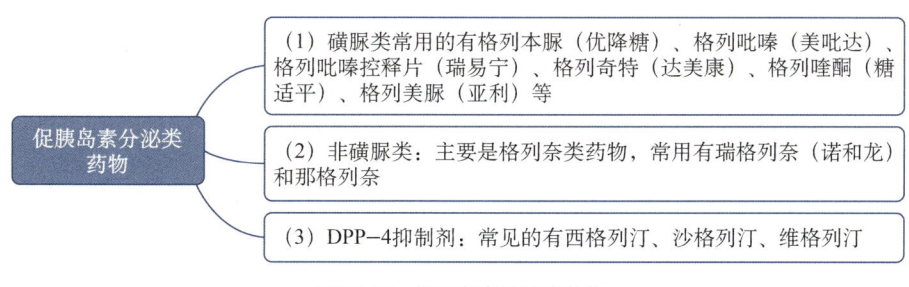

图 20.15　促胰岛素分泌类药物

① 磺脲类：作用于胰岛 B 细胞表面受体，促进胰岛素释放。此类药物适合早餐前半小时服用。此类药物最主要的不良反应是低血糖。治疗应从小剂量开始使用，根据血糖逐渐增加剂量。

② 非磺脲类：作用机制是直接刺激胰岛 B 细胞分泌胰岛素，从而改善胰岛素第一时相分泌，它具有快速而短暂的降糖作用，主要用于控制餐后血糖。常见不良反应是低血糖和体重增加。

③ DPP-4 抑制剂：不良反应有头痛、肝酶升高、上呼吸道感染等。这类药物服用时间与进食无关，可以在餐前、餐中、餐后使用。

（2）增加胰岛素敏感性药物（图 20.16）：此类药物单独使用不会引起低血糖。服用格列酮类药物患者可出现不同程度的肝脏损伤，每 2 个月需要检测肝功能。使用罗格列酮及吡格列酮后有轻微的水肿，可通过减少盐分摄入或间断性利尿治疗来缓解这一症状。老年人服用此类药物会增加心脏负担，增加心衰风险，应避免使用。心力衰竭患者慎用本类型药物。

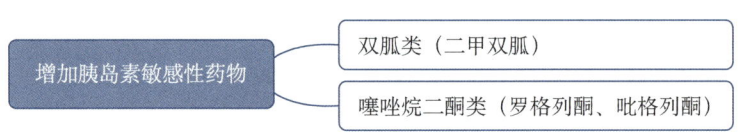

图 20.16　增加胰岛素敏感性药物

① 双胍类：适用于肥胖的 2 型糖尿病患者，对非肥胖患者伴有肌酐清除率异常、肝脏病变时易导致肝肾功能不全。用药过程中注意观察有无胃肠道反应，尤其是腹泻的发生率可达 30％。此类药物适合餐中或餐后服药，或从小剂量开始，可减轻胃肠道不良反应。

② 噻唑烷二酮类：此类药物单独使用时无发生低血糖的危险，还可同时降低血脂、糖化血红蛋白。可单用或与双胍类、磺酰脲类、胰岛素联合应用。但应注意，合并心力衰竭、活动性肝病、严重骨质疏松的老年人不宜使用。服用此类药物时要观察有无水肿、体重增加、缺血性心血管疾病及骨折等风险，一旦出现立即停药。

（3）α-葡萄糖苷酶抑制剂：尤其适用于老年糖尿病患者。此药应与第一口淀粉类食物同时嚼服。

（4）钠-葡萄糖协同转运蛋白 2 抑制剂：是一类新型降糖药，代表药物有达格列净（安达康）、恩格列净和坎格列净。此类药物主要作用于肾脏，通过促进糖从尿液的排泄来降低血糖，对正常人没有作用。此类药物为长效药，每天晨服一次，不受进食的影响。使用这类药物时，患者可能会出现泌尿生殖道感染，低血糖和酮症酸中毒。因此，需要密切监测血糖水平、有无尿路刺激征及酮症酸中毒的相关症状。使用此类药物时多饮水，促进尿糖排出。

（5）胰岛素制剂类：分为动物胰岛素类、人胰岛素类和胰岛素类似物三类。按作用快慢和维持时间可分为速效、短效、中效、长效和预混胰岛素5类。

胰岛素制剂一般为皮下注射或静脉注射。合理选择注射装置和使用正确的胰岛素注射技术是保证胰岛素治疗效果的重要环节。使用胰岛素制剂需注意预防低血糖。

胰岛素必须准确用药，使用时注意注射器与胰岛素浓度匹配，笔与笔芯要匹配，每次注射前确认笔内是否有足够剂量，药液是否变质等。

未开封的胰岛素放于冰箱内2℃～8℃冷藏保存；使用过的常温下可保存28～30天（不超过25℃～30℃），无须放入冰箱。

注射部位腹部吸收最快，其次是上臂、大腿和臀部。注射部位要经常更换，避免局部皮下脂肪萎缩或增生、局部硬结。

注射胰岛素要严格执行无菌操作，针头为一次性使用。

2）饮食护理

饮食治疗是糖尿病的基本疗法。

（1）原则是摄入高碳水化合物、低脂肪、适量蛋白质和高纤维的膳食。

（2）总热量安排为成人休息状态下每天每千克理想体重给予热量25～30 kcal，轻体力劳动30～35 kcal，中度体力劳动35～40 kcal，重体力劳动40 kcal以上。

（3）主食分配：对病情稳定的糖尿病患者，每日摄入热量可按3餐（1/5、2/5、2/5或各1/3）分配，对注射或口服降糖药且病情有波动的患者，可每天进食5～6餐，从3次正餐中匀出25～50 g主食作为加餐用。

（4）如有低血糖发生，患者的每日摄取热量最好按一日5餐或6餐分配。

3）血糖监测

（1）定期监测血糖以降低患者低血糖发生风险，低血糖对老年患者危害极大，应尽可能避免。

（2）对老年糖尿病患者进行分层管理、施行个体化血糖控制目标尤为重要，须设立明确的血糖控制目标下限。老年糖尿病患者的血糖控制目标可按药物使用情况分为2类，如表20.3所示。

表20.3 老年糖尿病患者的血糖控制目标

血糖监测指标	未使用低血糖风险较高的药物			使用低血糖风险较高的药物		
糖化血红蛋白	<7.5	<8.0	<8.5	7.0～7.5	7.5～8.0	8.0～8.5
空腹或餐前血糖（mmol/L）	5.0～7.2	5.0～8.3	5.6～10.0	5.0～8.3	5.6～8.3	5.6～10.0
睡前血糖（mmol/L）	5.0～8.3	5.6～10.0	6.1～11.0	5.6～10.0	8.3～10.0	8.3～13.9

注：低血糖风险较高的药物包括胰岛素、磺胺类、格列奈类药物等。

4. 老年护理安全管理

1）知识缺乏

（1）饮食指导的护理：具体内容见上页。

（2）测血糖的护理：测血糖时，注意遵循正确的操作步骤。市面上血糖仪和血糖试纸种类繁多，但为了确保测量结果的规范性和准确性，了解血糖测量的正确方法和相关注意事项至关重要，这有助于提高老年糖尿病患者血糖监测的准确性。

（3）相关知识的普及和健康教育的护理：老年患者对于疾病知识的了解相对薄弱，更需要得到人文关怀和健康教育。通过这些措施，可以帮助患者建立起战胜疾病、控制疾病、预防疾病的信心，这对于糖尿病的长远控制有很大帮助。

2）预防跌倒（低血糖因素导致）

（1）风险评估与管理。跌倒风险评估是预防跌倒的第一步，应定期评估患者降糖药物使用情况及患者服药后的血糖情况等。根据评估结果，制订相应的预防措施和应急预案。

（2）动作要慢，用药后不要立即活动，休息1h后活动。

（3）改善居住环境对于预防跌倒至关重要。保持地面平整、干燥、无障碍物，增加室内照明，选择合适的家具高度和位置，设置扶手和防滑垫等，都可以有效减少跌倒的风险。

（4）选择合适的鞋，避免绊倒摔跤。

（5）禁止去危险地带，比如潮湿、滑的地方，少去人多的地方。

（6）增强肌肉力量可以提高患者的身体稳定性和平衡能力，从而降低跌倒的风险。医护人员应指导患者进行适当的运动锻炼，如散步、太极拳、瑜伽等，以增强下肢和核心肌群的力量。同时，对于长期卧床的患者，应进行床上活动锻炼，避免肌肉萎缩。

（7）平衡训练是提高患者平衡能力的重要手段。医护人员可以指导患者进行平衡板训练、单脚站立等平衡训练，以提高患者的平衡能力和反应速度。对于平衡能力较差的患者，可以使用助行器或拐杖等辅助工具进行平衡训练。

（8）健康教育是预防跌倒的重要环节。医护人员应向患者和家属传授跌倒的危害和预防知识，提高患者的安全意识。同时，应告知患者和家属如何正确使用辅助工具、如何预防跌倒后的伤害等实用信息。

3）减少压疮风险

（1）定期变换体位：定期改变患者的体位，避免同一部位长时间受压。这可以减轻局部压力，促进血液循环。

（2）保持皮肤清洁干燥：定期清洗身体，特别是受压部位。注意使用温和的清洁剂，避免刺激皮肤，避免使用刺激性强或含有乙醇的护肤品，定期更换床单、被套和毛巾，防止干燥和脱皮，减少皮肤瘙痒和过敏症状。避免皮肤破损引起感染。

（3）使用减压设备：使用减压床垫、枕头或其他辅助设备，来减轻身体压力。这些设备可以帮助分散压力，减少压疮的发生率。

（4）营养支持：确保患者有充足的营养摄入，特别是蛋白质和维生素C的摄入，这对于促进皮肤健康至关重要。

（5）功能锻炼：鼓励患者进行适当的肢体活动，以促进血液循环。对于病情允许的患者，可以进行坐起、床边活动等，减少卧床时间。但以上活动需要在专业医生指导下进行。

除以上措施外，对于高危患者，如长期卧床、行动不便或有其他健康问题的人，需要更加密切的监测和护理。

20.6 老年慢性肾衰竭患者护理及风险防控

【案例分析】

病例介绍：患者，男，82岁。因地震被困两日余，昨日被救出，出现恶心、呕吐、血压升高的症状。既往有高血压病史10年，5年前因血压控制不良引起肾炎。入院予降压、纠正贫血、降低蛋白尿、水钠代谢失调等治疗。患者短暂苏醒后，逐渐反应迟缓，意识模糊，口有氨味。当日24 h尿量为30 L。

入院查体：T 37.8℃，P 90 次/min，R 25 次/min，BP 160/110 mmHg。贫血貌，双下肢凹陷性水肿，双肺呼吸音清，无啰音，心律规整，未闻及杂音。

辅助检查：血常规：血红蛋白 60 g/L，血清肌酐 488.1 μmol/L，尿素氮 19.8 mmol/L，尿蛋白(＋＋＋)，蜡样管型 1 个/HP，尿红细胞 3 个/HP，超声波显示双肾对称性缩小。

诊断：慢性肾衰急性发作。

20.6.1 概述

慢性肾功能衰竭（chronic renal failure）是各种慢性肾脏疾病缓慢进展恶化的最终结局。主要表现为肾功能进行性减退，代谢产物潴留引起全身各系统症状，水电解质、酸碱平衡失调的一组临床综合征。统计显示，我国尿毒症的年发病率为100～130人/百万人口，且有逐年增加的趋势。灾害时环境恶变、恐惧、紧张、担心、营养失调、疲乏不适、感染等应急因素易引发慢性肾功能衰竭的急性发作。

20.6.2 常见的护理诊断/问题

（1）营养失调，低于机体需要量：与厌食，恶心，呕吐，味觉、嗅觉缺失，口腔炎和不合口味的饮食有关。

（2）疲乏：与贫血引起的氧合不足有关。

（3）不适：与磷酸钙和尿酸盐在皮肤的沉积有关。

（4）有感染的危险：与机体免疫功能低下、白细胞功能异常、透析与侵入性操作有关。

（5）无能为力：与疾病导致的能力逐渐丧失有关。

（6）有处理治疗方案不当或无效的危险：与缺乏关于病情、饮食限制、日常记录、药物治疗、并发症的症状和体征、随访及社区资源的利用等知识有关。

（7）潜在并发症：体液/电解质失衡、贫血、胃肠道出血、病理性骨折、代谢性酸中毒、充血性心力衰竭、甲状旁腺功能亢进症、体液过多、低白蛋白血症、多神经病、肺水肿、胸膜渗出、心包炎、心包填塞。

20.6.3 护理措施及风险防控

1. 灾难应急与并发症护理

1）高钾血症

（1）由于肾脏功能受损、钾过量摄入或应用某些药物，导致的血清钾浓度高于 5.5 mmol/L 的病理状态。

（2）主要表现为肌肉无力、麻痹、心肌收缩功能降低，严重者可导致心律失常和心搏骤停。

（3）减少钾盐的摄入，尽量避免食用含钾较多的食物（如蘑菇、马铃薯等）或药物（如钾盐、大剂量青霉素钾盐等）。

（4）禁用库存血。血液经长时间保存后，钾离子浓度会升高，保存 1 周以上血液的血钾浓度可高达 16 mmol/L。

（5）在高钾血症的急性期，应立即采取紧急措施降低血钾浓度。包括静脉给予钙剂和胰岛素，以拮抗高钾血症的细胞兴奋性作用，使心肌兴奋性趋于稳定，恢复心律及传导功能。在静脉给予胰岛素时，通常联合静脉用葡萄糖，以促使细胞外的钾进入细胞内，降低血钾浓度。

（6）持续心脏监测和连续心电图检查。在开始治疗后 1~2 h 检测血清钾浓度，此后的检测时间根据患者血钾浓度和对治疗的反应决定。

2）病理性骨折

慢性肾衰会引起钙、磷等矿物质代谢紊乱和内分泌失调，导致骨骼的病理学改变，具体表现为骨转化异常、骨质疏松、骨结构异常，以骨痛、骨折、骨骼畸形为主要特征。治疗目标是保持正常的钙、磷水平和正常的骨转化率。早期干预常可阻止或延缓这些病理改变的发生或发展。

（1）主要是在日常饮食中增加钙的摄入，限制食物中磷的摄入。

（2）合理饮食，多食富含钙和维生素D的食物，如牛奶、奶酪、蔬菜、水果等。

（3）避免过度摄取蛋白质和含有大量磷酸盐添加剂的食物，如动物瘦肉、蛋类、海洋中的植物。

（4）避免过量饮酒，以免影响钙的吸收。

（5）避免剧烈运动对机体造成的损伤，合理及适量的运动、作息规律、良好的心理状态有助于提高机体免疫力。

2. 慢性病急变病情观察

1）慢性肾衰竭急性发作可能是由水电解质紊乱、感染、肾毒性药物使用不当、肾脏血流灌注不足、肾小球肾炎等原因引起。

（1）水电解质紊乱：如果患者平时饮水过多，或者是有呕吐、腹泻等，就会导致体内水分过多，引起水电解质紊乱，从而诱发慢性肾衰竭急性发作。此时，应遵医嘱使用呋塞米、氢氯噻嗪等利尿药物改善水肿的情况，同时使用氯化钠、葡萄糖等药物进行治疗。

（2）感染：患者抵抗力较差，可能会导致细菌、病毒等病原体侵入体内，引起感染，也会诱发慢性肾衰竭急性发作。此时，应遵医嘱使用阿莫西林、头孢克肟等药物进行抗感染治疗，同时，也可以通过透析的方式进行治疗。

（3）肾毒性药物使用不当：如果患者长期使用对肾脏有损伤的药物，如非甾体类抗炎药、氨基糖苷类抗生素等，可能会导致肾脏受到损伤，从而引起慢性肾衰竭急性发作的情况。此时，应建议患者及时停止使用上述药物，同时注意多喝水，促进药物代谢排出。必要时，也可以遵医嘱使用碳酸氢钠、乳酸钠等药物进行治疗。

（4）肾脏血流灌注不足：如果患者存在肾脏血流灌注不足的情况，可能会导致肾脏缺血，从而引起慢性肾衰竭急性发作的情况。此时，建议在医生指导下使用重组人促红素、生理盐水等进行治疗。必要时，也可以通过输血的方式进行治疗。

（5）肾小球肾炎：肾小球肾炎主要是由于感染、免疫等因素引起的肾小球疾病。由于肾小球过滤功能下降，患者可能会出现水肿、蛋白尿、血尿等症状。此时，建议在医生指导下使用醋酸泼尼松、硫唑嘌呤等药物进行治疗。同时通过透析的方式进行治疗。

2）在日常生活中应密切观察患者相应体征变化（图20.17）。

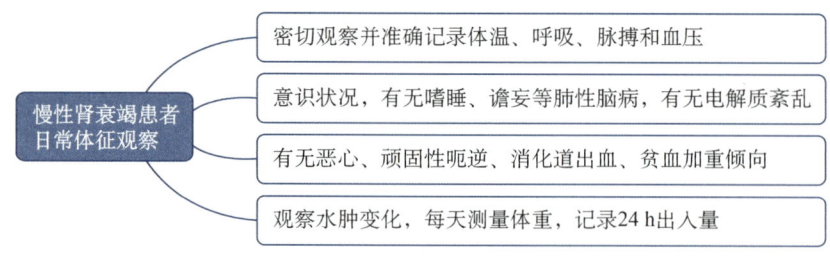

图 20.17 慢性肾衰竭患者日常体征观察

3）定期监测患者血肌酐、尿素氮、肾功能、血电解质等指标及尿液检查指标。及时发现异常指标，预防并发症。如发现患者有食欲不振、口有尿味、面色深且黄、肢体水肿、夜尿增多、尿少等，及时处理。

3. 专科护理管理

1）用药护理

（1）纠正贫血：遵医嘱应用促红细胞生成素（erythropoietin, EPO），每次皮下注射应更换注射部位，以减少局部不良反应。因EPO可使血压增高、促进血栓形成，增加脑卒中的风险，血红蛋白升高过快（2周内升高幅度＞10 g/L）也可能引发心血管事件，因此治疗期间需严格控制血压。血红蛋白（Hb）＞10 g/L时应减少EPO的使用剂量，观察有无高血压、头痛、血管通路栓塞、肌病、流感样症状、癫痫、高血压脑病等不良反应。每月定期监测血红蛋白和血细胞比容、血清铁、转铁蛋白饱和度、铁蛋白等。慢性肾衰竭患者的贫血不仅与EPO的减少有关，还与铁等造血原料摄入不足有关，因此还应补充铁剂、叶酸等造血原料。

（2）补充蛋白：当患者蛋白质摄入低于0.6 g/（kg·d），应补充必需氨基酸或α-酮酸。通过8种必需氨基酸配合低蛋白高热量的饮食治疗尿毒症，可以帮助患者达到正氮平衡并改善症状。必需氨基酸有口服制剂和静滴剂两种剂型，成人用量为每天0.1~0.2 g/kg，能口服者以口服为宜。静脉输入时应注意输液速度，如有恶心、呕吐，及时减慢输液速度，同时可给予止吐药。切勿在氨基酸内加入其他药物，以免引起不良反应。α-酮酸用量为0.1~0.2 g/（kg·d），口服，高钙血症者慎用，使用时需定期监测血钙浓度。

（3）防止肾功能恶化：为避免肾功能恶化，应尽量避免肾毒性药物，如氨基糖苷类抗生素（庆大霉素、丁胺卡那霉素、妥布霉素等）、万古霉素等，必须应用时要注意根据肾功能减量。向患者强调应遵医嘱用药，切勿自行用药，并解释有计划地使用血管，以及尽量保护前臂、肘等部位的大静脉对于日后血透治疗的重要性，让患者理解并配合治疗。

2）透析疗法

透析疗法包括腹膜透析和血液透析，透析的目的是纠正水、电解质和酸碱失衡，排出体内蓄积的毒物，促进营养物质的摄入和损伤肾脏细胞的修复及再生，使肾衰的治疗和预后获得较大的改观。根据K/DOQI指南和我国的情况，目前临床一般采用的标准为：内生肌酐清除率＜10 mL/min、血肌酐＞707 μmol/L时，应进行透析治疗。对于糖尿病患者标准应更加严格。

（1）饮食与生活：透析会丢失大量蛋白质和氨基酸，应注意补充蛋白质，摄入量为1.2～1.8 g/（kg·d），并选用高生物效价的优质蛋白。血透患者特别要注意控制摄入水量，即两次透析间期患者的体重增长不能超过2.5 kg。

（2）导管维护：常见永久性血透通路为动-静脉内瘘，内瘘所在肢体上切勿输液、测量血压，嘱咐患者不要使瘘管所在肢体负重等。常见的腹透导管为无毒的硅胶疏水材料，表面光滑。使用时注意消毒和严格无菌操作，保持导管出口周围皮肤的清洁、干燥，敷料随湿随换。腹透患者不宜盆浴，淋浴时须妥善保护导管出口处。

3）饮食护理

慢性肾衰患者因纳差、恶心导致长期进食过少、营养不良，造成患者抵抗力下降，出现感染甚至加速肾功能的恶化。因此，必须给予患者能量补充，这不仅有助于损伤细胞的修复和再生，还能提高患者的存活率。

（1）优质低蛋白饮食：减少蛋白质的摄入可以有效地降低体内血尿素氮等的水平，并且有利于降低血磷和减轻酸中毒。蛋白质的摄入量宜根据患者的肾功能情况进行调整。

（2）保证足够热量：摄入足够的碳水化合物和脂肪，一方面可以供给机体足够的热量，另一方面可以减少体内蛋白质的消耗。一般热量的供应为30 kcal/（kg·d）。其中30%～40%由脂肪供给，且以不饱和脂肪酸为主；余下部分由碳水化合物供给。主食以麦淀粉（蛋白含量较低）为主，替代大米和面粉，这样既可以限制植物蛋白的摄入，又可以保证热量。

（3）控制盐、磷、水的摄入：低盐和控水能够有效防止身体出现水肿、高血压，以防加重病情（图20.18）。而控磷一方面有利于治疗慢性肾衰后的继发甲状旁腺亢进，另一方面也有利于缓解肾衰的进展。

（4）促进食欲：慢性肾衰患者一般食欲较差，限制盐的摄入会在一定程度上使患者的食欲更差，因此可以通过增加饮食的口味，如酸、辣、甜等来促进患者的食欲。

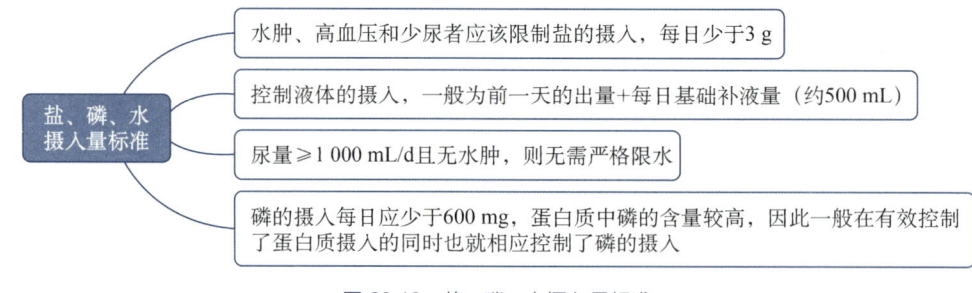

图 20.18　盐、磷、水摄入量标准

4）心理护理

（1）帮助患者了解病情的严重性，引起足够的重视，同时缓解患者的焦虑情绪，通过积极面对、合理调整心态和生活方式，更好地应对疾病带来的挑战，提高生活质量。

（2）了解关于治疗的信息和国内外关于血液透析治疗的进展，患者可以更好地理解自己的病情，提高治疗的依从性。

（3）寻求家人、朋友或者专业心理医生心理支持，可以帮助患者缓解心理压力、调整心态、提高自信心。

（4）指导患者保持积极的生活态度，鼓励患者多与病友交流，互相支持，也可以参加一些病友会或者康复俱乐部，与其他患者分享经验和感受。除了治疗外，患者也可以培养一些兴趣爱好，丰富自己的生活，缓解心理压力。

5）休息和活动

（1）慢性肾衰竭患者应卧床休息，避免过度劳累，以减轻肾脏负担，降低代谢率，减少蛋白质分解代谢，从而减轻氮质血症。

（2）病情较重、心力衰竭者，应绝对卧床，保持安静的休息环境。

（3）定期帮助卧床患者翻身，指导其有效的咳痰技巧等。

（4）皮肤瘙痒时可遵医嘱使用止痒剂，避免用力搔抓。

4. 护理安全风险管理

1）压疮预防

慢性肾衰竭患者常因乏力而长期卧床，并伴有水肿。局部皮肤长期水肿，抗损伤能力下降，皮肤长时间受到压迫更容易出现明显的压疮。长期卧床，皮肤受到压迫影响血液循环，也会引起压疮。应密切观察患者的皮肤状况，采取预防措施（图 20.19）。

2）跌倒预防

慢性肾衰竭后期，患者的造血能力下降，会出现肾性贫血。贫血会导致大脑供血、供氧不足，从而引起头晕、头痛等症状，严重时还会出现无意识摔倒的情况。因

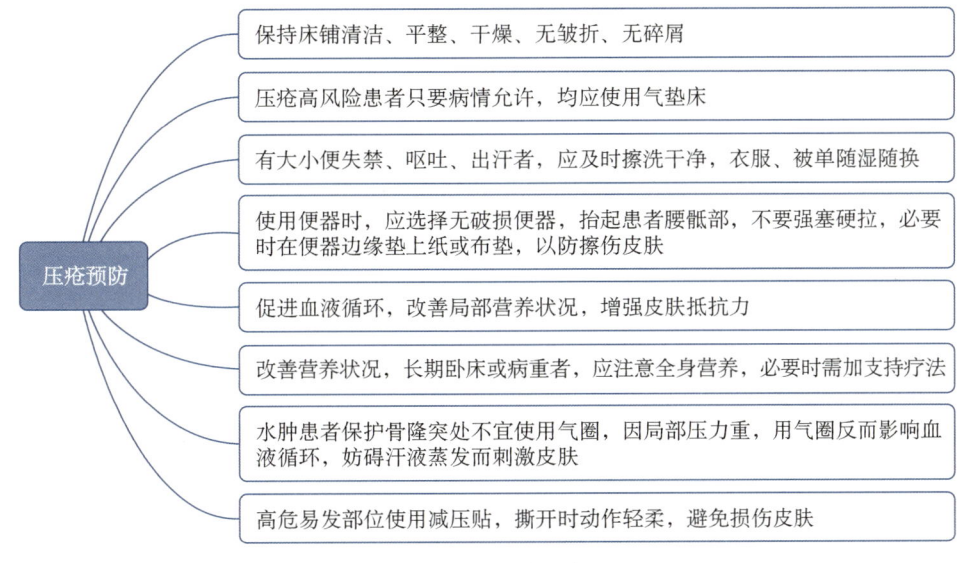

图 20.19 压疮预防

此应密切观察患者状态,采取预防措施(图 20.20)。

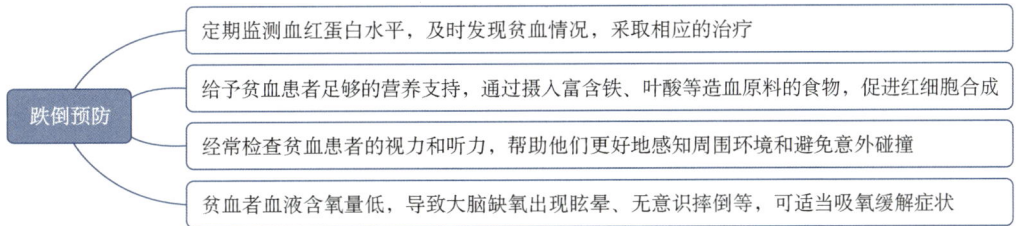

图 20.20 跌倒预防

20.7 老年脑卒中患者护理及风险防控

【案例分析】

病例介绍：患者,男,80 岁。因高温天气连续一周,饮食、睡眠不佳、疲乏不适数天。突感右侧面部麻木,右侧上下肢无力,无法持物和站立,言语含糊不清,急诊收治入院。患者既往有高血压病史 18 年,最高血压达 180/110 mmHg,平时服用降压药,但血压控制不稳定;冠心病史 10 年,曾行冠状动脉支架置入术;有 2 型糖尿病史 12 年,使用胰岛素治疗,血糖时有波动;长期大量饮酒,每日饮约 100 mL 白酒。

入院查体：T 37.3℃,P 112 次/min,R 22 次/min,BP 180/90 mmHg。神清,双侧瞳孔等大等圆,直径 3 mm,对光反射灵敏,眼球活动正常,无眼震,双侧鼻唇沟尚对称,伸舌偏左,双手指鼻试验、跟膝胫试验稳准,左侧肢体肌力 5 级,右侧肢体肌力 3 级,颈软,双侧巴氏征阴性,NIHSS 评分 1 分。

辅助检查： 头颅 MRI 显示左侧基底节区急性梗死灶；颈部血管超声提示颈动脉内中膜增厚,多发粥样硬化斑块形成,左侧颈内动脉狭窄约 70%；实验室检查：葡萄糖 11.42↑mmol/L；同型半胱氨酸 5.60 μmol/L；甘油三酯 3.1↑mmol/L,总胆固醇 6.50↑mmol/L,低密度脂蛋白胆固醇 3.44↑mmol/L；全血黏度：低切(3/s) 13.10↑mpa·s,全血黏度：中切(50/s) 7.88↑mpa·s,全血黏度：高切(200/s) 6.15↑mpa·s。

诊断： 缺血性脑卒中,2 型糖尿病,冠心病,高血压 3 级。

20.7.1 概述

脑卒中（stroke）是指急性起病、迅速出现局限性或弥漫性脑功能缺失征象的脑血管临床事件。由脑局部血液循环障碍所引起的神经功能缺损综合征,症状持续时间至少 24 h。脑的供血动脉出现狭窄或者闭塞可引起缺血性脑卒中；脑血管的破裂可以引起出血性脑卒中。脑卒中具有高发病率、高致残率、高复发率和高死亡率的特性。2019 年全球疾病负担研究数据显示,脑卒中是中国伤残调整生命年的第一大病因,高于心脏病、呼吸系统或消化系统肿瘤等其他疾病。《中国卒中报告 2020（中文版）》指出脑卒中已经成为国内位居首位的过早死亡原因。其中,急性缺血性脑卒中是最常见的类型,占我国新发脑卒中的 69.6%～72.8%。

随着人口老龄化进程发展,我国已成为脑卒中高发国家。脑血管疾病是神经系统的常见病和多发病,是危害中老年人身体健康和生命的主要疾病之一,在寒冷季节发病率更高,且发病高峰通常出现在临近中午的时间段。存活的患者遗留不同程度的运动、认知、日常生活等方面的功能障碍,严重影响患者的生存质量,同时给家庭、社会带来了沉重的负担。如何做好脑卒中患者的护理工作,促进患者恢复,改善预后,是我们面临的重大挑战。

20.7.2 脑卒中护理评估与诊断

（1）急性意识障碍：与脑出血引起的大脑功能缺损有关。

（2）躯体活动障碍：与肢体肌力减弱有关。

（3）语言沟通障碍：与语言中枢损害有关。

（4）吞咽障碍：与意识障碍或延髓麻痹有关。

（5）有误吸的危险：与呕吐物误吸入气道有关。

（6）清理呼吸道无效：与意识障碍有关。

（7）有失用综合征的危险：与意识障碍、偏瘫所致长期卧床有关。

（8）有受伤的危险：与感觉或运动功能的受损和失控有关。

（9）焦虑/抑郁：与瘫痪、失语、头痛、缺少社会支持及担心疾病预后有关。

（10）潜在并发症：肺部感染、心肌梗死、深静脉血栓、肺栓塞、上消化道出血、压力性损伤等。

（11）知识缺乏：缺乏脑卒中的相关知识。

20.7.3 脑卒中护理及风险防控

1. 灾难应急与并发症护理

1）院前脑卒中的识别：患者突然出现以下任一症状时应考虑脑卒中的可能（图20.21）。

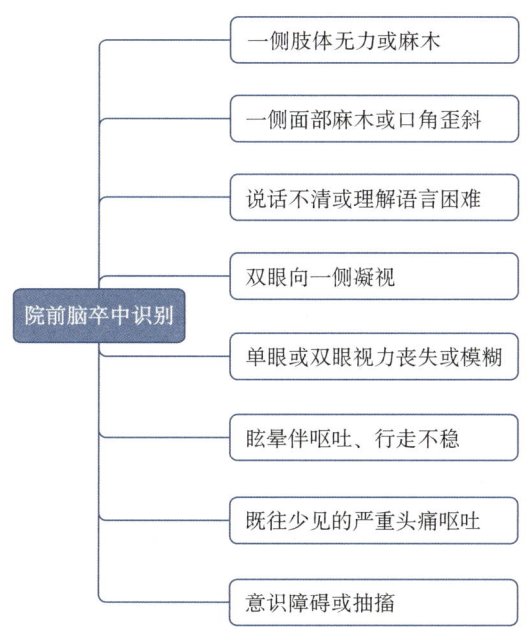

图 20.21　院前脑卒中识别

2）"FAST"脑卒中诊断工具：脑卒中的早期识别至关重要，使用"FAST"脑卒中诊断工具能够帮助公众早期识别脑卒中（图20.22）。

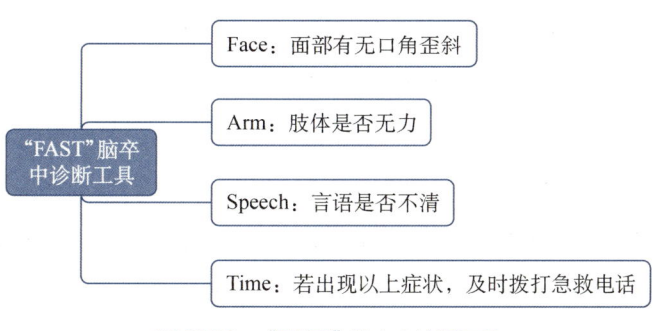

图 20.22　"FAST"脑卒中诊断工具

3）急性期并发症护理（图 20.23）

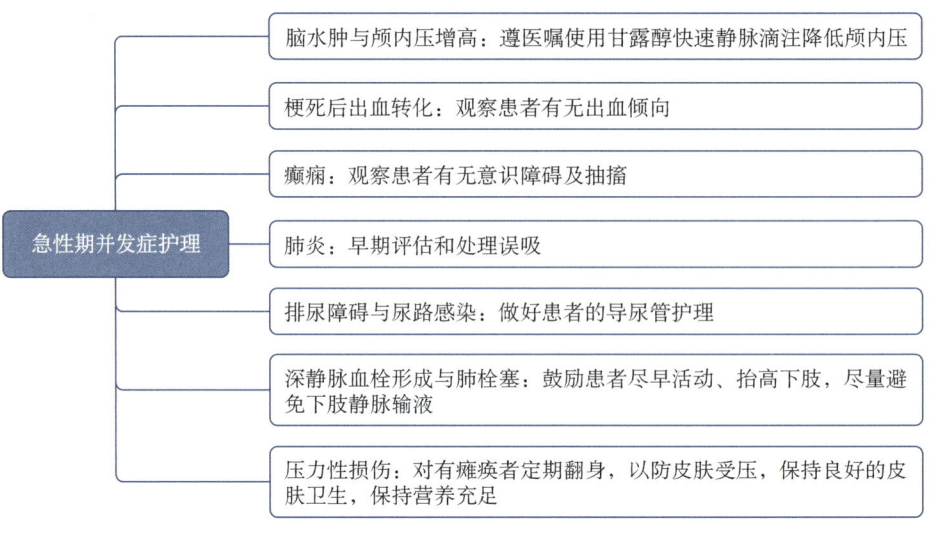

图 20.23　急性期并发症护理

2. 慢性病急变病情观察

（1）心电监护：根据病情，遵医嘱进行持续心电监护，密切观察患者生命体征及病情变化。以便早期发现阵发性心房纤颤或严重心律失常等心脏病变。

（2）控制体温：如存在感染应遵医嘱给予抗感染治疗。对体温＞38℃的患者应给予物理降温或药物降温。

（3）控制血压：缺血性脑卒中患者急性期会出现高血压，收缩压达到 140 mmHg 或以上的比例可高达 75.3%～81.6%，护士要遵医嘱正确给予患者口服或静脉降压药物，密切观察患者血压变化，若出现血压突然升高或降低，及时通知医生。

（4）呼吸及血氧饱和度：脑卒中后经常会出现缺氧，常见的缺氧原因包括部分气道堵塞、通气不足、误吸、肺不张和肺炎。当患者体位改变时，要密切监测患者气道、氧合情况等。同时，要避免患者出现系统性低氧血症，若存在要及时予以纠正，改善脑细胞供氧，防止脑细胞进一步损伤。

（5）观察神志情况：观察患者原有的神经功能缺损症状有无进行性加重，包括意识障碍有无加重和肢体无力有无加重，如果是进展性脑卒中，可能会在患者发病 48 h 以内出现症状进一步加重，或逐渐出现意识障碍甚至昏迷，提示患者病情加重，护理人员应加强观察及时通知医生，并配合救治。

（6）是否合并新的感染：脑梗死急性期时患者容易合并呼吸系统感染，尤其是肺部感染。因此护理人员在观察疾病的过程中，一定要注意患者是否同时伴有咳嗽、咳痰、气喘等呼吸系统症状。此外，患者容易合并泌尿系统感染，护士要观察有无尿频、尿急、尿痛症状。必要时严格按照操作流程进行留置导尿管操作，留置导尿管期间要每天评估导管，认真进行导管护理，尽早拔除尿管，防止泌尿系统逆行感染。

3. 专科护理管理

1）用药护理

（1）高渗药物：防治脑水肿常用药物有 20% 甘露醇、呋噻米、甘油果糖等。这类药物输注时必须选择粗大的血管，其中甘露醇 125～250 mL 要求在 15～30 min 滴注完毕，甘油果糖 250 mL 要求在 1～1.5 h 滴注完毕。实施脱水治疗时，要求严格控制出入量，要准确记录 24 h 出入量。

（2）抗血小板聚集药物：对于反复发生短暂性脑缺血发作（transient ischemic attack，TIA）的患者为首选。常用药物有阿司匹林、双嘧达莫、噻氯吡啶和氯比格雷。在脑梗死急性期，大部分患者要使用抗血小板药物，护理人员应密切观察有无出血迹象，如皮肤瘀斑、鼻出血、牙龈出血、黑便等。若出现轻微出血，可先暂停用药并观察，必要时调整药物剂量或更换药物。如果出现胃肠道不适，可在医生指导下同时使用保护胃黏膜的药物，如奥美拉唑等，或调整用药时间，饭后服用，以减轻消化道不适症状。

（3）抗凝剂：这类药物通过抑制凝血因子的活性来干预凝血过程，常见的有肝素、华法林、新型口服抗凝药（如利伐沙班、达比加群酯等）。使用抗凝剂要定期监测凝血功能指标，如 INR（国际标准化比值）等。轻度出血可暂停用药并观察，严重出血需立即进行止血治疗，如补充凝血因子等。如果出现过敏，应立即停药，并使用氯雷他定等抗过敏药物。

（4）降纤药物：TIA 患者有时存在血液成分的改变，如纤维蛋白原含量明显增高，或频繁发作患者可考虑使用巴曲酶或降纤酶治疗。医护人员同样要密切观察出血症状，轻微出血可暂停用药，严重时及时就医处理。如果出现发热、头晕、头痛、皮疹等过敏反应，轻则加强观察，重则必须停药就医，加强对症治疗和护理。除此以外，还要定期检查肝肾功能，防止肝肾功能受损，如有异常，需要调整药物剂量或更换治疗方案，并给予相应的保肝护肾治疗。

（5）他汀类药物：这类药物可以降低低密度脂蛋白胆固醇（LDL-C）水平，同时在一定程度上升高高密度脂蛋白胆固醇（HDL-C）水平，有助于改善血脂代谢。同时能够改善血管内皮功能，抑制血管平滑肌细胞的增殖和迁移，减少炎症反应，从而使动脉粥样硬化斑块趋于稳定，降低心脑血管事件的风险。在用药期间，应定期检测肝功能、肌酸激酶等指标，以便及时发现药物可能引起的肝损伤和肌病。注意药物间相互作用，某些药物（如某些抗生素、抗真菌药、贝特类降脂药等）可能影响他汀类药物的代谢，增加副作用的发生风险。如果出现不明原因的肌肉疼痛、无力或痉挛，应及时就医，检测肌酸激酶水平，以排除肌病。严重肝肾功能不全的患者应在医生指导下谨慎使用或调整剂量。同时还要配合饮食治疗，保持健康饮食，减少高胆固醇、高脂肪食物的摄入，以助于提高药物的疗效。

（6）降压药：高血压是导致脑卒中最重要的危险因素之一，发生脑卒中的患者中70%合并高血压。因此，脑卒中患者即使住院期间没有发现高血压，也需要定期监测血压。目前指南推荐脑卒中病情稳定后，若血压持续≥140/90 mmHg，无禁忌证，可于起病数天后恢复使用发病前服用的降压药物或开始启动降压治疗。降压药种类繁多，降压效果也有差异，具体药物选择由专科医生决定。

（7）神经保护药物：常见的神经保护药物有胞磷胆碱、神经节苷脂、维生素 B_1、维生素 B_{12}、腺苷钴胺、甲钴胺等，护理人员应严格遵医嘱使用。

2）吸氧

遵医嘱给予氧气吸入，可用的方法包括鼻导管、面罩、非循环呼吸面罩、双水平气道正压通气、持续气道正压通气或气管插管机械通气。

3）保持呼吸道通畅

患者无论采取何种卧位，都要使其面部转向一侧，以利于呼吸道分泌物的引流，及时清理呼吸道分泌物，必要时行机械吸痰。对有气道阻塞或误吸风险及怀疑颅内压增高的患者，床头抬高15°~30°。

4）防止便秘

保持大便通畅，避免剧烈咳嗽、屏气、用力活动等增加腹压的动作，必要时予以口服润肠通便药物或开塞露塞肛等措施，以防脑卒中再次发生。

5）静脉溶栓护理

（1）溶栓前护理：由于溶栓药物与用药时间、梗死面积有关，因此一旦确诊脑梗死，就应争分夺秒，积极配合医生进行神经功能缺损程度的护理评估。

① 遵医嘱完善相关检查及标本采集：如血常规、凝血酶原时间、D-二聚体、大便隐血试验等，遵医嘱给予相关治疗。

② 评估生命体征、意识、瞳孔、语言功能、肢体肌力等。

③ 建立动态血压监测，评估血压，遵医嘱控制血压。测量双上肢血压，以较高的一侧为检测目标。

（2）溶栓后护理：见图20.24。

6）脑室引流的护理

（1）保持引流管通畅，避免受压、扭曲、打折。

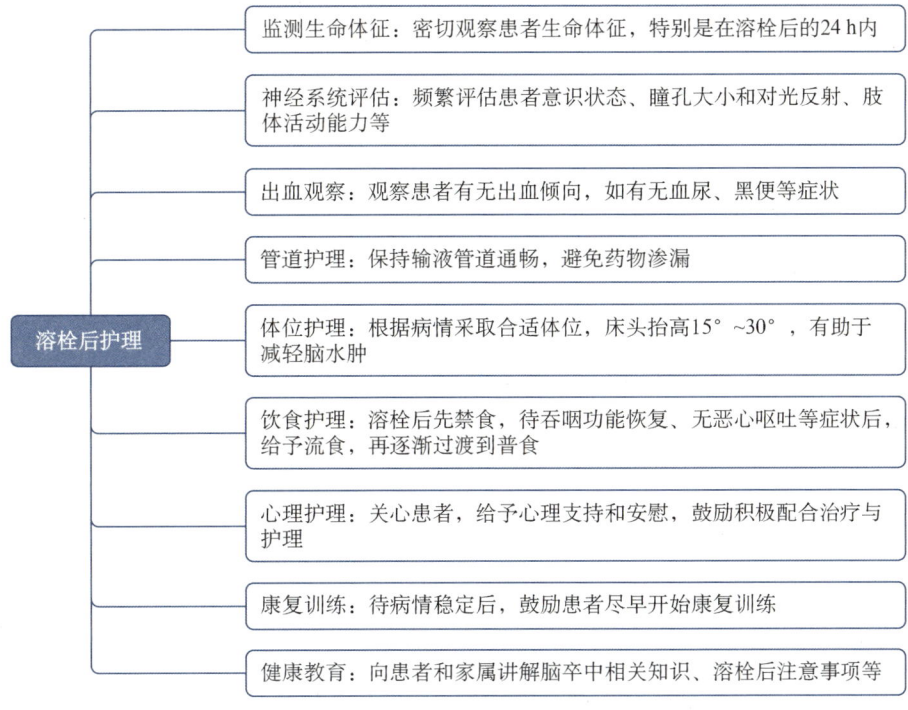

图 20.24 溶栓后护理

（2）密切观察引流液的颜色、性质、量，并准确记录。

（3）预防感染，严格执行无菌操作，防止逆行感染。不能随意拆装管路。穿刺部位定期换药，保持敷料清洁干燥。

（4）防止意外拔管。妥善固定脑室引流管，当患者烦躁、躁动时，应给予保护性约束。护理、治疗、翻身及搬运患者等操作前应先固定好引流管，避免引流管脱出。

7）去骨瓣减压术的护理

（1）评估意识状态，术后意识状态的变化是减压术是否成功的标志。

（2）观察颅内压的症状有无改善，术前与术后瞳孔及颅内压的变化。

（3）患者出现意识状态进一步加重，双侧瞳孔不等大或同时伴有恶心、呕吐等脑疝前驱症状，以及血压升高、心率减慢、呼吸减慢时，应立即通知医生。

（4）观察骨窗张力，骨窗张力的观察是颅内压监测的无创手段，通过监测减压窗张力，可发现早期颅内高压。

（5）预防感染，保持压力窗局部皮肤的清洁、干燥。

8）肌肉、关节日常康复护理

（1）肌力评估：脑卒中发生后会严重影响患者的肢体肌肉功能及相对应的活动功能，最终严重影响患者生活质量，甚至危及患者生命，早期进行有效的康复锻炼尤为重要。在进行康复锻炼前我们应对患者肌肉、关节功能等各方面进行正确评估,正确掌握患者肌力、功能等情况,从而实施正确的、个性化的康复锻炼护理。

知识拓展

徒手肌力检查(manual muscle testing,MMT)是临床最常使用的肌力评定方法之一。以简单、便捷、快速的特点在康复医学评定中占据极其重要的地位。第二次世界大战期间及之后,出现了大量的外周神经损伤患者,促使临床检查中形成一个系统的肌肉力量分级方法。英国医学研究理事会(medical research council,MRC)基于 Lovett 分级方式在 1943 年制订了 MRC 量表(表 20.4),将 Lovett 分级顺序倒置,并将每一级数字减1。1976 年英国医学研究理事会更新了 MRC 量表,传统的 MRC 量表是使用数字分级 0～5 级,0 级代表肌肉无收缩,5 级代表能对抗正常肌肉相同阻力并能全范围活动,分级越高肌力越高。然而传统的 MRC 在进行分级时,既不考虑运动时关节活动范围,也不考虑阻力的大小。为了解决这个问题,随后形成的使用指南中推荐在 4 级内使用"+/-",4 级就被分为 3 个:轻、中、强的阻力,而阻力的量化是描述性的。

表 20.4 MRC 肌力分级量表

0 级	完全瘫痪,肌力完全丧失
1 级	可见肌肉轻微收缩但无肢体活动
2 级	可移动位置但不能抬起(去重力)
3 级	肢体能抗重力但不能对抗阻力的主动运动
4 级*	能做对抗外界阻力和重力的主动运动
5 级	肌力正常

注:*4-、4 和 4+ 分别指能在抗轻微、中度和很强阻力时运动。

(2)正确翻身,加强拍背:翻身时患者双手交叉放于腹部,两腿屈曲,照护者一手托住患者肩部,另一手托住其腰部,将其上半身先移向近侧床边;然后一手托住患者腰部,另一手托住患者臀部,将其下半身移向近侧床边;再用双手分别托住患者的肩部和膝部,使患者翻身向对侧,拍背后使用翻身垫支撑。

(3)正确摆放良肢位:在偏瘫早期,正确体位能预防和减轻偏瘫典型的屈肌或伸肌痉挛模式的出现和发展,如上肢屈曲伴肩胛带后缩,下肢伸展伴髋关节外旋。因此,在床上肢体宜置于抗痉挛体位,即良肢位。摆放患侧卧位时,患侧上肢应前伸,前臂旋后、腕背伸。照护者将一只手放在患者患肩和肩胛骨下面,使患者肩胛骨前伸。患者躯干略向后仰,背部放一枕头支撑,患侧膝关节略微弯曲,臀部伸直。健侧下肢呈迈步位，上肢自然放于身上或后面的枕头上。患侧卧位是所有体位中最重要的体位，整个患侧因被拉长而减轻了痉挛，且患者的体重压在患侧床面上，增加了对患侧的感觉刺激。另外患者的健侧手在上面能自由活动，如拉被子、打电话等，方便生活。

（4）肌肉按摩和被动关节活动：照护者应经常为患者进行被动按摩，按摩对患侧肢体而言是一种运动感觉刺激，并可促进血液和淋巴回流。对防治废用性或营养性肌萎缩、深静脉血栓有一定作用，按摩应轻柔、缓慢而有规律。被动关节活动应从近端关节至远端关节，活动应轻柔，多做一些抗痉挛模式的活动，如肩外展、外旋，前臂旋后，腕背伸，指伸展，伸髋，屈膝，踝背伸等。

9）心理护理

（1）患者脑卒中后会出现情感障碍，主要包括抑郁、焦虑、疲劳及淡漠等。其中，抑郁是脑卒中后最常见的精神疾病，约30%的患者会发生脑卒中后抑郁。

（2）对于脑卒中患者，护士应加强心理疏导，还要常规评估患者心理状态，注意患者有无脑卒中后焦虑和抑郁症状。对有脑卒中后焦虑、抑郁症状的患者，应及时请心理专科医生协助诊治，及早进行干预治疗，包括药物治疗、物理治疗、针灸及中药治疗等。

4. 老年护理安全风险管理

1）跌倒风险

患者肢体因肌力下降而出现运动障碍称为瘫痪。偏瘫是指一侧上下肢、面肌和舌肌下部的运动障碍，是脑卒中患者的常见症状。

（1）轻度偏瘫患者，一侧肢体活动无力，在旁人的帮助下可下地行走，应由专人照护，协助患者进食、如厕、洗漱等。照护者应站在患侧边，注意保护患者安全。周围物品要摆放合理、有序，地面保持干燥，为患者穿大小合适的防滑鞋，可使用适宜的助行器。患者穿舒适、方便的开襟式上衣和松紧带裤子。穿衣服时要先穿患侧、后穿健侧。脱衣服时，要先脱患侧，待脱到一半时停止，改脱健侧，最后脱下患侧的衣服。

（2）中度偏瘫的患者不能行走，但可在床上自行翻身，照护人员应协助患者保持舒适的体位和良肢位，将必要生活物品置于患者易于拿取处，协助患者进食、如厕、擦洗等。协助患者穿衣服时，先穿患侧，再穿健侧。脱衣服时先脱健侧，再脱患侧。照护者协助患者由床边坐起时，先使患者侧翻于准备起身的一侧，并靠近床边，膝关节保持弯曲；照护者用一只手环绕患者头部和床侧的肩膀，另一只手放在起身侧的骨盆处，不要拉患者上肢；起身过程中，使患者双腿慢慢垂于床旁；最后协助患者坐正,将患者从床到轮椅上转移时,先使患者双腿垂于床沿;照护人员面向患者站立,用膝盖抵住患者患侧膝盖外侧,将患肢搭于照护者肩上;照护者双手绕至患者后部,提起裤腰,将重心前移,引导患者转身坐于轮椅上。

(3)重度偏瘫的患者,因为严重的功能障碍,基本失去生活自理能力。患者完全依赖于照护人员,应做好基础的生活照护。照护人员要定时为患者翻身,保持舒适的良肢位,按摩受压部位。使用气垫床,避免压力性损伤的发生。正确为患者叩背,预防坠积性肺炎。拉起床挡,躁动的患者应使用约束带,防止坠床。每日擦洗,为患者准备不同擦洗部位的盆和毛巾,分开使用,擦洗时动作轻柔,使用的毛巾要柔软,尤其是会阴部及肛周,应保证清洁、擦洗到位。老年患者皮肤干燥,擦洗后可适当涂抹润肤乳保护皮肤。对于二便失禁的患者应及时清理排泄物,更换干爽被服。当患者腹泻、排便次数多时,容易造成肛周皮肤泛红破损,更要注意肛周的皮肤护理,擦洗干燥后及时涂油保护。

2)吞咽障碍及误吸风险

吞咽障碍是脑卒中引起的吞咽相关中枢部位或神经受损,使吞咽的一个或多个阶段损伤而导致进食困难的一组临床综合征。对于意识清楚、轻度意识障碍、能主动配合的患者,可以发病后初次经口进食、进水或服药之前通过改良洼田饮水试验(表20.5)进行吞咽功能的评估。

表 20.5 改良洼田饮水试验

正常	Ⅰ级	Ⅰa	5 s 内能顺利地一次将水咽下
可疑		Ⅰb	5 s 以上一次喝完无呛咳
	Ⅱ级		分两次喝完,无呛咳
异常	Ⅲ级		一次喝完,有呛咳
	Ⅳ级		两次以上喝完,有呛咳
	Ⅴ级		多次发生呛咳,不能将水喝完

具体方法为:嘱患者取端坐位或半坐卧位,先让患者分别单次喝下 1 mL、3 mL、5 mL 水,如无问题,再让患者像平常一样自行饮下 30 mL 温水,观察和记录饮水时间、有无呛咳、饮水状态等。

(1)能经口进食的患者,饮食要清淡、规律。合并糖尿病的患者宜低糖饮食,多吃新鲜蔬菜。每日饮水量以 1 000~1 500 mL 为宜。进食时要安静,避免与患者说笑,避免不必要的治疗或分散注意力的行为。

(2)有轻度吞咽障碍的患者,药物和食物宜碾碎成糊状,可使用食物料理机将饭菜制作成糊状,以利于吞咽。进食时,患者取坐位或半坐位,将食物从患者健侧舌的中后部或颊部缓慢小口喂入，并观察患者的吞咽动作，控制进食速度，待其完全咽下后，再喂入第二口。

（3）对严重吞咽障碍的患者，遵医嘱留置鼻胃管或鼻肠管进行肠内营养支持。在为患者进行翻身或其他操作时避免拉拽导管，以免造成导管滑脱。鼻饲后半小时内不可以搬动患者，避免翻身、拍背等操作。两次鼻饲间隔时间应＞2 h。

3）压疮风险

（1）压疮风险评估：患者入院8 h内要进行系统的全身皮肤评估，可以选择较好的风险预测工具Braden量表，评估的频率应根据首次皮肤评估的结果及患者的病情决定，根据病情8 h~1周进行1次评估。

（2）皮肤评估的部位应注意压疮好发的骨隆突部位，特别是腰部以下骨隆突部位，同时应注意评估医疗器械与皮肤接触的相关部位，如吸氧管、经鼻导管、气管插管、导尿管等。

（3）体位安置与变换：定时变换体位，以减少身体易受压部位承受压力的时间和强度。频率应该根据患者的病情、皮肤耐受程度、移动能力和所使用支撑面的材质决定，一般每2 h协助患者进行体位变换。危重患者在体位安置与变换过程中要密切观察病情。

（4）保持皮肤清洁及适度湿润，减少摩擦力和剪切力，避免拖、拉、拽。可运用转运辅助设备和转运技巧来减少摩擦力和剪切力，如过床板、转移单等。

（5）对于全身或局部水肿的患者，应用支撑面可以有效降低压疮发生率，包括普通床及床垫、各种充气电动床及床垫和支架、垫子、枕头等压疮常用的防护装置。

（6）加强皮肤护理：受压部位可使用薄膜敷料、水胶类敷料、泡沫敷料等，均可以减小卧床患者皮肤承受的剪切力，从而预防压疮。压疮高危患者，可考虑在高发部位使用多层软硅胶类泡沫敷料，并禁止对受压部位用力按摩。

4）失语风险

失语症是脑部病变所致语言功能的丧失或障碍，患者理解和表达语言的能力受损。患者表现为言语含糊、笨拙、不流利、不能言语，或者理解、复述、命名等障碍，自尊心受损、心情焦躁。可从以下几个方面进行照护。

（1）了解患者失语的类型和程度，以及患者的心理状态，及有无流涎症状。

（2）给予患者尊重、理解。

（3）与患者交流时放慢语速，使用患者能够理解的沟通方式。

（4）鼓励患者大声说话并及时给予鼓励，帮助患者克服害羞心理，树立信心。

（5）多与患者交流，帮助患者进行言语功能的训练。可以从单音节的字开始，逐渐过渡到词语和句子；鼓励患者诵读、讲故事。

（6）还可以选择一些非语言的交流方式，如通过手势、画板、手机、电脑等。

20.8 老年帕金森病患者护理及风险防控

【案例分析】

病例介绍：患者，男，82岁，因城市地震发生时左侧身体僵硬，未及时逃出被压在废墟里。被营救后意识模糊，肌肉强直，呈现出特殊的屈曲体位，大小便失禁，急诊收住入院。患者5年前诊断为帕金森病，目前服用左旋多巴药物控制症状。

入院查体：T 38.2℃，P 116次/min，R 32次/min，BP 150/85 mmHg。全身肌肉强直，随意动作减少、减慢，始动困难，"面具脸"。

辅助检查：头颅MRI显示脑部不同程度的脑萎缩表现。

诊断：帕金森病。

20.8.1 概述

帕金森病（Parkinson disease，PD）又称震颤麻痹（paralysis agitans），是老年常见的神经系统变性疾病，以静止性震颤、肌强直、运动迟缓和体位不稳为主要临床特征。PD起病年龄平均55岁，65岁以上人群患病率为1 000/10万，患病率随年龄增加而上升。帕金森病的发生与黑质多巴胺能神经元变性死亡有关，但具体原因尚未完全明确，可能与年龄老化、遗传因素、环境因素、神经系统老化等多种因素有关。

20.8.2 常见的护理诊断/问题

（1）肢体活动障碍：与疾病引起肌张力增高、肢体抖动、步态不稳、姿势障碍有关。

（2）自理能力缺陷：与患者肢体僵硬、自理能力下降有关。

（3）有跌倒坠床的风险：与患者疾病引起肢体活动不便、活动缓慢、认知能力下降有关。

（4）感知的改变：与疾病导致嗅觉减退、肢体麻木等有关。

（5）睡眠型态紊乱：与患者精神症状或夜间帕金森病运动症状有关。

（6）自尊紊乱：与自身形象改变（如面具脸、脊柱异常弯曲、步态姿势异常等）和生活依赖他人有关。

（7）潜在并发症：外伤、便秘、压疮、深静脉血栓、感染等。

（8）知识缺乏：患者及家属可能缺乏关于帕金森病的相关知识。

（9）营养失调：与进食量减少，肌强直、震颤所致消耗增加有关。

20.8.3 护理及风险防控

1. 灾难应急与并发症护理

帕金森病并发症护理见图20.25。

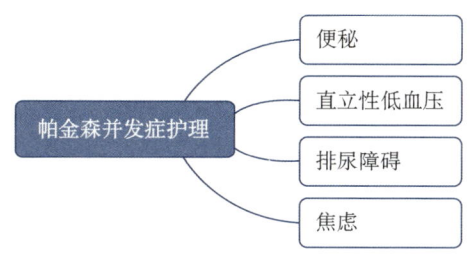

图 20.25　帕金森并发症护理

1）便秘

（1）饮食：增加膳食纤维的摄入，如全谷物、水果、蔬菜和豆类，有助于改善肠道功能和促进排便；鼓励患者多喝水，保持充足的水分摄入有助于软化粪便，促进肠道蠕动；避免过多摄入可能导致便秘的食物，如高脂肪、低纤维的食物，以及过多的乳制品。

（2）定时排便：养成定时排便的习惯，最好是在餐后，利用肠道自然蠕动的时机尝试排便。

（3）适度运动：鼓励患者进行适度的体育活动和锻炼，如散步、慢跑、瑜伽等，以增强肠道蠕动。

（4）避免久坐：减少长时间坐着或躺着，以促进肠道蠕动和预防便秘。

（5）药物治疗：在医生的指导下，可能需要使用一些缓泻剂或肠道促动剂来帮助缓解便秘。

（6）心理支持：由于便秘可能与压力和焦虑有关，提供心理支持和放松技巧，如深呼吸、冥想等，有助于缓解便秘。

2）直立性低血压

（1）日常生活：减少长时间站立，特别是在炎热或潮湿的环境中；睡眠时抬高头部，可以减少夜间血压下降。避免快速起床，早晨醒来后，让患者先在床上坐几分钟，再缓慢起床；使用弹力袜，鼓励患者穿戴弹力袜或压力袜，以帮助改善下肢血液循环。改变体位要缓慢进行，特别是从坐位或卧位到站立时，可以先坐一会儿再站立；准备一些快速升压的食物或饮料，如含盐的小零食，以备不时之需。

（2）饮食：确保有充足的水分摄入，以维持血容量和血压；在医生指导下增加盐分摄入；应避免或限制饮酒，饮酒可能导致血压下降。

（3）环境：避免高温环境，这可能导致血管扩张，加重直立性低血压的症状。

（4）定期监测血压：定期监测患者的血压，特别是在改变体位后。

（5）药物治疗：在医生的指导下，可能需要使用药物来控制直立性低血压。

3）排尿障碍

（1）行为疗法：指导患者定时排尿，进行膀胱训练，以减少尿频和尿急的症状；鼓励患者进行盆底肌训练，如凯格尔运动，以增强对排尿的控制。

（2）在医生的指导下用药：抗胆碱能药物可以控制尿频和尿急症状；对于尿潴留，可使用α肾上腺素受体拮抗剂；对于某些难治性尿失禁患者，考虑肉毒毒素A注射治疗；对于药物治疗无效的患者，可考虑脑深部电刺激（deep brain stimulation，DBS）。

（3）液体摄入：鼓励患者规律饮水，避免因担心尿频而减少水分摄入，进而造成脱水；晚上控制饮水量，以减少夜间排尿次数；避免饮用含咖啡因和乙醇的饮料，因为它们可能刺激膀胱，加重症状。

（4）辅助器具：对于行动不便的患者，可使用便携式接尿器等辅助器具，以方便夜间排尿。

（5）心理支持：提供心理支持，帮助患者应对排尿障碍带来的尴尬和心理压力。

（6）定期检查：尿流动力学检查可以评估膀胱功能和排尿障碍的严重程度。

4）焦虑

（1）心理支持：提供持续的情感支持和鼓励，帮助患者表达和理解他们的焦虑感受。

（2）环境调整：创造一个安静、舒适的环境，减少外界刺激，帮助患者放松。

（3）认知行为疗法（cognitive behavior therapy，CBT）：与专业心理医生合作，使用CBT帮助患者识别和改变负面思维模式。

（4）放松技巧：教授患者深呼吸、渐进性肌肉放松、冥想或瑜伽等放松技巧。

（5）规律作息：帮助患者建立规律的日常生活和睡眠模式，以减轻焦虑。

（6）适度运动：鼓励患者进行适度的体育活动，如散步、游泳或太极，以减轻焦虑症状。

（7）药物治疗：在医生的指导下，可能需要使用抗焦虑药物或调整帕金森病药物来控制焦虑症状。

（8）社交互动：鼓励患者与家人、朋友和支持团体保持联系，以减少孤立感和焦虑。

（9）教育和信息提供：向患者提供有关帕金森病和焦虑症状的信息，帮助他们理解自己的状况。

（10）目标设定：与患者一起设定可实现的短期和长期目标，以提高他们的成就感和自我效能感。

（11）避免刺激性物质：减少摄入咖啡因和其他刺激性物质，因为它们可能加剧焦虑症状。

2. 慢性病急变病情观察

1）密切监测症状

观察患者的症状变化，如运动迟缓、震颤、肌强直等是否加重。

2）药物相互作用

帕金森病的治疗药物可能与其他药物发生相互作用，这可能导致帕金森病症状的加重或药物副作用的增加。在实际治疗过程中，加强与医生的沟通，遵循医嘱，避免其自行更改药物剂量或停药，以减少不良反应和提高治疗效果。

（1）抗精神病药物：某些抗精神病药物，如典型抗精神病药，可能与帕金森病药物相互作用，增加运动障碍的风险，尤其是在使用左旋多巴的患者中。

（2）抗胆碱能药物：这类药物可能与帕金森病药物相互作用，导致认知功能下降，特别是在老年患者中。

（3）COMT抑制剂：如恩他卡朋、托卡朋和奥匹卡朋，它们与左旋多巴联合使用时，可以延长左旋多巴的疗效，但如果与其他可能影响肝脏代谢的药物联用，则需要调整剂量或监测肝功能。

（4）MAO-B抑制剂：如司来吉兰和雷沙吉兰，它们可以延长左旋多巴的作用时间，但如果与含有酪胺的食物或某些药物联用，可能会引起高血压危象。

（5）钙通道阻滞剂：某些钙通道阻滞剂可能与帕金森病药物相互作用，影响药物的疗效或增加低血压的风险。

（6）非甾体抗炎药：某些非甾体抗炎药可能与帕金森病药物相互作用，增加胃肠道出血的风险或影响药物的吸收。

（7）抗抑郁药物：某些抗抑郁药物可能与帕金森病药物相互作用，导致药物效果降低或增加不良反应。

（8）其他药物：包括某些抗高血压药物、抗心律失常药物等，可能与帕金森病药物相互作用，影响血压控制或心脏功能。

3. 专科护理管理

1）用药护理

（1）左旋多巴制剂

① 早期会有食欲减退、恶心、呕吐、腹痛、直立性低血压、失眠、焦虑等不良反应。通常建议在进食时服药或减少服药剂量，症状会逐渐减轻甚至消失；但当出现幻觉、妄想等严重精神症状时，应报告医生积极处理。

② 长期服用左旋多巴制剂会出现运动障碍和症状波动等长期治疗综合征。运动障碍一般可在减量或停药后改善或消失；"开-关现象"一般与服药时间和剂量无关，不可预料，在保证每天总药量不变的情况下，减少每次剂量，增加服药次数，或适当加用多巴胺受体激动剂，减少左旋多巴用量，可以防止或减少发生；剂末恶化与有效血药浓度有关，可以预知，故增加每天总剂量并分开多次服用可以预防。

③ 服用多巴胺制剂应从小剂量开始，逐步缓慢加量直至有效维持；服药期间尽量避免使用维生素 B_6、利眠宁、利血平、氯丙嗪、奋乃静等药物，以免降低药物疗效或导致直立性低血压；长期服用疗效减退时，应积极寻找和去除任何使病情加重的原因；如观察和记录"开-关现象"等发生的次数与持续时间，以便为调整药物提供依据。

（2）抗胆碱能药物：可协助维持纹状体的递质平衡，常见不良反应为口干、眼花（瞳孔扩大）、少汗、便秘、排尿困难等，青光眼及前列腺增生者忌用。

（3）金刚烷胺：主要作用为促进神经末梢释放多巴胺和减少多巴胺再摄取，有口渴、失眠、食欲不振、头晕、足踝水肿、视力障碍、心悸、精神症状等不良反应，严重肾病者禁用。

（4）多巴胺受体激动剂：能直接激动纹状体，产生与多巴胺作用相同的药物。常见不良反应有恶心、呕吐、头晕、乏力、皮肤瘙痒、便秘，剂量过大时，可有精神症状、直立性低血压等。

（5）多巴胺受体激动剂（dopamine agonists，DAs）：这类药物通过模拟多巴胺的作用来激活多巴胺受体，包括非麦角类 DAs 如普拉克索、罗匹尼罗等，以及麦角类 DAs。能直接激动纹状体，产生与多巴胺相同的作用，药物常见不良反应有恶心、呕吐、头晕、乏力、皮肤瘙痒、便秘，剂量过大时，可有精神症状、直立性低血压等。

（6）单胺氧化酶 B 型抑制剂（MAO-BI）：如司来吉兰和雷沙吉兰，可以减缓多巴胺的降解，从而延长其作用时间。

（7）儿茶酚-O-甲基转移酶抑制剂（COMTI）：如恩他卡朋、托卡朋，可以减少左旋多巴的代谢，延长其作用时间。

2）功能训练指导

（1）松弛训练：肌强直、肢体僵硬是帕金森病的一个典型特征。通过缓慢的前庭刺激，如柔顺的有节奏的来回摇动技术，可使全身肌肉松弛。指导患者从被动转动到主动转动；从小范围转动到全范围转动；转动时开始要缓慢，要有节奏，应使患者没有被牵拉的感觉，使患者感到放松。

（2）关节活动度训练：应每天进行训练，一般采取主动或被动的训练方法。训练的重点是牵拉缩短的、绷紧的屈肌，防止挛缩的发生，维持正常的关节活动度，伸髋、屈膝训练是其中一项重要内容。关节活动训练过程中应注意避免过度牵拉以至引起疼痛；注意骨质疏松的可能，防止造成骨折；关节活动度训练应与躯干及肩、骨盆训练相结合，强调整体运动功能模式。

（3）往复训练：PD 患者双上肢之间、双下肢之间及双上肢与双下肢之间的交互运动困难，使其难以同时做两个或两个以上运动，应指导患者模仿治疗师的手足练习交互运动；对于迈步时两足往复困难的患者，可在俯卧位下进行两膝关节往复快速地屈伸练习。

（4）步态训练：PD 患者步行时可能会表现为起步缓慢（又称"冰结足"）、前冲步态及小碎步，同时伴随姿势调整和姿势反射障碍等。可以指导患者按音乐的节奏或节拍加快起步速度和步行速度；行走时步幅及宽度控制可通过在地板上加设标记来进行，如行走线路标记、转移线路标记或足印标记等；还可进行上肢摆动和躯干旋转训练，重心的前后移动训练，上、下肢协同运动训练，转弯训练等。

（5）面肌训练：可以采用按摩、牵拉及语言指令、冰块刺激来促进舌、面肌的运动。如果进食困难，应做嘴、颊、咀嚼肌的开闭训练。

（6）呼吸功能训练：帕金森病患者常用的呼吸训练方法有腹式呼吸、缩唇呼吸、腹部加压训练、呼吸体操训练、Power Breathe 呼吸训练器等方式。腹式呼吸协调膈肌和腹肌的活动，增加潮气量，提高肺活量。缩唇呼吸能提高支气管内压，促进肺泡残留气体排出，提高肺泡排气功能。腹部加压训练可以训练呼吸肌肌力，提高腹式呼吸能力。

3）饮食护理

（1）帕金森病患者的饮食旨在提供足够的营养，同时考虑到疾病可能导致的吞咽困难和消化问题。

（2）均衡饮食：包括蛋白质、碳水化合物、脂肪、维生素和矿物质。增加高纤维食物的摄入，如全谷物、水果、蔬菜和豆类，以帮助缓解便秘。鼓励患者多喝水，以保持身体水分和帮助消化。

（3）将日常饮食分成小而频繁的餐食，以减轻消化系统的负担；定时进食，尽量保持规律的进食时间，以帮助身体建立规律的消化模式。

（4）少吃高蛋白餐，左旋多巴是帕金森病治疗中常用的药物，高蛋白餐可能会影响其吸收；减少盐分摄入，以帮助控制血压和减少直立性低血压的风险；减少咖啡因和乙醇的摄入，因为它们可能会加重症状或与药物相互作用。

4）照顾者指导管理

（1）PD是一种无法根治的疾病，疾病晚期患者往往合并痴呆等，生活完全不能自理，给照顾者带来困难和压力。

（2）照顾者应多与医护人员联系，定期寻求专业护理人员的辅导，获取及时有效的护理知识及心理支持，释放和减轻压力。照顾者应关心体贴患者，照顾好患者的生活起居，积极预防并发症；督促患者遵医嘱正确服药，防止错服、漏服；细心观察，及时识别病情变化。

4. 护理安全风险管理

1）烫伤、误食或误药

（1）对于上肢震颤未能控制、日常生活动作笨拙的患者，应谨防进食过程中烧伤、烫伤等，如尽量不让患者自己从开水瓶中倒水。

（2）护士应认真查对患者是否按时服药，有无错服或误服，代为保管药物，每次送服到口。

（3）选用不易打碎的不锈钢饭碗、水杯和汤勺，避免使用玻璃和陶瓷制品等。

2）自伤、他伤风险管理

（1）对有幻觉、错觉、欣快、抑郁、精神错乱、意识模糊或智能障碍的患者应特别强调由专人陪护。

（2）刀、剪刀、体温计及剧毒药品等应放置于患者不易拿到的地方，并严格执行交接班制度，禁止患者单独使用锐利器械和危险品。

（3）在患者内衣口袋放置个人资料卡片或佩戴手圈、手腕识别牌，以防坠楼、走失、伤人等意外发生。

3）跌倒、坠床

（1）要保持房间内光线充足，夜间应该避免走道灯过暗。

（2）当患者烦躁不安或者意识不清醒时，应给予保护性约束，并安全使用床栏。当有需要而亲属不在旁边时，请呼叫护理人员协助。

（3）避免穿着过于宽大的衣物，要穿合适的衣物。

（4）床栏拉起时，如需下床须提前告知看护人员将床栏放下，不可翻越床栏。

（5）对于行动不便、偏瘫的患者，需要在亲人看护下下床活动。

（6）要保持房间和周围安全、无杂物、地面干燥，避免湿滑。

（7）下床活动时动作宜缓慢，先在床上坐起，再在床边坐 5~10 min，再站起，无头晕等不适时，再下床活动。

（8）将日常用品放在患者容易取到的地方。教会患者操作床头灯和呼叫器。

知识拓展

PD 患者运动功能严重受损，跌倒的风险明显增加。良好的跌倒风险评估可以降低 PD 患者跌倒的可能性，而评估不当会导致防跌不足或过度防跌，其中防跌不足可能会使患者做出高危跌倒行为，增加跌倒风险；过度防跌可能会限制患者活动，诱发恐动症等不利于康复锻炼。

Morse 跌倒评估量表（Morse fall scale，MFS）（表 20.6）是 1989 年由 Janice Morse 教授专为评估住院患者跌倒风险而研发的量表。包括 6 大条目：3 个月内跌倒史、步态、行走辅助、认知状态、疾病诊断和静脉输液，总分为 125 分，大于 45 分为跌倒高风险，25~45 分为中风险，小于 25 分为低风险。量表评估时间为 60 s~5 min。适用于急性护理及长期护理的患者，更适用于老年住院患者，具有良好的重测信度。

表 20.6 Morse 跌倒评估量表

序号	条件	评分	评分细则
1	3 个月内曾有跌倒史/视觉障碍	无=0 分□　有=25 分□	询问患者及照顾者近 3 个月内有无跌倒史，老年患者可能因记忆力下降或怕伤自尊而造成评分不准确
2	超过一个医疗诊断	无=0 分□　有=15 分□	查询病历记录
3	使用助行器具	没有需要/完全卧床/需要扶持=0 分□ 丁形拐杖/手杖/学步车=15 分□ 扶家具行走=30 分□	能自己行走，或完全不需要行走； 先观察后询问（患者及照顾者）
4	静脉治疗/置管/使用药物治疗	无=0□　有=20 分□	指用麻醉药、抗组胺药、抗高血压药、镇静催眠药、抗癫痫痉挛药、轻泻药、利尿药、降糖药、抗抑郁药、抗焦虑药、抗精神病药
5	步态	正常/卧床/轮椅代步=0 分□ 乏力/≥65 岁/体位性低血压=10 分□ 失调及不平衡=20 分□	正常步态或完全卧床患者； 双下肢虚弱乏力的患者并不一定出现肌力及功能下降； 因神经功能损伤或骨关节疾病等原因造成的一侧或双侧肢体运动感觉功能下降或残疾

续表

序号	条件	评分	评分细则
6	精神状态	了解自己的能力=0分□ 忘记自我限制/意识障碍/躁动不安/沟通障碍/睡眠障碍=15分□	无认知障碍,遵医,可因宣教而改变不良行为; 有认知障碍;过于自信,不遵医行为等

注:评定标准:低度风险<25分;中度风险25~45分;高度风险>45分。

4) 误吸

(1) 就餐时能坐起来不要躺着,能在餐桌边就不要躺在床上。床上就餐时患者采取半坐卧位:床头抬高大于30°,头、颈部前屈,偏瘫侧肩部垫枕;坐位:双膝关节屈曲90°。

(2) 老人进食应在安静的环境状态下缓慢进行,进食时集中注意力,不看书、电视,不要与人谈话及思索与进食无关的问题,以免精力分散引起呛咳。

(3) 进食后不要立即躺下,如果病情不允许抬高床头时,可采取患侧卧位,有助于代偿健侧功能。

20.9 老年痴呆患者护理及风险防控

【案例分析】

病例介绍:患者,男,88岁,在台风灾害中外出跌倒,导致左髋部剧烈疼痛且活动受限,居家卧床16天后,家人发现患者疼痛加剧且完全无法行走,为进一步诊治入院。患者既往有老年痴呆病史,进行性记忆力减退8年,认知功能障碍5年。

入院查体:T 36.4℃,P 78次/min,R 18次/min,BP 130/75 mmHg。左侧肢体已经有挛缩、外旋等畸形表现。简易精神状态检查(MMSE)评分24分。

辅助检查:血、尿常规,血生化检查正常。X线检查显示左侧股骨头下完全骨折,部分错位,骨折线走向轻度内翻。头颅CT检查见脑室扩大、脑萎缩;头颅MRI检查显示双侧颞叶、海马萎缩。

诊断:左股骨颈骨折,老年痴呆。

20.9.1 概述

老年痴呆,也称为痴呆症,是一种以获得性认知功能损害为核心,通常进行性发展的、影响大脑功能的慢性病。痴呆不是正常老化的现象,是老年期、老年前期的一种原发性退行性脑病。患者出现异常行为，导致日常生活能力、学习能力、工作能力和社会交往能力明显减退。患者的认知功能损害涉及记忆、学习、定向、理解、判断、计算、语言、视空间功能、分析及解决问题等能力，在病程某一阶段常伴有精神、行为和人格异常。

老年痴呆可以由多种疾病引起，包括阿尔茨海默病、血管性痴呆、路易体痴呆、额颞叶变性等，这些疾病会随着时间的推移破坏神经细胞并损害大脑，通常会导致认知功能（即处理思维的能力）退化，其程度超出通常预计的生物衰老后果。阿尔茨海默病是老年痴呆最常见的形式，占病例数的60%~70%。老年痴呆目前是第七大死因，也是造成全球老年人能力丧失和依赖他人的主要原因之一。

20.9.2 常见的护理诊断/问题

（1）焦虑：可能和护理人员不固定及新入住老年患者有关。

（2）社交、语言沟通障碍：与认知改变与社交活动有关，包括记忆力障碍、定向力障碍、记忆缺陷、判断力障碍等。

（3）排尿异常：与认知改变、神经源性膀胱炎、排尿感减少或尿急有关。

（4）排便异常：与认知改变、不活动、低纤维素饮食有关。

（5）有感染的风险：与留置管道有关。

（6）营养失调，低于机体需要量。

（7）睡眠型态紊乱：与夜间谵妄、日夜睡眠颠倒有关。

（8）有皮肤完整性受损的风险：与大小便失禁、营养不良、四肢瘫痪、终日卧床有关。

（9）有外伤的风险：与烦躁易怒、有暴力行为、知觉障碍、对挫折耐受力下降、过于兴奋有关。

（10）照护者角色紧张：与患者病情严重，病程不可预测，照护者知识缺乏、身心疲惫有关。

（11）进食自理能力缺陷：与认知改变，包括记忆障碍、定向障碍、社会自我障碍有关。

（12）有不依从行为：与疾病所致认知功能障碍、非认知性精神行为症状有关。

（13）沐浴/卫生/穿着/修饰/进食/如厕自理缺陷：与疾病所致认知功能障碍、非认知性精神行为症状有关。

20.9.3 护理及风险防控

1. 灾难应急与并发症护理

1）感染

（1）积极治疗老年痴呆；照护者和患者要关注自己的体温及脉搏变化。

（2）预防呼吸道感染：注意保暖，长期卧床患者加强翻身、拍背，避免与肺炎、肺结核等呼吸道感染者接触。

（3）预防泌尿道感染：勤用温水清洗外阴部并擦干，以防止和减少瘙痒和湿疹的发生。因自主神经功能紊乱造成的尿潴留，可采用膀胱区热敷，按摩和人工诱导等方法排尿，导尿时应遵照无菌技术操作规范实施。

（4）保护皮肤黏膜，避免皮肤受损。

（5）在医生指导下合理使用抗生素，观察药物的作用。

（6）预防交叉感染。

2）营养不良

（1）营养评估：定期对患者进行营养评估，包括体重、身体质量指数（BMI）、生化指标等。

（2）饮食计划：根据患者的营养需求和喜好，制订个性化的饮食计划，确保摄入足够的热量和营养物质。选择富含蛋白质、健康脂肪、复合碳水化合物、维生素和矿物质的食物。选择易于咀嚼和吞咽的食物，避免硬、干、黏稠的食物。采用少量多餐的方式，每天提供5~6小餐，避免一次性摄入过多食物。对于进食困难的患者，可能需要护理人员或陪护人员的帮助。同时，尽可能鼓励患者自主进食，以维持其独立性和生活质量。

（3）口腔护理：定期进行口腔检查和清洁，确保口腔健康，以促进食欲。

（4）监测和记录：监测患者的进食情况，记录饮食日记，包括食物摄入量和类型。

（5）营养补充：如果饮食调整不能满足患者需求，可以考虑使用营养补充剂。同时，确保患者有充足的液体摄入，避免脱水。

（6）吞咽功能评估：定期评估患者的吞咽功能，预防误吸。

（7）营养教育：向患者和家属提供有关营养和饮食的教育，帮助他们了解饮食的重要性。

（8）定期复评：根据患者的病情变化和营养状况，定期复评饮食计划。

（9）环境调整：在用餐时创造一个安静、舒适的环境，减少干扰。

3）谵妄

（1）谵妄高危人群的识别：2019 年英国国家临床医学研究所建议，对新入院患者需进行谵妄风险评估，以下危险因素中有任何一个存在，即为谵妄高危个体：①65 岁及以上；②轻度认知功能障碍或痴呆；③新发髋部骨折；④重症疾病。

（2）尽早移除侵入性及固定装置：若病情允许，尽早移除静脉置管、尿管、肢体束缚及其他固定装置。评估所有治疗药物，减少用药种类，规范合理用药，避免使用可能加重谵妄的药物。

（3）避免脱水和便秘：鼓励患者多饮水，记录液体出入量，保持出入量平衡，必要时考虑静脉输液。鼓励进食高纤维食物，定时排便；必要时进行结肠指诊以排除结肠嵌塞。保证足够的营养摄入，佩戴合适的假牙，保证足够的维生素 D 摄入，避免误吸。

（4）纠正低氧：及时发现低氧血症，行吸氧、雾化治疗，必要时行滴定氧疗。

（5）尽早活动：鼓励尽早下床活动。不能行走的患者鼓励进行被动运动，尽早进行躯体康复及职业康复。

（6）改善视听觉障碍：解决可逆的听觉和视觉障碍，鼓励患者使用助听器或眼镜。

（7）恢复生物节律：光控制（有条件可在白天采用强光治疗，如条件不允许，可在白天尽可能用自然光或打开室内灯光，而夜晚关灯拉下窗帘）；声控制（如夜间提供耳塞及眼罩，关闭电视，减少病区噪声）；避免午后饮用咖啡类饮料；替换影响睡眠的药物等改善睡眠觉醒周期。

（8）舒适住院环境的营造：①适宜的环境。环境明亮，标识清晰，提供大号数字的时钟和挂历。逐一介绍环境和工作人员，床旁放置家人或纪念照片。②家人参与。鼓励患者的亲属和朋友探访。

知识拓展

谵妄是一种复杂的神经精神疾病，以急性起病、病程波动、精神状态改变为特征，表现为随时间波动的意识改变和注意力不集中、思维混乱。谵妄被认为是急性脑衰竭、紧急医疗情况的信号，会对患者造成多种影响甚至死亡。国外将年龄≥65 岁的谵妄患者归为一类相对特殊的谵妄人群，称为老年谵妄。老年患者发生谵妄的 2 个重要风险因素为高龄和痴呆，在老年谵妄病例中有 2/3 为痴呆患者。谵妄的识别应尽早进行。对于老年谵妄患者最常被引用和文献支持的评估工具是意识模糊评估法(confusion assessment method,CAM)(表 20.7),该量表为 1990 年 Inouye 等根据美国精神病学协会颁布的《精神疾病诊断与统计手册》开发,包括了谵妄的 4 个核心症状,即注意力不集中、思维混乱、思维不连贯及感知觉异常,适用于非精神心理专业的医生和护士筛查谵妄。

表 20.7　意识模糊评估法

序号	评估项目	评估内容	评分标准
1	急性发作且病程波动	1a.与平常相比,是否有任何证据显示患者精神状态产生急性变化?	否 0　是 1
		1b.这些不正常的行为是否在一天中呈现波动状态?即症状来来去去或严重程度起起落落	否 0　是 1
2	注意力不集中	2.患者集中注意力有无困难?例如容易分心或无法接续刚刚说过的话	否 0　是 1
3	思维混乱,思维不连贯	3.患者是否思维混乱或不连贯?如杂乱或答非所问的对话、不清楚或不合逻辑的想法、或无预期地从一个主题跳到另一个主题	否 0　是 1
4	感知觉异常	4.整体而言,您认为患者的意识状态为过度警觉、嗜睡、木僵或昏迷	否 0　是 1

2. 慢性病急变病情观察

1) 性格行为:突然出现或者越来越频繁的夜间谵妄、失眠、攻击行为、焦虑状态。保证环境安全的情况下用温和平静的语气与患者交流,避免对抗和大声的交流。

2) 日常生活:无法进行原本能够自理的日常生活活动。

3) 生命体征:定期检测生命体征,如血压、心率、呼吸频率和体温。

4) 感染迹象:观察患者是否有感染的迹象,如发热、咳嗽、尿路感染症状等。

3. 专科护理管理

1) 用药护理(图 20.26)

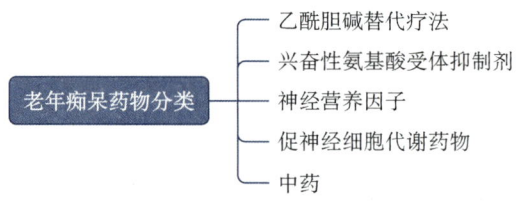

图 20.26　老年痴呆药物分类

(1) 乙酰胆碱替代疗法:主要包括使用乙酰胆碱前体、胆碱受体激活剂和胆碱酯酶抑制剂。乙酰胆碱前体包括胆碱和胆碱磷脂。胆碱酯酶抑制剂是最常用的治疗药物，能够阻断胆碱酯酶水解乙酰胆碱，增加乙酰胆碱在中央突触的浓度和胆碱的功能，改善 AD 患者症状。第一代胆碱酯酶抑制剂有毒扁豆碱（physostigmine），四氢氨基吖啶（Taerine）和维吖啶（Velnacrine）。第二代胆碱酯酶抑制剂有盐酸多奈哌齐、重酒石酸卡巴拉丁、石杉碱甲、加兰他敏（galanthamine）。

（2）兴奋性氨基酸受体抑制剂：盐酸美金刚（memantine）是一种中等亲和力、非竞争性的 N-甲基-D-天冬氨酸受体拮抗剂，用于治疗中、重度阿尔茨海默病。兴奋性氨基酸受体抑制剂只能减缓中、重度阿尔茨海默病的恶化。

（3）神经营养因子：是一些促进神经系统发育和维持神经系统功能的蛋白质。其治疗机制是刺激神经细胞合成必需的神经递质和重建这些神经细胞的突触系统。

（4）促神经细胞代谢药：AD 患者大脑利用葡萄糖能力降低而且代谢异常，促进神经细胞代谢药通过促进大脑对葡萄糖、磷脂和氨基酸的利用，提高大脑对蛋白质的合成能力，从而改善脑功能和学习记忆能力，实现对 AD 的治疗。常用的这类药物包括双氢麦角碱和促智药（nootropics）。

（5）中药制剂：文献报道，银杏叶对改善记忆功能有一定疗效，药理作用与清除自由基有关。

2）康复训练

（1）记忆训练：鼓励患者回忆过去的生活经历，帮助其认识目前生活中的人和事，来恢复记忆并且减少错误的判断；鼓励参加社交活动，通过语言、动作、声音、图像的信息刺激，提高记忆力。对于记忆力严重障碍的患者，可以编写日常生活活动日程表、指定作息安排，帮助记忆。也可以设立醒目的标牌，作为提醒唤醒记忆。

（2）智力锻炼：比如拼图，计算力训练，对图片单词归纳和分类。

（3）理解与表达：讲故事后向患者提问，让患者作答，或者让他解释一些词语的含义。

（4）社会适应性训练：结合日常生活常识，训练患者自行解决生活中问题的能力。

（5）吞咽功能训练：对于有饮水呛咳和吞咽困难的患者，应进行吞咽功能评定，并进行相应的康复训练。

3）怀旧疗法

怀旧疗法是通过使用怀旧物件（如照片、音乐、视频等）引导个体对个人生活经历进行回顾，帮助其提高幸福感、对环境的适应力和生活质量。根据怀旧疗法干预活动的主题，可总结归纳为 5 个类别，分别是娱乐类、家庭类、生活类、个人成长类和社会风俗类。

（1）娱乐类主要包括音乐分享和电影赏析，分享具有时代特色的音乐，如《甜蜜蜜》《女人花》等；电影赏析如《地道战》《红色娘子军》等，借助娱乐内容来激发老年人回忆过去的美好，使其主动向他人分享自己的快乐时光。

（2）家庭类主要内容是以树状图形式列举主要家庭成员，通过引导个体分享在家庭生活中愉快的经历，给其带来积极的回忆体验。

（3）生活类主题如"粮票""烹饪"等，通过引导个体回忆既往日常生活中的物件，描述使用情景与评价，使患者通过回忆产生愉悦的情绪体验。

（4）个人成长类主题如"童年时光""工作""一生的成就"等，通过引导个体回顾成长经历，鼓励其肯定自我价值，提高自我认同感。

（5）社会风俗类主题主要包括"传统节日""地方习俗"等，通过引导个体回忆在传统节日中的愉快经历，增加受访者的社会归属感，从而使其以更乐观的心态面对生活。

4）音乐疗法

音乐疗法是利用音乐特有的生理、心理效应及在治疗过程中发展起来的治疗关系，有针对性地帮助患者制订个性化的治疗方案，达到身心健康目的的系统干预过程。音乐疗法可以改善患者的认知、心理和行为，提高社会参与性及情绪稳定性，减少问题行为，激活回忆和语言能力。

（1）音乐疗法的类型：个体音乐治疗可以根据患者的情况，提供针对性强的音乐技术干预。在治疗过程中，音乐治疗师和患者的关系至关重要，应建立平等合作的关系，共同积极参与到音乐治疗的过程中，以达到治疗目的。团体音乐治疗强调音乐治疗师与患者，或患者间的互动形式，通过为患者提供具有共同治疗目的的交互环境，将音乐与活动相结合，如集体演唱、合唱、合奏音乐作品，促进患者的功能锻炼及协作配合的能力。

（2）音乐疗法的方法：被动性音乐治疗又称感受性音乐治疗，仅限于对音乐的节奏感知，以听为主，治疗的关键在于音乐的选择。音乐治疗师可根据患者的喜好、学历、从业经历、兴趣爱好等选择合适的音乐，通过旋律、节奏、音色等因素调节患者的中枢神经系统功能，发挥治疗作用。主动性音乐治疗又称参与性音乐疗法，要求患者有节奏地参与到音乐中，包括患者与音乐治疗师的互动、演奏和创作音乐。患者在治疗师的引导下，可通过初步的身体摆动迎合旋律，而后逐渐发展成为跟着节拍进行哼唱，以此为基础进行训练，最大限度地激活身心各部分功能，达到康复目的。

（3）乐器的应用：除了节拍、节奏、旋律、和声、音色、动力学等音乐元素外，乐器在神经系统康复中也起着重要的作用。为了增加肺容量，加深呼吸，可让患者吹奏长笛。这些乐器可以通过非常规的方式使用，如在不同的体位，完成训练所需的功能运动。

5）心理护理

（1）陪伴与关心：定期与老人进行互动，如共同参与活动或简单的日常事务。保持身体接触，如握手、拥抱，以传递温暖和安全感。观察患者的情绪和行为变化，及时响应他们的需求。

（2）开导：倾听患者的话语，即使内容可能重复或不连贯，也要表现出关注和理解。使用简单、明确的语言与患者沟通，避免使用复杂或容易引起混淆的词汇。鼓励患者表达自己的感受和想法，对他们的表达给予积极的反馈。

（3）维护自尊：尊重患者的个人习惯和选择，避免在他们面前表现出不耐烦或批评他们。强调患者的能力而非他们的局限性，鼓励他们参与自己能够完成的活动。为患者创造成功完成任务的机会，哪怕是小的成就也要给予认可和赞扬。

（4）耐心体贴：对患者反复提问或其他行为表现出耐心，理解这是他们疾病的一部分。在患者面临挑战或挫折时提供安慰和支持，帮助他们应对困难。调整护理计划以适应患者不断变化的需求和能力。

（5）个性化护理：根据患者的个人史、兴趣和生活方式制订护理计划。在环境上，创造一个熟悉、安全且无刺激性的环境，减少患者的焦虑和困惑；通过音乐、艺术、宠物疗法等非药物干预手段来改善患者的情绪；为患者家属提供有关老年痴呆的知识，教授他们如何提供有效支持。

4. 老年护理安全风险管理

1）走失

（1）佩戴黄色腕带或手环信息，可通过"二维码识别标识"提供姓名、家庭住址、联系电话等信息。可考虑使用带有 GPS 定位功能的特殊设备，如智能手表或定位器。

（2）根据住院患者走失风险评估表评估患者的走失风险，高危风险患者建立明显的安全标识，制订走失应急预案，包括快速寻找的步骤、联系紧急联系人等。

（3）加强照护者的风险意识管理，避免患者单独外出活动、检查等。

（4）确保居住环境安全，避免有危险的出口或容易迷路的区域。

（5）保持规律的作息时间，减少患者夜间起床徘徊的可能性。

（6）鼓励患者参与适当的社交活动，减少孤独和焦虑情绪，降低走失风险。

2）误吸

（1）喂食时摇高床头，采取半坐卧位时床头抬高大于 30°，头、颈部前屈，偏瘫侧肩部垫枕；采取坐位时双膝关节屈曲90°。

（2）能坐起来不要躺着，能在餐桌边不要躺在床上就餐。

（3）喂食时要少量多餐，应在安静的环境下缓慢进行。确保患者进食时注意力集中，不看书、电视，不与人谈话及思索与进食无关的问题，以免精力分散引起呛咳。

3）压疮

（1）体位变换：定期改变患者的体位，避免长时间受压。这可以减轻局部压力，促进血液循环。

（2）皮肤清洁：保持患者皮肤清洁干燥，定期清洗身体，特别是受压部位。注意使用温和的清洁剂，避免刺激皮肤。

（3）减压设备：使用减压床垫、枕头或其他辅助设备，来减轻身体压力。这些设备可以帮助分散压力，减少压疮的发生。预防压疮的护理措施应根据患者的具体情况进行个性化调整。对于高危患者，如长期卧床、行动不便或有其他健康问题的患者，需要更加密切的监测和护理。

（4）营养支持：保证患者充足的营养摄入，特别是蛋白质和维生素C的摄入，以促进皮肤健康。

（5）功能锻炼：鼓励患者进行适当的肢体活动，以促进血液循环。对于病情允许的患者，可以进行坐起、床边活动等，减少卧床时间。以上活动均需在专业医生指导下进行。

4）血栓

（1）合理饮食：可以通过进食低脂、富含纤维素及优质蛋白的食物，如蔬菜、水果、糙米、鱼类等，并多饮水来降低血液黏稠度，从而降低血栓发生的概率，起到预防作用。

（2）适当运动：采取适当的运动方式，如慢走、慢跑等有氧运动，可以增强机体免疫力和促进血液循环，从而起到预防血栓形成的作用。

（3）避免保持固定姿势：长时间保持固定姿势如长期伏案工作或长时间站立通常会使肢体肌肉活动不足，从而影响静脉回流功能，易诱发血栓，因此应尽量避免长期保持固定姿势。

（4）对于长期卧床患者，可以让患者在床上进行双下肢的活动，并且多做踝关节的屈伸运动。这样能够促进下肢静脉血液的回流，避免静脉血液在下肢长时间淤滞。

（5）根据患者静脉血栓栓塞症的情况遵医嘱给予患者抗凝药，预防血栓。

5）跌倒

（1）评估：询问照顾者跌倒史，包括跌倒次数、时间、地点；采用 MoCA 量表和连线测验 B 评估视空间功能及执行功能，采用 Morse 跌倒风险评估量表评估跌倒风险。

（2）识别危险因素

① 疾病因素：直立性低血压、糖尿病、骨关节炎、COPD、抑郁症。

② 认知障碍：包括注意力、执行功能下降。

③ 精神行为症状：包括淡漠、徘徊、攻击行为。

④ 药物因素：胆碱酯酶抑制剂、N-甲基-D-天冬氨酸受体拮抗剂、抗精神病药、苯二氮䓬类药物、抗抑郁药、α 受体阻滞剂、血管紧张素转换酶抑制剂、利尿剂。

⑤ 躯体功能：肌力异常、平衡功能障碍、步态异常。

（3）护理对策

① 病区环境设施：光线明亮；地面干燥防滑、不反光，地面湿滑时放置"小心地滑"的警示标识；走廊配备便于扶握的扶手；浴室地面铺防滑垫，马桶及洗浴设备旁装扶手、呼叫器和座椅；病床保持最低位，并配有床挡，固定脚轮刹车；床头安装壁灯和呼叫设备。

② 警示标识和智能设备：床头放置"小心跌倒"警示标识，建议配备远程摄像头和离床报警器。

③ 辅助用具：协助行动不便的患者正确使用辅助用具，协助夜尿频繁或服用助眠药物患者床旁使用便器或床上如厕，指导患者避免自行放下床挡。

④ 运动锻炼：包括阻力训练、平衡训练、步态训练、有氧训练。

⑤ 认知训练：开展以执行功能、工作记忆为主的计算机认知训练，也可与其他运动锻炼结合，如认知-平衡双重任务。

⑥ 特殊情况处理：对产生幻觉或夜间异常行为者，夜间反锁门窗或实施保护性约束，降低床面高度预防坠床；不主动使用呼叫器且依从性差的患者转移至靠近护士站的病房。

⑦ 预防跌倒应急预案：制订预防跌倒应急预案并定期演练，一旦发现跌倒，立即启动跌倒应急预案。

20.10 老年肿瘤患者护理及风险防控

【案例分析】

病例介绍：患者，男，87 岁，近日因呼吸道感染后，出现畏冷发热，伴咳嗽咳痰，最高体温至 38.7℃，胸闷气促，全身乏力、双下肢水肿，遂至我院急诊就诊，既往有肺癌，病理分型：腺癌 T4N0M0，目前化疗中。

入院查体：T 38.2℃，P 116 次/min，R 32 次/min，BP 150/85 mmHg。实验室检查：WBC $2.5×10^9$/L，血气分析：PaO_2 83 mmHg，$PaCO_2$ 50 mmHg，SaO_2 89%。

辅助检查：胸部 CT 示双肺纹理模糊，局限性或弥漫性分布的磨玻璃样改变及实变，部分可见弥漫性网状或结节状阴影，右侧胸腔中等量积液，右下肺占位；甲型 H1N1 流感病毒核酸检测（＋）。

诊断：甲型 H1N1 流感重症肺炎，肺癌。

20.10.1 概述

肿瘤是机体在各种致癌因素作用下，局部组织的细胞在基因水平上失去对其生长的正常调控，导致其异常增生而形成的新生物。根据《2022 年中国恶性肿瘤疾病负担情况报告》，发病人数前五位的恶性肿瘤为肺癌、结直肠癌、甲状腺癌、肝癌、胃癌，死亡人数前五位的恶性肿瘤为肺癌、肝癌、胃癌、结直肠癌、食管癌。目前肿瘤疾病已成为当今社会的一大类慢性病，严重威胁着人们的身体健康和生命质量。肿瘤患者不仅需要接受相应的医学治疗，而且在治疗过程中及治疗结束后，都需要得到科学、有效的护理。

20.10.2 常见的护理诊断/问题

（1）清理呼吸道低效或无效：与虚弱、痰液黏稠度增加及疼痛导致不能咳出痰液有关。

（2）有感染的危险：与免疫系统的改变有关。

（3）有体液不足的危险：与获取液体的能力/欲望改变、虚弱、呕吐、腹泻、抑郁及疲乏有关。

（4）口腔黏膜受损：与疾病过程、治疗、放疗、化疗、不适当的口腔卫生及营养改变或脱水状态有关。

（5）急/慢性疼痛：与疾病过程及治疗有关。

（6）腹泻：与疾病过程、化疗、放疗及药物治疗有关。

（7）便秘：与疾病过程、化疗、放疗、不活动、饮食摄入及药物治疗有关。

（8）躯体移动障碍：与疼痛、使用镇静剂、虚弱、疲乏及水肿有关。

（9）活动无耐力：与缺氧、疲乏、营养不良及活动减少有关。

（10）潜在并发症：高钙血症、颅内转移、麻醉药品中毒、病理性骨折、脊髓压迫、上腔静脉综合征、负氮平衡、脊髓抑制等。

（11）自理能力缺陷：与疲乏、虚弱、疼痛或抑郁、使用镇静剂、感知觉减退有关。

（12）营养失调，低于机体需要量：与疾病过程和治疗引起厌食、疲乏、恶心、呕吐、摄入量减少、肿瘤导致代谢消耗增加及脂质代谢改变有关。

（13）有受伤的危险：与定向障碍、感知觉的蜕变或骨骼/肌肉的蜕变有关。

（14）焦虑：与不熟悉医院环境、疾病结果不确定、无助和无望感，以及关于癌症及其治疗的知识缺乏有关。

（15）悲痛：与潜在的机体功能丧失及察觉癌症对生活方式的损害有关；与诊断为癌症对家庭或个人造成实际上的、或感觉到的、或预期的失落感有关。

（16）决策冲突：与治疗方式的选择有关。

（17）有自我概念紊乱的危险：与生活方式角色责任，以及外形的变化、解剖学改变、角色紊乱、不确定的预后、对生活方式的破坏、需依赖他人满足基本需求及自身功能减退等有关。

（18）有精神困扰的危险：与对生命的意义、癌症、精神信仰及死亡的观念冲突有关。

（19）家庭运作中断：与近期的癌症诊断造成的恐惧、治疗的中断、财力问题及不确定预后有关。

（20）有社交障碍的危险：与害怕受到排斥及已被他人排斥有关。

（21）有社会隔离的危险：与害怕被排斥或由于恐惧实际被他人排斥有关。

（22）有处理治疗方案不当或无效的危险：与知识缺乏有关，如对癌症、治疗的选择、诊断性检查、治疗效果、治疗计划及支持性服务的知识缺乏。对造口术的护理、物品补给、饮食管理、并发症的症状及体征，以及社区资源的利用等知识缺乏有关。

20.10.3 护理及风险防控

1. 并发症护理（图 20.27）

1）肿瘤溶解综合征

肿瘤溶解综合征（tumor lysis syndrome, TLS），是由大量肿瘤细胞溶解并释放大量的钾、磷酸盐和核酸进入全身循环所造成的一种肿瘤急症。非霍奇金淋巴瘤、急性淋巴细胞白血病或急性髓系白血病的患者最容易受到影响。核酸分解成尿酸，高尿酸血症可导致

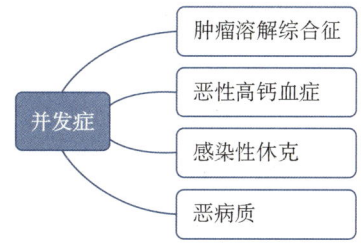

图 20.27 老年肿瘤患者并发症

肾功能衰竭，这可能加重相关的高钾血症、进而导致心律失常和死亡。TLS 所致的高磷血症可引起神经肌肉的激惹和癫痫发作。高磷血症也会导致低钙血症，进而导致抽搐、癫痫发作和心律失常。

预防是降低 TLS 死亡率的最佳途径。如果已经发生了 TLS，应积极进行水化治疗。可以用利尿剂来增加尿量和钾的排泄。如怀疑高钾血症，应进行持续心电监护，并做心电图检查。应予钙剂来防止心律失常。胰岛素、沙丁胺醇和利尿剂可促进钾向细胞内转移或增加钾的排泄。对于严重的 TLS 患者，可予透析治疗纠正酸中毒和高钾血症。

2）恶性高钙血症

近 1/3 的癌症患者在疾病过程中会经历高钙血症（tumor-induced hypercalcemia，TIH），其中乳腺癌、肺癌或多发性骨髓瘤患者的风险最大。恶性肿瘤高钙血症最常见的原因是甲状旁腺激素（parathyroid hormone，PTH）相关蛋白分泌，这种蛋白功能与 PTH 相似，导致骨质吸收和肾排钙减少。TIH 往往伴随恶心、呕吐、脱水和体重下降，其主要临床表现有神经、肾脏和胃肠功能失调三大症状，以神经系统症状最为严重。需要检测患者血清离子钙水平，评估患者高钙血症的严重程度。治疗方法包括水化、利尿、早期使用特异性的降低血钙治疗（促进肾脏钙排泄、阻止肠道钙吸收、降低骨吸收），停止使用减少尿钙排泄的药物、停止使用减少肾血流的药物及维生素 A、维生素 D，鼓励患者多活动以减少骨钙的吸收。对于不能耐受大量静脉输液（如充血性心力衰竭、肾功能衰竭）的患者，可能需要透析。

3）感染性休克

感染性疾病是恶性肿瘤患者常见的死亡原因。恶性肿瘤本身可以导致患者严重或反复感染。此外，恶性血液病、造血干细胞移植及接受高剂量糖皮质激素、嘌呤类似物或单克隆抗体治疗而免疫力低下的患者同样具有较高的感染风险。尽管随着对中性粒细胞减少患者进行有效的预测、预防和管理，特别是抗生素治疗的进步，大大改善了合并感染性疾病的恶性肿瘤患者的治疗现状，但是肿瘤患者的感染并发症仍然常见。感染性休克（septic shock）是感染中的急危重症，可迅速导致多器官功能障碍综合征（multiple organ dysfunction syndrome，MODS），病死率高，护理人员需要积极做好观察、用药等护理工作。

4）恶病质（cachexia）

肿瘤恶病质（cancer cachexia）发病率高，是各种晚期恶性肿瘤常见的并发症，以骨骼、内脏、肌肉的消耗为特征，伴有食欲减退、厌食、饱胀感、体质量下降、肌肉萎缩、乏力、贫血、水肿、低蛋白血症等多种临床表现。有报道显示，60%～80% 的肿瘤患者可能出现恶病质，约 20% 的肿瘤患者死于肿瘤恶病质。治疗肿瘤恶液质的最佳方法可能涉及单一或联合策略，包括药物干预、营养干预、运动指导和心理干预。

2. 慢性病急变病情观察

（1）咳嗽、咳痰、呼吸困难：剧烈咳嗽，咳脓痰、血痰，或胸痛，气促明显，呼吸频率快等呼吸道症状加剧，口唇发绀，很快出现呼吸衰竭情况。

（2）体温增高：出现合并感染的症状，仔细观察患者的痰液的色、质、量，预防感染性休克。

（3）意识状态变化：反应迟钝、嗜睡、躁动、惊厥等。

（4）严重消化系统症状：严重呕吐、腹泻，甚至脱水。

（5）原有肿瘤疾病明显加重：出现流鼻血、咯血、尿血、便血、不规则的阴道出血等表现。皮肤出现溃疡，并且可反复出现、长时间不愈合。出现不明原因的食欲下降、进食吞咽困难、咽喉的梗阻感、胸骨后的不适等症状。原发肿块生长速度增加，常出现在颈部、腋下、乳房、腹部等处，疼痛感加剧，也是恶性肿瘤进展的表现。

3. 专科护理管理

1）疼痛护理

（1）评估和了解疼痛的程度，并观察患者疼痛的时间、部位、性质和规律。

（2）遵医嘱给予镇静、止痛药。止痛药的使用要有长期安排，打破按需给药的旧观念，采用分阶段复合给药方式，使疼痛在尚未开始或刚开始便得到控制，保证药物在体内维持一定浓度，这样不仅能避免止痛药使用剂量逐渐增加，还可减少患者对疼痛的恐惧感。

（3）鼓励患者表达、描述疼痛，指导患者运用非药物止痛方法，如变换体位、减少压迫、分散注意力等。给患者创造一个良好的环境，病室的布置要安静整洁，优美温馨。

2）用药护理

（1）做好用药指导，包括化疗药物、靶向药物、免疫治疗药物，观察用药副作用。

（2）密切观察患者有无寒战、发热、心慌、胸闷、呼吸困难等不适，特别是生命体征。

（3）对异常者给予对症处理。

（4）注意倾听患者主诉，对患者疑问进行耐心解释，并报告医生采取相应的措施。

（5）为患者提供舒适的治疗环境。

3）休息与活动

（1）保持环境的安静整洁，无异味，减少不良刺激。

（2）嘱患者劳逸结合，保持充足睡眠。

（3）化疗时建议患者卧床休息，化疗结束后适当活动。

4）饮食指导

（1）嘱患者进食清淡易消化、高蛋白、高维生素饮食。

（2）嘱患者在胃肠道反应最轻时进食，少量多餐，多饮水，避免刺激性强、辛辣腌熏食物。

（3）患者发生呕吐时协助其漱口，放松深呼吸，取舒适卧位，及时清洁床单位；使用止吐药或中医措施干预止吐；对于呕吐严重者，必要时可以使用抗组胺药物或镇静药物辅助治疗。

5）个人卫生及生活习惯

（1）饭前便后勤洗手。

（2）剪短指（趾）甲并保持清洁。

（3）保持口腔、会阴、肛周清洁，穿棉质、柔软、清洁的内衣、内裤。

（4）勤漱口、多喝水，每日用软毛牙刷刷牙。

6）心理护理

（1）根据患者的实际情况，采取切实可行的措施，有效解决患者心理问题。尊重每位患者的人格，鼓励患者自愿和积极主动地参与医疗护理。调动患者主观能动性，发挥患者的自我调节作用。

（2）为患者创造良好的环境和氛围，帮助患者提高对社会与环境的心理适应能力，保持稳定的心理状态。鼓励患者充分利用社会和家庭的支持力量，提高自身心理健康。

（3）根据不同的对象选择适宜的方法。支持疗法最常用，其次为松弛疗法、认知疗法、音乐疗法等。

4. *护理安全风险管理*

1）跌倒

肿瘤是一种慢性消耗性疾病，老年肿瘤患者病情复杂，跌倒的危险因素比较多，疾病的消耗和放化疗所致的白细胞、红细胞、血小板降低，药物性腹泻、呕吐等所致的电解质紊乱，都可导致患者全身疲乏无力。护理的重点在预防。因此，应积极采取保护性干预措施。

（1）提供个性化护理：①氟尿嘧啶等化疗药会引起胃肠道反应和外周神经感觉异常等，护士要将日常生活用品放于患者手边，方便取用，如厕要注意安全。②在接受大量水化治疗后，患者可能会需要频繁如厕，护士要反复宣教，叮嘱患者起身动作要慢，抓扶护栏后方可站起，用药期间护士也可将尿壶放于床旁，使患者不必频繁起身如厕。③服用止痛药物的患者，护士除观察药物止痛效果外，还应注重药物不良反应,如便秘、呼吸抑制、排尿困难、嗜睡、头痛、恶心、呕吐会引起患者跌倒风险增加。④合并贫血和恶病质的患者,常因虚弱导致行走无力,建议患者卧床休息,床上如厕,活动时需家人陪同。

（2）改善病区环境：保持地面干燥,铺防滑垫,地面潮湿马上清洁。病区走廊及卫生间设置把手,病室家具摆放合理,不随意变动位置,不放置带轮子可移动桌椅。床高度以到患者膝部为宜,床旁安装护栏,利于抓握。穿着合身的服饰鞋袜,方便穿脱。

（3）安全管理制度：制订跌倒风险级别,根据分级制订低、中、高级干预措施。正确、全面、动态地评估跌倒因素,综合采取有效的护理措施。责任护士应根据分级护理制度按时巡视病房,及时发现不安全因素。做好患者安全评估,加强健康宣教。建立跌倒报告制度及应急预案,一旦发生跌倒,以预案作为指南,最快做出处理,避免二次损伤。

2）误吸

老年肿瘤患者最常见的放化疗并发症就是口腔黏膜炎。多项研究表明,70%～90%的放化疗患者会出现口腔黏膜炎。口腔情况异常直接导致患者食物摄入的减少和咀嚼功能的下降,引起误吸的概率增加。

（1）进食的体位：采取床上半坐卧位时床头抬高大于30°,头、颈部前屈,偏瘫侧肩部垫枕;采取坐位时双膝关节屈曲90°。能坐起来不要躺着,能在餐桌边不要躺在床上。

（2）食物的要求：避免进食入口易黏的、松脆的、有骨的、混合质地的食物。

（3）餐具的选择：汤匙选择5 mL容量,凹陷部分小,勺柄宜粗;杯子选择带有切口的纸杯,预防颈部过伸。

（4）安静的环境：进食应在安静的环境下缓慢进行。进食时注意力集中,不看书、电视,不要与人谈话及思索与进食无关的问题,以免精力分散引起呛咳。

进食后的建议：进食后不要立即躺下,如果病情不允许抬高床头时,可采取侧卧位。

3）压疮

老年肿瘤患者由于虚弱,卧床时间逐日增加,加之全身营养不良,压力性损伤的发生风险较普通老年人增加。

（1）保持皮肤清洁、干燥：老年患者、肠癌患者等可能出现大小便暂时失禁,注意防止皮肤受到污物刺激。如有污染时,必须随时进行清洗和更换尿垫,以保护皮肤免受刺激。床铺要经常保持清洁干燥,平整无碎屑,被服污染要及时更换。根据患者病情经常擦洗身体,保持皮肤清洁。

（2）不断更换体位：由于患者需要长时间卧床休养,帮助患者选择合适的卧位很重要，卧姿不同，皮肤受压点不同，可使用专门的气垫床，以利于减轻患者局部受压情况。同时根据具体情况不断更换体位，避免局部长期受压。

4）血栓

静脉血栓栓塞症（venous thromboembolism，VTE）是指血液在静脉内不正常地凝结，使血管完全或不完全阻塞，属静脉回流障碍性疾病，主要包括肺血栓栓塞症（pulmonary thromboembolism，PTE）和深静脉血栓（deep venous thrombosis，DVT）两种类型。由于手术和化疗，老年肿瘤患者静脉血栓的风险高于正常老年人。中央静脉导管置入对于癌症患者术后的化疗至关重要，但由于其异物性及对血管内皮的刺激，静脉血栓的发病率在5%～30%。

（1）血栓评估：能否及时准确地进行VTE风险评估是影响病情正确判断和护理措施正确落实的基础和依据，更是保证高质量护理的先决条件，目前临床上针对肿瘤患者推荐使用Padua评估量表。

知识拓展

Padua评估量表量表于2010年由意大利帕多瓦大学专家Barbar等设计研发，评估工具的血栓评估模型适用人群广，临床可操作性强，在国内患者中进行了较多验证。该模型共有11个危险因素，每个危险因素赋值1～3分，总分27分，评估得分将危险度分层分为低危(<4分)和高危(≥4分)两个危险度(表20.8)。

表 20.8　Padua 评分量表

评分	危险因素
1分/项	□年龄≥70岁
	□心力衰竭
	□急性心肌梗死
	□呼吸衰竭
	□缺血性脑卒中
	□急性感染和(或)风湿性疾病
	□肥胖(体质量指数>30 kg/m^2)
	□正在进行激素替代治疗
	□肾病综合征
	□下肢静脉曲张
	□妊娠或产褥期
	□血小板增多症
	□炎性肠病
2分/项	□近期(≤1个月)创伤或外科手术

续表

评分	危险因素
3分/项	□ 恶性肿瘤活动期：有局部或远处转移和（或）6个月内接受过化疗或放疗 □ 既往VTE病史（浅静脉血栓除外） □ 制动，卧床至少3天 □ 有血栓形成倾向，抗凝血酶缺陷症，蛋白C或蛋白S缺乏，Leiden V因子、凝血酶原G20210A突变，抗磷脂抗体综合征
总分	

注：累计评分，4分及4分以上即可定义为VTE高风险人群。

目前Caprini、Padua和Khomna等量表在国内外广泛用于肿瘤患者VTE发生风险的评估，由于均来源于国外，可能在国内使用有一定局限性，因此临床使用时应根据患者情况进行选择。

（2）药物治疗：遵医嘱使用低分子肝素钠注射液、华法林钠片等药物进行治疗，可以有效预防血栓的形成。同时也要遵医嘱口服利伐沙班片、达比加群酯胶囊等药物进行治疗，避免出现其他症状。

（3）日常护理：老年肿瘤患者要养成良好的生活习惯，平时要多休息，适当运动，注意保暖，避免机体受凉，在平时要健康饮食，多吃蔬菜和水果以及摄入优质蛋白，如白菜、苹果、牛奶，保证足够摄水量。同时要保持积极乐观的心态，避免焦虑和紧张，适当运动，增强机体免疫力。

5）肿瘤危险因素的控制

（1）不使用烟草，避免或减少乙醇摄入。

（2）保持健康的体重。

（3）健康饮食，包括水果和蔬菜。

（4）经常进行身体活动。

（5）做好人乳头瘤病毒疫苗和乙肝疫苗接种宣传工作。

（6）避免暴露于紫外线辐射（主要源于阳光暴晒和人工晒黑设备），采取防晒措施。

（7）确保在卫生保健中安全和适当地使用辐射（用于诊断和治疗目的）。

（8）减少接触室外和室内空气污染。

参考文献

[1] 李亚梦，吕韶钧，崔美泽，等.冠心病运动康复研究进展[J].中国体育科技，2023，59（1）：72-80.

[2] 沈明珍，宋祥妹.急性心肌梗死合并恶性心律失常患者的急救护理措施研究[J].养生保健指南，2021（6）：124.

［3］张颖.急性心肌梗死合并心衰的护理干预措施及实施效果观察［J］.养生保健指南，2021（29）：130.

［4］陈英.综合护理措施在改善CCU心肌梗死患者病情的效果分析［J］.饮食保健，2017，4（20）：305-306.

［5］蒲东凯.冠心病并发症的防范与治疗［J］.世界最新医学信息文摘（连续型电子期刊），2020，20（86）：180，182.

［6］金姿，曹娜，左希宏.介入治疗冠心病合并左心衰竭的疗效分析［J］.中外医疗，2023，42（32）：63-66，70.

［7］赵树起.心内科老年患者在院内心源性猝死病因和相关因素分析［J］.心理月刊，2020，15（6）：168.

［8］母小玲.综合性护理措施在冠心病患者护理中的应用效果观察［J］.甘肃科技，2023，39（2）：82-84，89.

［9］赵欣，谢家湘.冠心病慢性心力衰竭的护理措施［J］.养生保健指南，2021（13）：138.

［10］Lynda Juall Carpenito-Moyet.护理诊断手册［M］.景曜，译.西安：世界图书出版社，2008.

［11］尤黎明，吴瑛.内科护理学［M］.6版.北京：人民卫生出版社，2017.

［12］中华医学会心血管病学分会心力衰竭学组，中国医师协会心力衰竭专业委员会，中华心血管病杂志编辑委员会.中国心力衰竭诊断和治疗指南（2018版）［J］.中华心血管病杂志，2018，46（10）：760-789.

［13］葛均波，徐永健，王辰.内科学［M］.9版.北京：人民卫生出版社，2018.

［14］毛静远，朱明军.慢性心力衰竭中医诊疗专家共识［J］.中医杂志，2014，55（14）：1258-1260.

［15］董波，王东海.对充血性心力衰竭中医病名、辨证分型及评估指标规范化的研究［J］.实用中医内科杂志，2007，21（6）：23.

［16］黄江新.心力竭患者预后相关预测指标研究进展［J］.按摩与康复医学，2015，46（19）：16-17.

［17］沈渝，张钰，文学琴，等.50例慢性心力衰竭患者的临床护理与分析［J］.四川医学，2010，31.

［18］冯慧远.心力衰竭的机制及临床诊治研究进展［J］.岭南心血管病杂志，2010，7（9）：47-49.

［19］贺立山，翁效刚.内科学［M］.7版.西安：第四军医大学出版社，2008.

［20］张文，刘林峰，曹俊，等.老年慢性阻塞性肺疾病患者病耻感与衰弱的相关性研究［J］.中国慢性病预防与控制，2024，32（3）：216-220.

［21］孙兆清，王富珍，王颖.基于保护动机理论的护理干预对COPD病人自我管理能力、生活质量、健康行为转变的影响［J］.护理研究，2021，35（12）：2096-2100.

［22］耿蓄芳，邓芳.以家庭为单位的护理在COPD稳定期患者自我管理中的应用［J］.中国护理管理，2020，20（6）：934-937.

［23］夏玉兰，李小莉，刘雨村，等.延续护理对COPD患者生活质量的影响［J］.重庆医学，2015，44（21）：3020-3021.

［24］杨晓梅，唐金风，葛晓红，等.老年COPD合并抑郁症患者心理护理干预的研究［J］.山东医药，2010，50（24）：32.

［25］张秀琼，杨杰.COPD并呼衰患者氧疗时的护理［J］.护士进修杂志，1992（08）：29-30.

［26］Global strategy for the diagnosis, management, and prevention of chronic obstructive pulmonary disease 2024 report［EB/OL］.（2023-11-13）［2024-01-27］.https：//goldcopd.org/.

［27］Bodduluri S, Reinhardt J M, Hoffman E A, et al. Recent advances in computed tomography imaging inchronic obstructive pulmonary disease［J］. Ann Am ThoracSoc, 2018, 15（3）：281-289.

［28］孙娴雯，李庆云.新型冠状病毒疫情时期的慢性阻塞性肺疾病管理策略——2022版慢性阻塞性肺疾病全球倡议解读［J］.诊断学理论与实践，2022，21（1）：32-37.

［29］殷晓娜，杨万春.CAT和mMRC评分系统在慢性阻塞性肺疾病病情评估中的应用价值分析［J］.中国现代医药杂志，2021，23（3）：19-22.

［30］Zhou A, Zhou Z, Peng Y, et al. The role of CAT inevaluating the response to treatment of patients with AECOPD［J］. Int J Chron Obstruct Pulmon Dis, 2018, 13：2849-2858.

［31］谢素琴.无创呼吸机治疗慢性阻塞性肺疾病合并呼吸衰竭疗效观察［J］.健康之路，2016，15（7）：90.

［32］吴东梅.细节护理对慢性阻塞性肺疾病伴呼吸衰竭患者的影响［J］.名医，2022，1（23）：118-119.

［33］刘蓉晖.人性化优质护理在呼吸衰竭护理中对护理质量的影响［J］.中国医药指南，2021，19（36）：150-151.

[34] 陈海燕，沈国娣.COPD呼吸衰竭的无创通气治疗与护理［J］.临床肺科杂志，2008，13（2）：254-255.

[35] 孙君红.急性呼吸衰竭无创正压机械通气的护理体会［J］.中华全科医学，2009，7（9）：1010-1011.

[36] 瞿青云.无创机械通气治疗COPD呼吸衰竭患者的护理［J］.齐鲁护理杂志，1999，5（6）：35-36.

[37] 吕芳.无创呼吸机治疗慢性阻塞性肺疾病合并重症呼吸衰竭患者的护理对策［J］.临床医药文献电子杂志，2018，5（104）：99-100.

[38] 刘晓黎，王泠，王志稳，等.无创通气设备相关面部压力性损伤预防的证据总结［J］.中国护理管理，2019，19（10）：1532-1537.

[39] 于运芳.糖尿病饮食的护理［J］.首都食品与医药，2015（20）：94-95.

[40] 孙花玉.糖尿病饮食护理［J］.糖尿病新世界，2015（2）：185-185.

[41] 刘玉辉.糖尿病护理［J］.临床医药文献电子杂志，2017，4（56）：10963，10966.

[42] 柯莹.糖尿病护理进展［J］.饮食保健，2020，7（1）：293.

[43] 董雨梅.糖尿病护理的研究进展［J］.饮食保健，2021（1）：193.

[44] 华锡花.抗糖尿病药物临床应用［J］.养生保健指南，2017（30）：43.

[45] 何翠兰.糖尿病并发症的预防及护理［J］.保健文汇，2016（6）：178.

[46] 曾小琴.预防糖尿病并发症应该怎么做［J］.科学养生，2021，24（1）：17.

[47] 梁丽芬，王玲，徐加，等.慢性肾衰竭非透析患者自我管理量表的研制及信效度检验［J］.护理研究，2021，（17）：1009-6493.

[48] 杨志寅，任涛，马骏.内科危重病学［M］.3版.北京：人民卫生出版社，2019.

[49] 王海燕.肾脏病学［M］.3版.北京：人民卫生出版社，2017.

[50] 王毓梅.饮食与护理干预对慢性肾衰竭患者生活能力及治疗效果的影响［J］.养生保健指南，2021（34）：173.

[51] 中华医学会神经病学分会，中华医学会神经病学分会脑血管病学组.中国急性缺血性卒中诊治指南2023［J］.中华神经科杂志，2024，57（6）：523-559.

[52] Baatiema L, Chan C K Y, Sav A, et al. Interventions for acute stroke management in Africa: a systematic review of the evidence［J］. Systematic Reviews, 2017, 6（1）: 213.

[53] Sveinsson O A, Kjartansson O, Valdimarsson E M. Cerebral ischemia/infarction-Diagnosis and treatment［J］. Laeknabladid, 2014, 100（7）: 393-401.

[54] Prabhakaran S, Ruff I, Bernstein R A. Acute stroke intervention: a systematic review［J］. Jama, 2015, 313（14）: 1451-1462.

[55] Sansing L H. Intracerebral Hemorrhage［J］. Seminars in Neurology, 2016, 36（03）: 223-224.

[56] Gorelick P B, Nyenhuis D. Stroke and Cognitive Decline［J］. Jama, 2015, 314（1）: 29.

[57] 中华医学会神经病学分会，中华医学会神经病学分会脑血管病学组.中国急性缺血性脑卒中诊治指南2018［J］.中华神经科杂志，2018，51（9）：666.

[58] 中华医学会神经病学分会，中华医学会神经病学分会神经康复学组，中华医学会神经病学分会脑血管病学组.中国脑卒中早期康复治疗指南［J］.中华神经科杂志，2017，50（6）：405.

[59] 周玉洁，杨美玲，张洪君，等.压疮分期及其护理进展［J］.中国护理学管理.2014，14（7）：683-686.

[60] 中华护理学会外科护理专业委员会，中华医学会外科学分会护理学组.普通外科患者静脉血栓栓塞症风险评估与预防护理专家共识［J］.中华护理杂志，2022，57（4）：444-449.

[61] 国际血管联盟中国分部护理专业委员会.住院患者静脉血栓栓塞症预防护理与管理专家共识［J］.解放军护理杂志，2021，38（6）：17-21.

[62] 国家卫生计生委脑卒中防治工程委员会，中华医学会神经外科学分会神经介入学组，中华医学会放射学分会介入学组，等.急性大血管闭塞性缺血性卒中血管内治疗中国专家共识（2017）［J］.中华神经外科杂志，2017，33（9）：869-887.

[63] 中国卒中学会，中国卒中学会神经介入分会，中华预防医学会卒中预防与控制专业委员会介入学组.急性缺血性卒中血管内治疗中国指南2023［J］.中国卒中杂志，2023，18（6）：684-711.

[64] 中华医学会神经病学分会帕金森病及运动障碍学组，中国医师协会神经内科医师分会帕金森病及运动障碍学组.中国帕金森病早期运动症状治疗循证医学指南［J］.中国神经免疫学和神经病学杂志，2021，2（4）：267-279.

[65] 中华医学会神经病学分会帕金森病及运动障碍学组，中国医师协会神经内科医师分会帕金森病及运动障碍学组.中国帕金森病治疗指南（第四版）［J］.中华神经科杂志，2020，53（12）：973-986.

[66] Yoshiyama Y, Kojima A, Itoh K, et al. Anticholinergics boost the pathological process of neurodegeneration with increased inflammation in a tauopathy mouse model [J]. Neurobiol Dis, 2012, 45（1）：329-336.

[67] Yoshiyama Y, Kojima A, Itoh K, et al. Does anticholinergic activity affect neuropathology, Implication of neuroinflammation in Alzheimer's disease [J]. Neurodegener Dis, 2015, 15（3）：140-148.

[68] Moosa S, Martínez-Fernández R, Elias WJ, et al. The role of high-intensity focused ultrasound as a symptomatic treatment for Parkinson's disease [J]. Mov Disord, 2019, 34（9）：1243-1251.

[69] Morse J M. The modified Morse Fall scale [J]. Int J Nurs Pract, 2006, 12（3）：174-175.

[70] 林嘉琪, 吴桂丽. Morse 跌倒风险评估量表的临床应用研究进展 [J]. 护理学报, 2018, 25（13）：4245.

[71] Lindholm B, Brogardh C, Odin P, et al. Longitudinal prediction of falls and near falls freuuencies in Parkinson,s discasc：a prospcctivc cohort study [J]. Journal of Neurology, 2021, 268（3）：997-1005.

[72] Schootemeijer S, van Der Kolk N M, Ellis T, et al. Barriers and motivators to engage in exercise for persons with Parkinson,s disease [J]. J Parkinson Dis, 2020, 10（4）：1293-1299.

[73] 中国痴呆与认知障碍指南写作组, 中国医师协会神经内科医师分会认知障碍疾病专业委员会. 2018 中国痴呆与认知障碍诊治指南（一）：痴呆及其分类诊断标准 [J]. 中华医学杂志, 2018, 98（13）：965-970.

[74] 田金洲, 解恒革, 王鲁宁, 等. 中国阿尔茨海默病痴呆诊疗指南（2020 年版）[J]. 中华老年医学杂志, 2021, 10（3）：269-283

[75] 李浩, 刘浩. 从预防和干预角度探索阿尔茨海默病患者适宜的运动疗法 [J]. 阿尔茨海默病及相关病杂志, 2021, 4（2）：156-162

[76] 潘媛馨, 肖爱祥, 叶君荣, 等. 怀旧疗法在老年精神障碍患者中的应用进展 [J]. 中华现代护理杂志, 2023, 29（05）：697-700.

[77] 林煜凡, 杜晓霞. 音乐疗法在老年人神经康复中的应用 [J]. 中华老年医学杂志, 2022, 41（2）：230-235.

[78] 乔雨晨, 常红, 孙红, 等. 住院阿尔茨海默病患者安全管理专家共识 [J]. 中华现代护理杂志, 2024, 30（8）：981-988.

[79] 中华医学会神经病学分会神经心理与行为神经病学学组. 综合医院谵妄诊治中国专家共识（2021）[J]. 中华老年医学杂志, 2021, 40（10）：1226-1233.

[80] Jackson T A, Wilson D, Richardson S, et al. Predicting outcome in older hospital patients with delirium：a systematic literature review [J]. International Journal of Geriatric Psychiatry, 2016, 31（4）：392-399.

[81] Registered Nurses' Association of Ontario. Delirium, dementia, and depression in older adults：assessment and care [EB/OL]. （2016-07-01）[2019-12-25]. http：//www.RNAO.ca/bpg

[82] Inouye S K, van Dyck C H, Alessi C A, et al. Clarifying confusion：the confusion assessment method. A new method for detection of delirium [J]. Ann Intern Med, 1990, 113（12）：941-948.

[83] 步宏, 李一雷. 病理学 [M]. 9 版. 北京：人民卫生出版社, 2018.

[84] 郝希山, 魏于全. 肿瘤学 [M]. 2 版. 北京：人民卫生出版社, 2010.

[85] 张贺龙, 刘文超. 临床肿瘤学 [M]. 西安：第四军医大学出版社, 2016.

[86] 蒋蕾, 周婷, 李莉, 等. 肿瘤化疗病人护理敏感性结局指标的构建 [J]. 护理研究, 2024, 38（04）：597-603.

[87] 周子勤.《妇科肿瘤细化护理》出版：妇科肿瘤护理中优质护理服务体系构建 [J]. 介入放射学杂志, 2023, 32（9）：949.

[88] 王鹏. 人文关怀在恶性肿瘤护理中的应用及对生活质量的影响 [J]. 中华养生保健, 2023, 41（1）：133-136.

[89] Bingfeng H, Rongshou Z, Hongmei Z, et al. Cancer incidence and mortality in China, 2022 [J]. Journal of the National Cancer Center, 2024, 4（1）：47-53.

[90] 中华护理学会外科护理专业委员会, 中华医学会外科学分会护理学组. 普通外科患者静脉血栓栓塞症风险评估与预防护理专家共识 [J]. 中华护理杂志, 2022, 57（4）：444-449.

[91] 国际血管联盟中国分部护理专业委员会. 住院患者静脉血栓栓塞症预防护理与管理专家共识 [J]. 解放军护理杂志, 2021, 38（6）：17-21.

[92] Caprini J A. Thrombosis risk assessment as a guide to quality patient care [J]. Dis Mon, 2005, 51（2-3）：70-78.

[93] Barbar S, Noventa F, Rossetto V, et al. A risk assessment model for the identification of hospitalized medical patients at risk for venous thromboembolism: The Padua Prediction Score [J]. J Thromb Haemost, 2010, 8 (11): 2450-2457.

[94] 王莹莹,周硕,袁亚杰,等.两种模型预测消化系统恶性肿瘤患者静脉血栓栓塞症的比较研究 [J]. 重庆医学, 2022, 51 (4): 624-629.

[95] 许铭缨,米玉红,顾伟,等.北京地区急诊患者静脉血栓栓塞风险评估 [J]. 中华急诊医学杂志, 2023, 32 (6): 802-805.

[96] Khorana A A, Kuderer N M, Culakova E, et al. Development and validation of a predictive model for chemotherapy-associated thrombosis [J]. Blood, 2008, 111 (10): 4902-4907.